이 책에 쏟아진 찬사

"이 책은 흔한 다이어트 책과는 거리가 멀다. 저자들은 음식과 마음, 몸, 영혼 사이의 관계를 개선하기 위한 간단한 10단계 접근법을 소개한다! 이 책은 삶의 모든 측면을 개선하기 위해 심리적, 육체적 건강을 극대화하는 원칙을 제시하고 있으며 나 역시 지난 35년간 이 주제에 대해 많은 연구를 해왔다. 이 책은 나를 비롯한 많은 환자들과 일반 대중들에게 매우 유익할 것이다. 강력하게 추천한다."

- 칼 '칩' 라비 Carl 'Chip' Lavie, 존 옥스너 심장 혈관 연구소장, 심장 재활 및 예방 의학 이사이자 UQ 의과대학 옥스너 임상 학교 의과 교수

"'사이즈보다 건강 Health at Every Size' 운동을 적극 지원하는 에블린 트리볼리와 엘리스 레시의 책은 음식, 마음, 몸과 평화롭고 만족스러운 관계를 발전시키는 귀중한 도구다. 저자들은 책에서 직관적 식사의 원칙을 명확하고 매력적인 방법으로 제시하고 있으며, 독자들이 몸의 신호에 적응하고 음식과 몸에 대한 왜곡된 생각에 도전하도록 돕는 통찰력과 효과적인 실천법을 제공한다. 이 책은 일반 대중뿐만 아니라 건강 전문가들에게도 귀중한 교육자료가 될 것이다."

- 린다 베이컨 박사 Linda Bacon, PhD, 《신체 존중과 체형에 구애받지 않는 건강 Body Respect and Health at Every Size》의 저자

"이 책은 직관적 식사의 지혜를 실용적이고 유익한 자기 계발서 형태로 소개한다. 실천 워크북 하나로도 충분히 직관적 식사의 개념을 습득하고 실천할 수 있으며, 섭식장애 환자들을 위한 보조 도구로도 활용할 수 있다. 책에는 꾸준한 자기 돌봄, 긍정적인 사고, 이해를 기반으로 회복력을 쌓는 활동이 소개되어 있다. 이를 통해 자기 몸과 더 깊은 관계를 형성하고 음식과 더 건강한 관계를 맺을 수 있을 것이다."

- 캐서린 쿡-코튼 박사 Catherine Cook-Cottone, PhD, 심리학자이자 《자기 관리를 위한 마음챙김과 요가 Mindfulness and Yoga for Self-Regulation》의 저자

"에블린과 엘리스는 직관적 식사를 수용하고 실천하고자 하는 사람들뿐만 아니라 도움을 필요로 하는 의료 전문가들에게 큰 힘을 실어주는 정보를 제공한다. 책에는 직관적 식사의 기본 원칙에 대한 간략한 설명과 함께 신뢰할 수 있는 관련 연구 결과들이 소개되어 있다. 또한 몸과의 조율, 자기 돌봄, 몸에 대한 감사한 마음을 실천하는 방법을 알려주고 경험을 토대로 한 지식도 전해준다. 이 책은 전문가와 일반인들 모두에게 환영받는 도구임이 분명하다."

— 페이지 오마호니 Paige O'Mahoney, 《환자들의 과식 극복을 돕다 Helping Patients Outsmart Overeating》의 공동 저자, 직관적 식사 전문 상담사이자 Deliberate Life Wellness, LLC의 창업자

"에블린과 엘리스가 또 한 번 큰일을 해냈다! 직관적 식사 실천 워크북을 강력하게 추천한다. 음식과 신체 이미지가 야기하는 문제에서 완전히 자유로워질 수 있는 기회다."

— 제니 섀퍼 Jenni Schaefer, 《Goodbye Ed, Hello Me》, 《Life Without Ed》의 저자, 《거의 거식증 Almost Anorexic》의 공동 저자

"이 책은 다이어트와 요요 현상의 위험성에서부터 몸에 대한 존중과 자기 돌봄에 이르기까지 초보자를 비롯해 도움이 필요한 모든 이들을 위한 직관적 식사의 기초를 전부 담고 있다. 영양사들은 일반적으로 '무엇'을 먹어야 할지 알려주지만, 에블린과 엘리스는 섭식장애 치료사의 입장에서 '왜' 먹어야 하며, '어떻게' 먹어야 하는지 알려준다."

— 캐런 R. 케이니그 Karen R. Koenig, 《음식과 감정 워크북 The Food and Feelings Workbook》외 섭식과 관련된 다수의 책 저술

"직관적 식사 실천 워크북은 음식과의 관계를 개선하고자 하는 사람이라면 누구나 읽어봐야 할 필독서다! 이 책은 실용적이고 읽기 쉬운 형식으로 구성되어 있으며, 내면의 지혜를 활용하여 평화롭고 건강한 방법으로 음식 먹는 것을 즐기는 법에 대해 배우는 과정을 단계별로 안내한다. 특히 의료 전문가를 위한 훌륭한 참고서다."

— 수잔 앨버스 Susan Albers, 심리학자이자 베스트셀러《EatQ》, 《의식하며 먹기 Eating Mindfully》, 《음식을 이용하지 않고 감정을 달래는 50가지 방법 50 Ways to Soothe Yourself Without Food》의 작가

"직관적 식사는 혁신적이고 논리적이다. 특히 음식 때문에 고통을 겪어본 경험이 있는 사람들에게 매우 귀중한 안내서다. 이 책은 개인적인 섭식 문제뿐 아니라 우리 문화가 야기하는 고유한 문제들을 다루고 있기 때문에 누구나 유용하게 활용할 수 있을 것이다. 책을 읽고 더 이상 다이어트와 씨름하지 않는 삶을 되찾게 되길 바란다."

— 켈시 밀러 Kelsey Miller, 《빅 걸 Big Girl》의 저자

"직관적 식사 실천 워크북은 모두가 반드시 읽어보고 경험하고 활용해야 할 책이다. 책에 나오는 실천법들은 모든 이들이 쉽게 접근할 수 있도록 구성되어 있다. 저자들은 오랜 기간 지속 가능한 자기 돌봄을 위한 열쇠를 제공하며, 먹는 것이 단순히 음식 그 자체보다 더 큰 의미를 갖는다는 사실을 알려준다. 에블린과 엘리스가 책에서 언급한 바와 같이 우리 모두는 스스로의 몸에 대한 전문가다. 이는 우리 삶을 개선하는 동시에 어쩌면 세상을 바꿀 수도 있는 말이다."

— 캐롤라인 로스스테인 Caroline Rothstein, 작가, 연기자, 활동가, 교육가

"스트레스로 인한 과식과 몸에 대한 수치심에서 벗어나는 것은 완전히 새로운 사람이 되기 위한 과정이 아니다. 체중 감량을 향한 단꿈에서 길을 잃기 전인 어린 시절의 건강하고 안전한 장소로 되돌아가는 과정이다. 직관적 식사 실천 워크북은 이 같은 두려운 여정을 현실적이면서도 흥미로운 단계로 세분화하여 안내한다. 마치 〈오즈의 마법사〉에 등장하는 에메랄드 시티로 이어진 노란 벽돌길에서 어려움을 겪을 때마다 에블린과 엘리스의 응원을 받으며 한 발짝 나아가는 것과 같다. 부디 책을 통해 독자들이 원래 있던 자리로 되돌아가는 길을 찾길 바란다."

— 제시카 세트닉 Jessica Setnick, 《섭식장애 포켓가이드 The Eating Disorders Clinical Pocket Guide》, 《섭식장애 부트캠프 Eating Disorders Boot Camp》의 저자이자 국제 섭식장애 영양학 연합 공동 설립자

직관적 식사 실천 워크북

Copyright © 2017 by Evelyn Tribole and Elyse Resch
New Harbinger Publications, Inc.
5674 Shattuck Avenue
Oakland, CA 94609

이 책의 한국어판 저작권은 New Harbinger Publications, Inc.와
독점계약한 '골든어페어'에 있습니다.
저작권법에 의하여 한국 내에서 보호를 받는 저작물이므로
무단 전재와 복제를 금합니다.

INTUITIVE EATING WORKBOOK

직관적 식사 실천 워크북

에블린 트리볼리, 엘리스 레시 지음

김주리 옮김

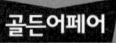

우리 고객들과 미래의 직관적 식사자들을 위해 이 책을 바친다.

몸매나 체형에 상관없이 모든 사람들이 품위 있고,

건강하고, 행복한 삶을 영위할 수 있기를.

내면의 지혜를 절대 의심하지 않기를 바란다.

목차

감사의 말 4

추천사 5

서문 8

01 `원칙 1` 다이어트 사고방식에서 벗어나라 21

02 `원칙 2` 배고픔을 존중하라 45

03 `원칙 3` 음식과 화해하라 75

04 `원칙 4` 음식 경찰에 반박하라 99

05 `원칙 5` 포만감을 느껴라 133

06 `원칙 6` 만족 요인을 찾아라 157

07 `원칙 7` 음식을 이용하지 않고 감정에 대처하라 183

08 `원칙 8` 몸을 존중하라 213

09 `원칙 9` 운동으로 기분의 차이를 느껴라 239

10 `원칙 10` 적당한 영양으로 건강을 존중하라 267

직관적 식사 정보 291

참고 문헌 294

감사의 말

책 집필에 도움을 준 많은 이들에게 깊은 감사를 표한다.

데이비드 헤일 스미스, 잉크웰 매니지먼트, 우리 작업에 힘을 실어주고 도움을 준 에이전트LLC에 감사한다. 그리고 항상 세세한 부분까지 관심을 쏟아준 리즈 파커에게도 고마움을 전하고 싶다.

원고 검토 편집장 린 베리시의 열정적인 비전과 카피 에디터 제니퍼 이스트먼의 인내심과 변함없는 도움, 언제나 앞장서 가이드를 제시해준 뉴 해빈저 출판사 편집팀에게도 감사를 전한다. 우리를 뉴 해빈저 출판사에 소개해주고 지지해준 수잔 앨버스와 PsyD 에게도 고마움을 전한다. 또한 《다이어트 말고 직관적 식사》의 일부 내용을 재출판하도록 허락해준 세인트 마틴스 출판사에도 감사를 표한다.

직관적 식사를 깊이 있게 연구하며 여러 구성 요소들을 직접 검증한 트레이시 틸카 박사에게도 무한한 감사를 전하고 싶다.

직관적 식사 원칙의 도구와 통찰력을 함께 공유해준 연구원들을 소개하며 감사함을 전한다.

크리스틴 네프 박사, 린다 베이컨 박사, 뎁 버가드 박사, 칼 라비 박사, 캐서린 쿡-코톤 박사, 자넷 폴리비 박사, C.피터 허먼 박사, 엘런 세터, 수지 오르바흐, 제인 허슈만 박사, 로렌 멜린 박사, 레이첼 칼게로 박사, 다이엔 노이마르크-슈타이너 박사, 트레이시 만 박사, 린 버치 박사

마지막으로 직관적 식사를 지지하는 아래의 커뮤니티와 개인들에게도 감사를 전하며 글을 마친다.

사이즈보다 건강 Health at Every Size, 인증된 직관적 식사 전문 상담사와 직관적 식사자들의 온라인 커뮤니티 모임

알린 드레이크 박사와 파블로 나르디는 프로젝트가 진행되는 동안 변함없는 지원과 충고를 아끼지 않았다.

사치 사바티안을 비롯해 내가 지도하는 모든 전문가 그룹 회원

들이 지속적인 격려와 도움을 주었다.

사만다 멀렌은 직관적 식사 프로젝트를 위한 신뢰할 수 있는 도움을 제공했다.

추천사

먼저 이 실천 워크북을 읽게 된 것을 축하한다. 지금쯤이면 당신은 다이어트에 관한 온갖 규칙과 규정에 질려 '다이어트'라는 단어만 들어도 지긋지긋할 것이다. 혹은 다이어트의 감언이설에 압도당했지만 지속적인 효과는커녕 음식에 대한 집착에 소중한 시간과 에너지를 빼앗겨서 진절머리가 났을 수도 있다. 허구한 날 체중 관리와 씨름하며 당신의 몸매에 한탄하고 좌절감을 느낄지도 모른다.

이제는 음식과 자기 몸에 대해 얘기할 때면 비판보다는 친절함이 특징인 새로운 방법이 필요하지 않을까. 지금 이 책을 읽는 당신은 분명 도움이 필요한 상황일 것이다(혹은 다이어트로 힘들어하는 주변인들을 도와주려고 펼친 것일 수도 있다).

당신은 저자인 에블린 트리볼리와 엘리스 레시의 《직관적 식사

실천 워크북Intuitive Eating Workbook》의 내용을 차근차근 실천하며 다이어트가 야기한 문제에서 자유로워지는 과정을 밟게 될 것이다. 또한 음식을 비롯해 자신의 몸과 건강한 관계를 형성하는 방법을 배우고 만족스러운 음식 섭취 경험, 자기 연민, 행복감 증진, 몸과 마음에 대한 존중심을 얻게 될 것이라 장담한다.

'직관적 식사'라는 개념을 처음 창안한 이 책의 저자인 에블린과 엘리스는 당신을 직관적 식사라는 건강한 여정으로 데려갈 이상적인 안내자다. 이들이 말하는 직관적 식사란 언제 어떤 음식을 먹고 어느 때에 멈춰야 하는지를 판단하기 위해 배고픔과 배부름에 대한 내적 감각을 따르는 유연한 식사 방식을 말한다. 직관적 식사는 자기 몸에 대한 믿음을 키워준다. 보다 정확히 말하자면, 직관적 식사는 우리가 이미 알고 있는 자기 몸 안의 본능을 다시 학습하는 과정이다. 우리는 본래 직관적 식사자로 태어났지만, 오늘날 다이어트와 체중 감량에 대한 사회·문화적인 인식에 휘말려 몸이 보내는 신호를 제대로 듣지 못하고 있다. 따라서 직관적 식사는 언제, 무엇을, 얼마나 먹어야 할지 결정하기 위해 외부의 규칙을 엄격하게 따르는 다이어트와는 정반대의 길을 안내한다. 사실 다이어트 계획을 따르는 것은 우리 몸에 대한 믿음을 약화시킬 뿐이다.

저자들은 음식을 비롯해 몸과의 악화된 관계를 치유할 수 있도록 직관적 식사의 10가지 원칙을 만들어 내는 데 성공했다. 1995년에 직관적 식사에 대한 첫 책을 출간했으며 2003년과 2012년에는 최신 정보와 새로운 내용을 추가하여 재출간했다. 2009년에는 오디오북을 발매했는데, 단순히 책을 읽어주는 오디오북 형태가 아니라 직관적 식사의 원리에 대해 안내하는 토론 형식이다. 당시 상담심리학과 대학원생이자 대학상담센터의 인턴이었던 나는 2001년에 그들의 첫 번째 책을 접하게 되었다. 그리고 이후 내 고객들에게도 음식과 몸이 더 좋은 관계를 맺는데 도움을 주고 싶어 직관적 식사의 10가지 원칙을 활용했다. 임상 환경에서 직관적인 식사의 효과를 직접 목격하고 나니 나는 다음 질문에 답하기 위해 직관적 식사에 대한 추가적인 연구를 해보고 싶었다. 과연 직관적 식사를 모든 사람들에게 적용할 수 있을까?

질문에 대한 해답을 찾고자 나는 직관적 식사를 평가하는 척도를 고안했다. 그리고 대학과 커뮤니티의 여성과 남성을 대상으로 이 척도를 검증하는 절차를 거쳤다. 연구 결과, 직관적 식사는 삶에 대한 만족도, 자기 연민, 자존감, 낙관성, 몸에 대한 감사 등 많은 긍정적 효과와 연관되어 있음을 발견했다. 그뿐만 아니라 섭식장애,

음식에 대한 과도한 집착, 음식과 관련된 불안증, 몸에 대한 불만족, 폭식, 무절제한 식사, 우울증과 같은 고통스러운 증상을 낮추는 지표와도 관련이 있었다. 비록 체중 감량이 직관적 식사의 목표는 아니지만, 연구 결과 직관적 식사가 하체 지방 비율과 하체 질량 지수에도 영향을 미친다는 점이 밝혀졌다. 지금까지 60건 이상의 연관 논문에서 직관적 식사의 효과를 입증했다. 이처럼 사람들의 마음과 몸, 영혼에 도움을 주는 직관적 식사의 효과를 긍정적으로 평가하는 다양한 연구들이 속속 나오고 있다.

저자들은 책에서 직관적 식사가 행복지수를 높이는 반면 다이어트는 그 반대의 효과를 내는 이유에 대해 기본 원칙을 먼저 제시하고, 각각의 원칙을 뒷받침하기 위해 최신 연구를 반영하여 결론을 내린다. 여기서 끝이 아니다. 에블린과 엘리스는 당신이 직관적 식사의 10가지 원칙을 익힐 수 있도록 자신을 되돌아보고 실천할 수 있는 다양한 활동을 제시하여 실천의 길로 안내한다. 이러한 원칙을 지키려면 조율 능력(자기 몸 안에서 일어나는 현상과 연결되는 능력)을 키우고, 자기 돌봄과 자기 연민을 통해 자신의 몸을 존중하는 것이 꼭 필요하다. 저자들은 이러한 원칙은 실천을 해봐야 알 수 있다고 강조하며, 이 목표를 달성하기 위한 실용적인 실천법을 같이 알려준다. 또한 자신에게 귀기울이고 자신을 돌보는 능력을 망가뜨려 직관적 식사를 방해하는 원인을 밝혀내어 목표로 나아가는 과정에서 부딪히는 장애물을 극복하도록 돕는다. 이 책은 당신이 일상생활에서 직관적 식사의 10가지 원칙을 실천하는 귀중한 도구 역할을 할 것이다.

트레이시 L. 틸카 박사 Tracy L. Tylka, PhD, FAED
오하이오 주립대학교 심리학과
국제섭식장애학회 석학회원
〈바디 이미지〉준 편집장

서문

건강한 삶과 소위 말하는 건강한 체중을 추구하는 일은 오늘날 여러 가지가 얽히고설키면서 그 의미가 변질되었다. 게다가 건강한 식습관은 '적절한 다이어트'를 해야 옳다는 믿음과 다이어트를 함으로써 부여받는 면죄부가 더해져 거의 종교적인 활동에 가까워졌다. 더구나 공중 보건 정책은 비만과의 전쟁을 선포함으로써 이 같은 딜레마에 기여했다고 볼 수 있다. 비만과의 신성한 전쟁은 사람들에게 체중 낙인weight stigma, 비만인 사람들에게 부정적인 태도나 편견을 갖거나 차별 행동을 하는 것 - 옮긴이을 새기는 동시에 무려 연간 600억 달러에 달하는 다이어트 산업을 번창하게 만들었다.

이렇듯 겉모습에 치중하는 사회적 배경 아래 조성된 체중에 대한 과장된 공포감은 '건강'이라는 이름으로 한 입만 더 먹어도 온몸에 재앙이 닥칠지 모른다는 인식을 불러일으켰다. 그리고 단 한 번의 잘못된 포크질이 재앙의 방아쇠를 당길 수 있다는 공포 즉, 포크가 마치 장전된 총과 같다는 문화적 공포를 만들어 냈다. 이러한 현상은 무언가를 먹을 때마다 우리를 끊임없이 불안하게 한다.

"조심해. 한입만 더 먹으면 비만이 되거나 심장 마비에 걸릴거야."

오늘날 많은 사람들이 건강이라는 미명하에 '클린 이팅clean eating, 유기농 식품만 먹고 가공식품은 먹지 않는 섭식 행위 - 옮긴이'을 하거나 다이어트 열풍에 휩쓸려 유행하는 다이어트 식단에 몰리는 것은 놀랄 일이 아니다. 하지만 무분별한 다이어트 열풍을 따르는 행위는 실상 많은 문제를 일으킨다. 다양한 연구 결과에서 다이어트가 지속 가능하지 않음은 물론 섭식장애, 음식과 체중에 대한 과도한 집착, 건강상의 개인적 목표 방해, 자존감 저하, 체중 낙인, 차별, 그리고 역설적으로 체중 증가와 같은 수많은 문제를 초래한다는 사실을 보여준다.

결과적으로, 사람들은 다이어트에 진절머리를 느끼지만 여전히 먹는 것에 대한 두려움을 안고 살아간다. 사람들은 더 이상 제대로 먹는 방법을 모른다. 자기 몸을 부끄럽게 생각하고 제대로 기능한다고 믿지도 않는다. 먹는 즐거움도 잃었다.

1995년에 우리가 창안한 개념인 '직관적 식사'는 우리가 실시했던 임상 경험 외에도 수백 건의 연구 결과에 기초하고 있다. '직관적 식사'야말로 오늘날 점차 증가하는 다이어트 딜레마에 대한 해결책이다.

직관적 식사란 무엇인가?

직관적 식사는 본능, 감정, 이성적 사고가 몸과 마음에서 역동적으로 통합하는 과정이다. 즉, 당신의 몸이 보내는 신호에 주의를 기울이고 그 신호가 보내는 욕구를 충족시킴으로써 자신의 건강을 특별히 챙기고 존중하는 과정이다. 그리고 당신을 누구보다 자신의 몸을 잘 아는 전문가로 이끄는 발견의 내적 여정이다. 결국, 오직 당신만이 자신의 생각과 감정을 안다. 오직 당신만이 자신이 어느 정도로 배가 고프고 어떤 음식이나 식사가 만족감을 주는지 잘 안다. 어떤 다이어트 계획이나 내로라하는 전문가도 이런 정보는 결코 알 수 없다.

직관적 식사는 총 10가지 원칙으로 구성된다. 원칙 가운데 일부는 몸에 귀기울이는 능력 즉, 배고픔이나 배부름 같은 생물학적 신호와 불안감 같은 심리적 신호를 듣는(또한 이에 따라서 반응하는) 능력을 키우는 데 도움이 되고, 나머지 원칙은 몸에 귀기울이는 능력을 방해하는 장애물을 제거하는 데 도움이 된다.

몸에 귀기울이는 능력 키우기. 우리는 졸릴 때나 배고플 때와 같은 생물학적 상태를 느낄 수 있고 기쁠 때나 슬플 때와 같은 감정적인 상태도 미묘하지만 느낄 수 있다. 이런 느낌을 지각하는 능력을 내부감각 수용인식 Interoceptive awareness 이라 하는데, 이 능력은 자신의 몸에 귀를 기울이는 데 핵심적인 역할을 한다. 우리 몸은 생물학적, 심리적 상태에 대해 강력한 신호를 보내므로 자신의 욕구를 충족시키기 위해 무엇을 해야 하는지 결정하려면 이 신호를 감지해야 한다. 다시 말해, 당장 잠을 자야 하거나 음식을 섭취해야 하거나 휴식을 취해야 하는 상황인지 알아차려야 한다. 우리 몸은 이런 상황을 알아차린다! 몸에 귀를 기울이고 집중함으로써 생각보다 훨씬 깊이 있는 이 모든 정보를 얻을 수 있기 때문이다.

몸에 귀기울이기를 방해하는 장애물 제거하기. 만일 지금까지 몸이 보내는 신호를 주의 깊게 듣기보다는 유행하는 다이어트만 반복적으로 좇아왔다면 더 이상 어떻게 먹어야 할지 모르겠다고 느끼는 자신을 발견할 것이다. 아마 당신은 혼란스럽고, 갈등을 느끼고, 몸에 대한 불신도 갖고 있을 것이다. 내부감각 수용인식(신체 자각)을 방해하는 장애물은 모두 우리 마음가짐에서 비롯되는 생각, 믿음, 규칙 들이다. 먹어야 하는 음식과 먹지 말아야 하는 음식에 대한 엄격한 규칙, 건강한 몸의 형태는 어떠해야 한다는 믿음, 좋은 음식과 나쁜 음식에 대한 개인적인 판단 등이 여기에 속한다.

우리는 직관적 식사자로 가는 길에 있는 방해물인 이러한 생각, 믿음, 규칙을 비판적으로 바라보는 동시에 동정심을 가지고 스스로를 친절하게 대함으로써 이 난관을 헤쳐 나갈 수 있다.

따라서 자기 연민의 관점을 기르는 것은 직관적 식사자가 되기 위한 여정에서 매우 중요한 역할을 한다. 여기서 자기 연민의 관점이란 자신의 상황을 친절하게 바라보는 것이다. 자신을 연민 어린 마음으로 돌봐야 계속 배우고 발전하기 위한 안정적인 분위기가 마련되기에 이는 반드시 필요하다. 충분한 수면과 같은 기본적인 욕구를 충족하지 못한다면 몸을 조율하는 능력에 문제가 생길 수밖에 없기 때문이다.

직관적 식사에 열한 번째 원칙을 추가한다면 자신을 돌보는 능력이 될 정도로 중요하므로 직관적 식사의 10가지 원칙을 기반으로 자신을 돌보는 능력을 키우기 위한 방법도 함께 살펴볼 것이다.

직관적 식사의 이점

약 20년 전 우리가 첫 번째 저서인 《다이어트 말고 직관적 식사》를 처음 냈을 때만 해도 이 개념이 수많은 후속 연구들을 만들어 낼 것이라고는 전혀 예측하지 못했지만, 현재까지 세계 각지에서 직관적 식사에 대해 60건 이상의 연구가 진행되었다.[1] 이들 연구에서 직관적 식사가 주는 행복감 증진, 섭식장애 위험 감소, 혈당이나 콜레스테롤과 같은 생물학적 지표의 개선 등 많은 건강상의 이점을 제시한다. 또한 직관적 식사자는 다양한 음식을 즐겨 먹으며, 내부감각 수용인식과 심리적 강인함이 더 우수한 것으로 밝혀

---

[1] 2020년 6월까지 125건 이상의 연구가 진행되었다. −편집인

졌다.

오하이오 주립 대학의 심리학자이자 연구자인 트레이시 틸카는 직관적 식사 평가 척도Intuitive Eating Assessment Scale, IEAS를 만들어 4천 명 이상의 남녀가 참여한 연구에서 그 결과를 검증했다. Tylka 2006; Tylka and Kroon Van Diest 2013 서문의 말미에서 평가 도구를 소개하고 당신이 어디에 속해 있는지 알아보는 기회를 가져볼 것이다.

직관적 식사가 건강상에 미치는 여러 가지 이점 때문에 직관적 식사 원칙은 공중 보건부, 건강과 복지를 증진시키는 다양한 기관의 프로그램에 활발하게 적용되고 있고, 대학의 영양학, 심리학, 보건교육 등 여러 학과에서도 우리의 저서인 《다이어트 말고 직관적 식사》를 필수 교재로 활용하고 있으며 섭식장애 치료 프로그램에서도 직관적 식사 원칙을 치료 과정의 핵심적인 부분으로 포함시키고 있다.

《다이어트 말고 직관적 식사》를 읽은 독자, 의료 종사자뿐 아니라 각종 미디어에서 관심을 가지기 시작하면서 직관적 식사의 혜택은 연구소 밖으로까지 널리 대중화되었고, 그러면서 직관적 식사 원칙에 대한 실천 워크북을 만들어 달라는 요청이 쇄도했다. 이런 요청에 부응하기 위해 만든 이 실천 워크북은 직관적 식사법에 대한 실질적인 실천법을 찾고 있는 독자들을 위한 것이다.

그렇다면 직관적 식사를 위한 실천 워크북은 누가 활용할 수 있을까? 이 책은 개별적으로도 활용할 수 있고, 상담자를 통하거나 그룹 내에서도 활용이 가능하다. 단, 질병이나 섭식장애를 겪고 있는 사람들은 부디 전문 치료팀과 함께 책을 활용하기를 권한다.

책을 통해 얻고자 하는 기대효과는 무엇인가? 워크북에서 제시하는 실천법을 꾸준히 연습하면 음식, 마음, 몸과 건강한 관계를 맺는 데 도움이 될 것이다. 우리는 이렇게 얻은 성취를 '진정한 건강'이라고 부른다. 진정한 건강은 자신의 몸과 마음이 최적의 조화를 이룬 내면의 상태를 나타내며 과학적으로 인정받은 건강 지침과도 통합할 수 있기 때문이다. 〈그림 I.1〉 참조

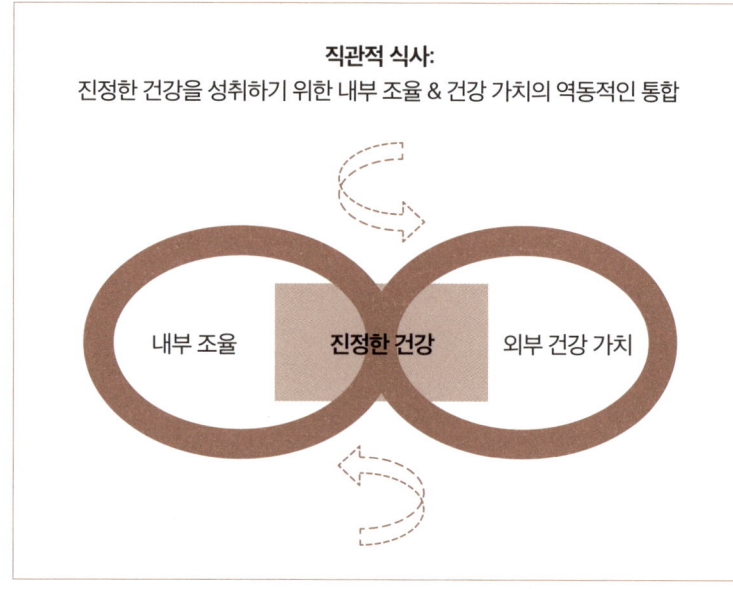

<그림 I.1> 직관적 식사: 역동적인 통합
에블린 트리볼리, 엘리스 레시 2012 / 세인트 마틴 출판사의 허가로 전재

건강은 매우 다양한 요소들을 포괄한다는 사실을 명심하는 것이 중요하다. "건강은 육체적, 정신적, 사회적 웰빙의 온전한 상태로, 단순히 질병이나 질환이 없음을 의미하는 게 아니다. 건강을 향유하는 것은 인종, 종교, 정치적 신념, 경제적 또는 사회적 조건에 상관없이 모든 인간이 누려야 할 기본적 권리 중 하나다." 2006년 세계보건기구

우리가 직관적 식사에 대해 이야기할 때 사람들은 종종 "체중을 감량할 수 있을까요?"라고 묻곤 한다. 직관적 식사의 10가지 원칙을 따르면, 독자들은 먹는 것과 자기 몸과의 관계를 정상화시킬 수 있다. 체중 감량은 그 과정에서 생기는 부차적인 효과일 수도 있고 아닐 수도 있다. 체중 감량에만 초점을 두면 체중에 대한 집착이 직관적 신호를 토대로 선택하는 능력에 지장을 주게 된다. 그리고 내면의 지혜보다는 겉모습에만 중점을 두게 된다. 오늘날까지 누적 기준으로 수백만 명을 대상으로 한 여러 연구를 참고하면, 체중(특히 체질량 지수, BMI)은 건강에 대한 올바른 지표가 아님을 알 수 있다. Lavie 2014; Ross et al. 2015; Friedemann Smith, Heneghan, and Ward 2015; Tomiyama et al. 2016

사실, 과학적인 관점에서 보면 체중 감량만을 추구하는 행위는 건강을 해치는 행위와 깊이 연관되어 있다. Tylka et al. 2014 반면, 체중이 아닌 건강한 생활 습관에 초점을 두면 체중 감량 여부와는 상관없이 건강상의 이점이 있다는 연구결과가 존재한다. Ross et al. 2015; Bacon and Aphramor 2011 따라서 오늘날 공중보건정책은 사람들의 건강한 행동에 중점을 둬야 한다. 체중에 대한 집착은 건강한

행동이 아니다. 직관적 식사는 음식, 마음, 몸과 건강한 관계를 형성하는 것이다. 이 과정은 신체 사이즈와는 상관없이 자기를 돌보는 것과 몸에 대해 감사하는 것을 의미한다.

책의 활용

우리는 이 책이 직관적 식사와 직관적 식사의 10가지 원칙에 대해 포괄적으로 알려줄 뿐만 아니라, 실질적인 실천법이 당신을 직관적 식사자의 길로 안내할 수 있는 길잡이 역할을 할 수 있기를 바란다. 책의 각 장에는 직관적 식사의 10가지 원칙이 소개되어 있으며 음식과 몸에 대한 왜곡된 생각에 반박하고 이를 개선하는 실천 연습법이 포함되어 있다. 또한 감정적인 대응기제를 찾고 감정을 식별하는 과정과 몸이 보내는 메시지를 듣고 적시에 대응할 수 있도록 도와주는 조율 연습법과 실천법이 담겨 있다.

이 과정을 신중하게 따라가면, 많은 도움을 얻을 수 있을 것이다.

- 각 장은 해당 장에서 논의할 원칙에 대한 간략한 요약으로 시작한다. 서두의 요약 내용을 참고하여 이어서 진행할 실천 연습의 의도를 명확하게 파악하자.
- 각각의 실천 연습에 적극 참여할 것을 약속하자. 때로는 단련이 되도록 한 번 이상 연습해야 할 수도 있다. 이 과정은 수영이나 악기를 배울 때와 다를 바 없다. 방법을 이해했더라도 실제로 자기 것으로 만들기 위해서는 반복과 연습이 필요한 법이다. 몸이 보내는 메시지에 귀기울여 내면의 지혜에 대한 믿음을 키우기 위해서는 마음과 몸을 함께 움직이는 경험이 필요하다.
- 실천 워크북의 유용한 참고 도서로《다이어트 말고 직관적 식사》를 읽어 볼 것을 추천한다. 물론 이 책만 활용할 수도 있지만, 원칙을 뒷받침하는 다양한 사례와 여러 근거, 연구 결과들이 참고 도서에 있어서 도움이 될 것이다.

이 책의 가장 큰 장점 중 하나는 직관적 식사를 실천할 수 있는 확실하고 상세한 틀을 제공한다는 점이다. 직관적 식사의 개념과 원칙에 대한 이론적인 이해도 중요하지만, 직접 실천 해 본 경험에 비할 바는 아니다. 몸이 필요로 하는 요구에 귀를 기울이고 반응하는 것은 많은 연습과 인내를 필요로 한다. 단순히 개념을 익히는 데서 오는 것이 아니다.

본격적으로 10가지 원칙을 다루기 전에 먼저 두 가지를 연습해보자. 우선, 손으로 써보는 은유 활동을 해보자. 이 연습은 직관적 식사자가 되기 위해 익혀야 하는 세 가지 'P'의 중요성을 이해하는 데 도움을 준다. 세 가지 P는 주의를 기울이고 Paying attention, 인내하고 Patience, 연습하는 Practice 과정을 뜻한다. 이 연습을 끝내고 난 뒤에는 직관적 식사 평가 척도에 답해보자.

손으로 써보는 은유 활동

이 활동은 세 단계로 나뉘는데, 펜이나 연필이 필요하다. 산만하지 않은 조용한 환경에서 여유를 가지고 연습해보자.

1단계. 이름 쓰기

펜이나 연필을 평소에 자주 사용하는 손에 잡는다(대부분의 사람들은 오른손을 사용할 것이다). 그다음 천천히 정성 들여 이름을 적어보자. 이름을 쓸 때 손에 쥐고 있는 펜의 느낌에 집중한다.

_____

이제 손을 바꿔보자. 펜이나 연필을 평소에 사용하지 않는 손(주로 왼손일 것이다)에 쥐고 다시 천천히 정성 들여 이름을 적어보자. 왼손에서는 펜이 어떻게 느껴지는지 집중한다.

_____

2단계. 비교하고 대조하기

1. 쓴 이름을 살펴보자. 주로 사용하는 손으로 쓴 이름과 익숙하지 않은 손으로 쓴 이름 사이에 차이가 느껴지는가? 왜 그럴까?

_____
_____
_____
_____

2. 익숙하지 않은 손에 펜을 쥐는 느낌이 어색했는가? 그 손으로 글자를 쓸 때 어떤 느낌이 들었는가? 오른손과 왼손으로 펜을 쥘 때 각각 느껴지는 신체적 감각을 비교하고 대조해보자.

_____

_____

_____

3. 이름을 쓰면서 어떤 생각이 들었는가? 어쩌면 좌절감과 함께 당신의 글자는 초등학교 1학년생만 못하다며 스스로를 비난했을지도 모른다.

_____

_____

_____

_____

4. 이름을 쓸 때 감정적인 느낌은 어땠는가? 짜증스럽거나, 비판적이거나, 당황스럽거나, 두렵거나, 혹은 흥미로운 느낌이 들었는가?

_____

_____

_____

_____

5. 익숙하지 않은 손으로 글씨를 써본 경험이 거의 없더라도 익숙한 손만

큼 결과가 나와야 한다는 생각이나 기대를 갖고 있었는가?

_____

_____

_____

_____

3단계. 토론과 고찰

글씨 쓰기를 관장하는 뇌의 부위는 양손 모두 동일하다. 그러나 대다수의 사람들은 왼손과 오른손으로 글자를 쓸 때 질적으로 큰 차이를 보인다. 이는 경험이나 연습의 중요성을 보여준다.

직관적 식사자가 되는 방법을 배우는 것은 익숙하지 않은 손으로 글 쓰는 법을 배우는 것과 매우 비슷하다. 이론적인 지식만으로는 충분하지 않으며 두 과정 모두 많은 연습을 요한다. 몸이 보내는 신호를 적시에 듣고 대응해본 경험이 부족하다면, 직관적 식사자가 되기 위해 인내와 연습이 많이 필요하다. 특히 온갖 다이어트를 시도하고 음식과 관련된 규칙을 만드는 데 수년을 허비해 온 사람이라면 직관적 식사를 방해하는 과거의 규칙과 믿음을 반박하고 이를 제거하는 데 더욱 시간이 걸릴 것이다.

당신의 식사 경험을 생각해보자. 몸이 보내는 메시지에 집중하고 몸을 존중했던 경험이 있는가? 인내심과 동정심을 길러준다는 측면에서

이 경험은 어떤 의미를 부여하는가?

_____

_____

_____

ⓒ2017년 에블린 트리볼리 / 뉴 해빈저 출판사

손으로 써보는 은유 활동과 마찬가지로, 이 책의 다양한 연습법은 스스로의 신체 감각, 생각, 감정, 믿음과 연결될 수 있도록 도와준다. 또한 방금 언급한 네 가지 요소에 집중하고 이를 함께 조율할 수 있는 새로운 방법들을 연습하게 될 것이다. 몸을 존중하고, 인생에서 진정으로 필요한 것이 무엇인지 알아내고, 오랜 기간 효과가 지속되는 경험을 되찾기 위한 필수 과정을 배우는 계기가 될 것이다. 마지막으로 이 모든 과정이 몸과 마음, 영혼에 대한 깊은 신뢰로 이어지리라고 확신한다. 직관적 식사자가 되기 위한 여정에서 무엇보다 중요한 것은 스스로에게 친절해야 하고 또 인내심을 가져야 한다는 것임을 명심하자.

직관적 식사 평가 척도 - 2

이 평가 척도는 트레이시 틸카가 진행한 '에블린 트리볼리와 엘리스 레시의 직관적 식사 모델'에 대해 허가를 받아 수정한 자료다. Tylka 2006; Tylka and Kroon Van Diest 2013; Tribole and Resch 1995, 2012

다음 표에서 제시하는 항목은 직관적 식사자를 네 가지 핵심적인 특징으로 분류한 것이다. 각 항목에 '예' 또는 '아니오'로 답하면 되는데, 문장을 처음 읽고 대답하기가 모호하다면 몇 번 반복해서 읽고 답하면 된다.

◀ 직관적 식사 평가 척도 ▶

예	아니오	특징(1) 먹어도 된다는 무조건적인 허락
		1. 지방이나 탄수화물 함유량, 칼로리가 높은 음식은 피한다.
		2. 특정한 음식을 먹고 싶을 때 허용하지 않는다.
		3. 건강에 좋지 않은 음식을 먹으면 자신에게 화가 난다.
		4. 스스로 허락하지 않는 음식은 먹지 않는다.
		5. 지금 원하는 음식을 먹는 것을 허락하지 않는다.
		6. 무엇을 언제 어떻게 먹어야 하는지에 대해 식사 규칙이나 다이어트 계획을 따른다.

예	아니오	특징(2) 신체적인 이유가 아닌 감정적인 이유에서 먹기
		1. 배가 고프지 않은데도 감정적인(불안하고, 슬프고, 우울한) 상태가 되면 먹는다.
		2. 배가 고프지 않은데도 외로움을 느끼면 먹는다.
		3. 부정적인 감정을 달래려고 음식을 이용한다.
		4. 배가 고프지 않아도 스트레스를 받으면 먹는다.
		5. 위안을 주는 음식에 의지하지 않고는 (불안과 슬픔 같은) 부정적인 감정에 대처하지 못한다.
		6. 지루하고 심심하면 먹는다.
		7. 외로울 때 위안을 얻으려고 음식에 의지한다.
		8. 먹는 것 말고는 스트레스와 불안감에 대처하는 방법을 찾기가 어렵다.

예	아니오	특징(3) 내적인 허기/포만감 신호에 의존
		1. 몸이 언제 먹어야 하는지 알려준다고 믿는다.
		2. 몸이 무엇을 먹어야 하는지 알려준다고 믿는다.
		3. 몸이 얼마나 먹어야 하는지 알려준다고 믿는다.
		4. 언제 먹어야 하는지 파악하기 위해 몸의 배고픔 신호에 의존한다.
		5. 언제 먹는 것을 중단해야 하는지 파악하기 위해 몸의 배부름 신호에 의존한다.
		6. 몸이 언제 먹는 것을 중단해야 할지 알려준다고 믿는다.
예	아니오	특징(4) 몸과 음식 선택의 조화
		1. 영양가 있는 음식을 먹고 싶다.
		2. 주로 몸을 효율적으로(건강하게) 활동하게 하는 음식을 먹는다.
		3. 활력과 에너지를 주는 음식을 먹는다.

ⓒ 2017년 에블린 트리볼리와 엘리스 레시 / 뉴 해빈저 출판사

점수 합산

특징 (1)과 (2)의 응답(예)을 합산하여 아래 표의 왼쪽 칸에 기록한다. '예'라고 답한 항목은 개선이 필요한 영역이다.

응답(예) 합산	특징
	(1) 먹어도 된다는 무조건적인 허락(6 문항)
	(2) 신체적인 이유가 아닌 감정적인 이유에서 먹기 (8 문항)

특징 (3)과 (4)의 응답(아니오)을 합산하여 아래 표의 왼쪽 칸에 기록한다. '아니오'라고 답한 항목은 개선이 필요한 영역이다.

응답(아니오) 합산	특징
	(3) 내적인 허기/포만감 신호에 의존
	(4) 몸과 음식 선택의 조화

특징 (1), (2)에서 '예'라고 답변한 응답이 너무 많고 특징 (3), (4)에서 '아니오'라는 응답이 더 많더라도 너무 걱정하지 말자. 이 과정은 단순히 현재 상태를 알아보기 위한 평가일 뿐 정해진 결과가 아니다. 답변을 바탕으로 책에서 어떤 도움을 얻을 수 있는지 판단하는 기준이 될 것이다. 앞으로 각각의 문항에 대한 답변이 바뀔 때마다 어떤 감정을 느낄지 상상해보자. 자기 몸의 타고난 지혜에 대한 자신감과 신뢰로 음식과 몸에 대한 불안에서 자유로워지는 기분을 느낄 수 있을 것이다.

특징	날짜	날짜	날짜	날짜
	응답 합산			
(1) 먹어도 된다는 무조건적인 허락				
(2) 신체적인 이유가 아닌 감정적인 이유에서 먹기				
(3) 내적인 허기/포만감 신호에 의존				
(4) 몸과 음식 선택의 조화				

위 표에 있는 항목을 주기적으로 재평가하면 직관적 식사 진행 상황을 평가하는 데 도움이 될 것이다. 합산 점수를 기록하고 비교해보자.

이어질 첫 번째 장에서는 직관적 식사자가 되기 위한 내면의 평화와 자유를 향한 중요한 첫걸음인 다이어트 사고방식에서 벗어나는 방법을 살펴보자.

Chapter 01

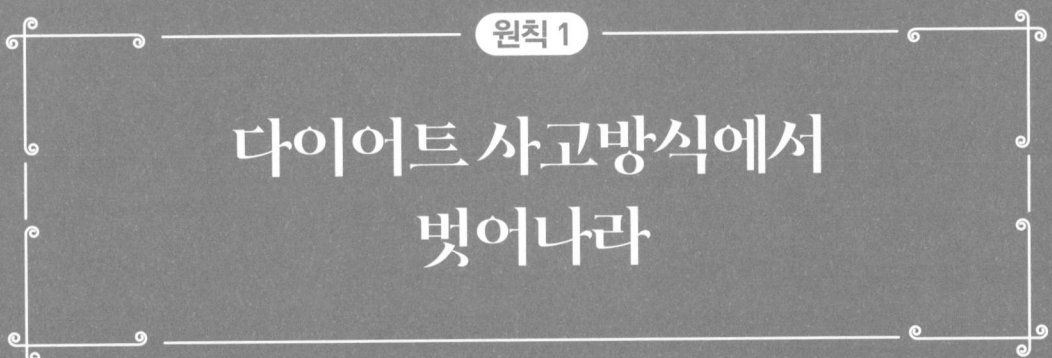

원칙 1

다이어트 사고방식에서
벗어나라

체중을 빨리, 쉽게, 평생 줄일 수 있다는 거짓 희망을 주는 다이어트 책과 잡지를 내다버려라. 새로운 다이어트의 효과가 사라지고 요요 현상이 올 때마다 스스로 실패자라고 생각하게 만든 거짓말에 분노하라. 좀 더 효과적인 새 다이어트가 곧 나올지도 모른다는 한줄기 희망을 버리지 못하면 직관적 식사 능력을 회복하는 자유를 얻을 수 없다.

오늘날 넘치는 다이어트 프로그램이 의약품처럼 철저한 검사를 거쳐야 한다면 절대 대중적으로 소비되도록 허용하지 않았을 것이다. 다이어트는 몇 주간은 혈액 검사 결과를 개선해 주지만 장기적으로는 동맥이 막혀 버리는 결과를 초래하는 콜레스테롤 약을 복용하는 것이나 다름없다. 다이어트가 오히려 체중을 늘리고 정서적인 행복감에 해로운 영향을 미칠 수 있다는 사실을 알고도 다이어트를 시작하겠는가? 제아무리 '합리적인 다이어트'라고 해도 말이다.

다이어트의 위험성

사람들은 다이어트가 장기적으로 효과를 장담하지 않는다는 사실을 알고 있다. 하지만 이들 가운데 대부분은 다이어트가 오히려 체중을 더 증가시킬 위험성이 있다는 사실에 놀라움을 금치 못한다. 1940년대 후반부터 많은 연구 단체에서 다이어트가 어린이와 청소년을 비롯해 성인까지 다양한 연령층에서 체중 증가를 촉발한다는 연구 결과를 밝혔다.

다이어트로 인한 요요 현상에는 생물학적 메커니즘이 깊숙이 작용하고 있다. 몸속 세포의 관점에서 보면 세포는 일종의 기근 현상에 시달리는 것과 다름없기 때문에 살아남기 위해 무슨 짓이든 하게 된다. 세포는 우리가 체중 감량을 위해 칼로리(또는 특정 음식)를 제한하기로 했다는 사실을 전혀 인지하지 못한다. 가장 잘 알려진 몸속 세포의 생존법 중 하나는 신체의 신진대사를 느리게 만드는 것이다. 체중 감량 TV쇼인 〈도전! FAT 제로 The Biggest Loser〉 참가자들에 대한 6년간의 후속 연구에 따르면, 참가자들의 신진대사가 기준치에 비해 평균 500칼로리 정도 낮아졌다는 사실이 드러났다. Fothergill et al. 2016 예상하다시피, 그들은 극심한 요요 현상을 겪었다.

우리 몸이 다이어트에서 생존하는 또 다른 방법은 근육을 분해해 에너지로 사용하는 것이다. 신체 에너지는 생존에 대단히 중요하므로 우리 몸은 근육을 파괴해 연료로 사용한다(즉, 근육을 탄수화물로 전환한다). 마치 극심한 가난으로 난방비를 낼 여유가 없거나 난롯불에 쓸 땔감을 살 여유가 없어서 부엌의 찬장을 태워 난방을 하는 것과 마찬가지다. 〈도전! FAT 제로〉에 참가한 이들에게도 같은 현상이 나타났다. 참가자들의 근육은 실제로 대회 초반에 더 많이 손실되었고 6년이 지나서까지도 기준치로 회복되지 않았다. Fothergill et al. 2016 또한 그들은 포만감을 유발하는 호르몬인 렙틴 수치가 현저히 낮았다.

생존을 위해 체지방을 늘리는 것도 우리 몸이 다이어트에서 살아남기 위해 노력하는 또 다른 방법이다. Dulloo, Jacquet, and Montani 2012 본질적으로, 지방과 근육조직이 손실되면 우리 몸은 생존을 위해 체지방을 늘려 체중을 증가시킨다. 호르몬의 변화 또한 우리를 더욱 허기지게 하고 음식에 집착하게 만든다.

이처럼 강력한 신체의 보상 반응은 지속적인 체중 감소를 매우 어렵게 만든다. 아울러 이러한 현상은 연간 600억 달러에 달하는 체중 감량 산업에 훌륭한 비즈니스 모델(기본적이고 지속적인 사업)을 제공하고 있다. 다이어트 산업은 효과가 없음에도 실패의 원인으로 지목되지 않는 제품을 생산하는 유일한 사업이다. 소비자들이 제품이 아닌 스스로를 탓하니까.

'건강한 체중'의 역설

> 우리는 생활 습관에 변화를 주어 건강상의 이익을 얻기 위해서는 체중 감량이 꼭 필요하다는 생각에 회의적인 입장을 취한다.
>
> — 로스 Ross et al. 2015

지금까지 당신은 건강상의 이유로 체중 감량을 추구해 왔고 이를 위해서는 다이어트를 할 수밖에 없다고 믿고 있을 것이다. 어쩌면 의사가 건강해지기 위해서는 살을 빼야 한다고 했을지도 모른다. 하지만 다른 결과를 보여주는 연구도 있다.

심장전문의이자 연구원인 칼 J. 라비 Carl J. Lavie 는 그의 저서 《비만의 역설 The Obesity Paradox》에서 비만과의 전쟁이 실제로 어떻게 더 심각한 건강 문제를 만들어 내는지에 대해 설명하는데, 수백만 명의 사람들을 대상으로 진행한 한 연구에서 저체중이라고 해서 더 나은 건강 상태를 보유하는 것은 아니라는 사실을 보여준다. 그는 다음과 같이 결론짓는다. "건강은 청바지 사이즈나 체중계에 적힌 숫자로 측정할 수 있는 것이 아니다." Lavie 2014, 230 최근 시행된 두 연구도 이와 비슷한 결론에 도달했다.

- UCLA 연구진은 미국인들 중 5천 4백만 명이 BMI(체질량지수)에 따라 비만 또는 과체중으로 분류되지만 실제로는 건강하다는 사실을 밝혔다. Tomiyama et al. 2016

- 의사들은 제2형 당뇨병을 겪는 과체중 환자들을 대상으로 체중 감량 다이어트를 진행한 후 6년 이상 이들을 관찰했다. 반면, 유사한 환자들로 구성된 대조군은 다이어트를 하지 않았다. 연구원들은 다이어트를 한 환자들이 과체중 상태를 유지했던 대조군보다 예후가 나빴다는 사실을 발견했다. Køster-Rasmussen et al. 2016

체중 감량을 추구하는 행위로는 '건강'이라는 이름으로 포장된 체중에 대한 편견과 오명을 벗겨내지 못한다. 이런 종류의 편견은 오로지 신체 사이즈에 근거하여 개인의 건강과 가치를 판단하도록 할 뿐이다. 안타깝게도, 체중으로 인해 겪는 차별은 인종 차별과 별반 다를 바 없이 건강에 부정적인 영향을 미친다. Bacon and Aphramor 2011

건강한 행동은 신체사이즈에 관계없이 중요하다. 오늘날 '체중 관리'에서 '지속 가능한 건강한 행동'으로 초점을 옮기는 '사이즈보다 건강' Health at Every Size, HAES 운동이 점점 더 활발해지고 있는 이유다. Bacon and Aphramor 2011; Tylka et al. 2014 이러한 접근방식은 BMI가 건강 수칙, 건강 상태, 도덕적 인격을 반영한다는 개념을 정면으로 반박한다. Tylka et al. 2014

다이어트의 해로움

우리를 찾는 고객들 가운데 많은 이들이 생애 첫 번째 다이어트를 마치 첫사랑처럼 낭만적으로 기억한다. 체중 감량에 성공하기까지 전혀 힘들지 않고 너무 쉬웠다고 말이다. 그러나 그 첫 번째 다이어트에 대한 달콤한 경험은 체중 감량과 증가라는 반복 주기를 시작하는 유혹의 덫이다. 수차례의 다이어트를 반복하면서 우리 몸은 생존하는 방법을 배우고 적응하게 되기 때문에 살을 빼기가 더욱 어려워진다. 체중 감량 시도가 실패할 때마다 학습된 무력감은 더 강력해지고 이는 자기효능성 self-efficacy 과 권한을 약화시킨다. Ross et al. 2015; Tylka et al. 2014 결과적으로, 많은 이들이 스스로 실패자라고 느끼지만, 사실 그들을 실패로 이끈 장본인은 다이어트 시스템 그 자체다. 다이어트가 폭식을 비롯한 섭식장애의 위험까지 증가시키는 것은 놀랄 일이 아니다. 다이어트는 신체에 대한 불만족, 음식과 몸에 대한 과도한 집착, 음식에 대한 갈망, 다른 개인적인 건강 목표 방해, 자존감 하락, 체중 낙인찍기와 차별에 기여한다.Bacon and Aphramor 2011; Tomiyama et al. 2016; Tylka et al. 2014; Mann 2015

직관적 식사는 조화에 기반을 두고 있으며 우리 몸의 직접적인 경험을 이용한다. 몸이 배고픔을 느끼고 있는가? 몸이 편안한 상태에서 포만감과 만족감을 느끼는가? 직관적 식사는 자기 몸이 필요로 하는 요구에 집중하고 그에 반응하는 과정이다. 반면, 다이어트 사고방식은 몸에 대한 신뢰를 약화시킨다. 다이어트에서 정해 놓은 '규칙'은 당신이 어떻게 느끼는 지와는 상관없이 음식을 선택하는 영역까지 세세하게 간섭하고 지시하기 때문이다. 이 과정은 결국 인지부조화를 일으키는데, 실제로 경험하는 것과 다이어트 규칙이 지시하는 것이 서로 충돌하여 먹는 것에 대한 혼란을 초래한다. 결국 더 이상 어떻게 먹어야 할지 모르겠다는 한탄과 불만이 쌓인다.

다이어트 사고방식

다이어트 사고방식이 끼어들면 음식과 관련된 결정은 선호하는 음식, 몸이 필요로 하는 에너지, 배고픔 등과는 상관없이 다이어트 규칙에 따라 이루어진다. 그리고 이 모든 과정은 박탈감을 유발한다. 세상에 존재하는 어떤 다이어트 계획도 당신이 얼마나 배가 고픈지 어떤 음식이 당신을 만족시키는지 알 수 없다.

앞서 살펴봤듯이 다이어트 규칙은 개인의 자율성과 영역에 대한 공격이기 때문에 내면의 투쟁을 일으킨다. 심지어 다이어트를 하고 있지 않을 때도 여전히 다이어트 강박에 지배당할지도 모른다. 즉, 먹어야 하는 음식과 먹어서는 안 되는 음식 규칙에 지배당하는 것이다. 이러한 정신적 구조는 직관적 식사 능력에 커다란 장애물이다. 이 때문에 다이어트 사고방식을 올바르게 인식하는 법을 배우는 것이 중요하다.

  다이어트 사고방식에서 벗어나기 위해 이번 장에서 진행할 실천 연습은 다음과 같다.

- 자기 연민 self-compassion 의 마음가짐을 강화한다.
- 다이어트 이력을 살펴본다.
- 인식하지 못한 다이어트 형태를 살펴본다.
- 다이어트가 신체적·정신적으로 삶을 어떻게 방해했는지 살펴하고 수용한다.
- 다이어트를 포기하면 얻을 수 있는 이점에 대해 살펴본다.
- 다이어트 도구들을 제거한다.

마음가짐

우리가 일상에서 하는 모든 식사 경험은 부정적이든 긍정적이든 몸에 대해 배울 수 있는 기회라는 점을 명심하자. 직관적 식사는 합격이나 불합격 과정이 아니라 학습 경험이다. 이제 막 걸음마를 배우는 아이는 비틀거리고 넘어지지만, 부모는 아이가 내딛는 걸음걸음마다 기쁨을 느끼며 따뜻한 격려로 반응한다. 실수하고 넘어지는 작은 아이를 멍청하다고 꾸짖는 일은 상상할 수도 없다. 우리 스스로에 대해서도 마찬가지다. 수치심과 비난보다는 자기 연민의 태도를 기르는 것이 중요하다. 연구에 따르면, 몸과 관련된 힘든 경험에 대해 자기 연민의 태도를 취하는 것은 직관적 식사 능력을 촉진하고 신체 불만을 극복하는 데 도움이 된다. Schoenefeld and Webb 2013; Albertson, Neff, and Dill-Shackleford 2015

자기 연민은 웰빙과 행복감 증가와 더불어 개인의 삶에 필요한 변화를 만들기 위한 주도권과도 관련이 있다. Neff 2003, 2016; Neff and Costigan 2014 일부 사람들은 자기 연민의 태도가 지나친 방임이나 자신을 궁지에서 벗어나게 하는 구실로 이용되는 것 아니냐는 우려를 나타내기도 하지만 실제로는 그렇지 않다. 자기 연민은 자기 자신과 스스로의 행동에 중립적이지만 이해심 있는 태도를 갖는 것이다. 관련 연구에 따르면 자기 연민의 태도는 개인이 음식 선택으로 인해 겪는 죄책감을 극복하는 데 도움을 준다. Adams and Leary 2007 따라서 스스로에게 자비로운 사람들은 실수를 할 때 스스로를 비난하거나 괴롭히지 않고 더 쉽게 긍정적인 변화를 만들어 낸다. 그들은 자신의 취약함과 실수를 인정하고, 비생산적인 행동을 변화시키고, '직관적 식사'와 같은 새로운 도전을 더 쉽게 수용할 수 있다.

당신의 다이어트 이력과 관련된 문제들을 살펴보기 전에, 자기 연민의 마음가짐을 기르는 연습부터 시작해보자. 다음 연습은 크리스틴 네프 Kristin Neff, http://self-compassion.org 의 연구에 바탕을 두고 허가 하에 수정한 것이다.

자기 연민 연습하기

1. 먹는 것과 투쟁하던 시기를 떠올려 보자. 그런 상황에 처한 적이 있다면 보통 어떻게 대응했는가? 평소 대처법과 내면에서 일어난 자기 대화는 어땠는지 적어보자. 그리고 자신에게 했던 말의 어조를 확인해 본다. 말투가 거칠고 셌는가? 아니면 온화하고 친절했는가?

2. 가까운 친구나 사랑하는 사람이 섭식 문제로 어려움을 겪고 있다면 어떻게 대응하겠는가? 친구에게 전하고 싶은 말을 적어보자. 그리고 그에게 하는 말의 어조를 확인하자. 말투가 거친 편인가? 아니면 친절하고 포용적인가?

3. 친구에게 말하는 방식과 자신에게 말하는 방식에 차이가 느껴지는가? 만약 그렇다면, 차이를 만든 요인은 무엇인가?

4. (어려움을 겪고 있는 가까운 친구에게 반응하는 방식처럼) 자신에게도 친절하게 대응한다면 상황은 어떻게 변할 수 있을까?

5. '건강'이라는 이름으로 스스로 괴롭힘과 공포감을 조성하는 것은 효과도

없고 장기적으로 건강을 악화시킬 수도 있다. 자기 비판이나 괴롭힘을 섭식 문제의 동기로 삼고 있지는 않은가? 최근 음식이나 건강 때문에 힘들었던 상황을 떠올려 보자. 그 상황을 생각하면 실제로 몸 안에서 감정적인 불편함이 느껴지는가? 그렇다면 그 감정을 묘사해보자.

_____

_____

_____

_____

6. 자신을 괴롭히는 말을 어떤 친절한 단어나 말로 대체할 수 있을까? 더 포용적이고 힘이 되는 내면의 대화를 생각해보자. 당신이 힘들어 할 때 가까운 친구라면 어떤 말을 건넬지 생각해봐도 좋다. 대체한 말은 어떻게 느껴지는가?

_____

_____

_____

_____

다이어트의 진실

수년간 많은 고객들이 특정 다이어트를 시도하고 효과를 봤다고 보고했다. 하지만 좀 더 자세히 들여다보면 실상은 전혀 그렇지 않았다. 고객들은 일시적으로 체중을 감량하는 데 성공했지만, 대부분은 극심한 요요 현상을 겪었다(때로는 다이어트를 하기 전보다 더 많은 체중을 얻었다).

다이어트 이력 살펴보기

여기서는 다이어트의 진실을 마주하는 것이 목적이다. 아래 표에서는 흔히 다이어트의 초점인 체중 기록을 살펴보겠지만, 직관적

◀ 다이어트 이력 기록표 ▶

나이	다이어트를 시작한 이유	다이어트 유형	다이어트 지속 기간	감량한 체중	체중을 감량했다면, 지속 기간은?	요요 현상이 왔는가?	감량한 체중보다 더 살이 쪘는가?	기타

식사는 체중과 숫자에 관한 것이 아님을 강조하고 싶다. 직관적 식사는 다이어트가 아니다! 다이어트 프로그램은 체중 감량을 약속하지만, 그 약속의 진실을 자세히 들여다보기를 바란다.

그래서 지속적으로 체중을 감량했는가? 아니면 일시적인 체중 감량에 불과했는가? 혹시 수많은 연구에서 증명된 바와 같이 요요 현상을 겪거나 오히려 더 살이 찌지는 않았는가?

다이어트 이력

앞의 기록표를 사용하여 특정 다이어트를 시도했던 당시의 나이, 다이어트를 시작한 이유, 다이어트 유형, 다이어트 지속 기간, 감량한 체중, 요요 현상 등을 적어본다. '기타'열에는 참고할 만한 다른 내용을 추가해도 좋다.

다이어트 이력 기록표의 정보를 사용하여 다음 질문에 답하자.

1. 다이어트를 시작한 이유를 떠올려보자. 가족이나 친구, 또는 의사로부터 살을 빼야 한다는 압박감을 받았는가?

2. 처음 시도한 다이어트는 어땠는가? 어려움 없이 수월했는가? 이유는 무엇인가?

3. 감량된 체중을 지속한 가장 긴 기간은 어느 정도였는가?

4. 첫 다이어트 이후 체중은 어떤 변화를 보였는가?

5. 다이어트를 유지하는 일이 정신적 · 육체적으로 생각보다 더 어렵다는 점을 발견했는가?

_____
_____
_____

6. 일시적인 체중 감량을 한 뒤 다이어트의 효과성을 얼마나 자주 찬양했는가? 다이어트 이력을 살펴봤을 때 체중 감량은 지속적이었는가? 요요 현상이 있었는가?

_____
_____
_____

인식하지 못한 다이어트

공식적으로는 어떤 다이어트도 하지 않는 상태이지만, 마음은 여전히 다이어트 언어를 사용하는 습관을 버리지 못하기도 한다. 이럴 때 다시 섭식 억제 행동이 일어난다. 게다가 일부 식사 계획은 실제로 다이어트 계획과 다를 바 없음에도 건강을 위해 먹는다는 목적으로 교묘하게 포장되어 있다. 다음 항목을 읽고 해당하는 곳에 표시해보자.

	• 탄수화물은 피하려고 한다. 특히 곡물류인 시리얼이나 쌀밥, 파스타는 되도록 먹지 않는다.
	• 해독 주스 마시는 것을 좋아한다.
	• 디저트를 먹으면 운동을 더 해야 한다고 느낀다.
	• 마음껏 먹을 수 있는 '치팅데이 다이어트를 하며 식단 관리를 하다가 먹고 싶은 음식을 먹는 날 - 옮긴이'를 갖는다.
	• 평일에는 식단을 신경 써서 먹고, 주말에는 배고픔과 배부름 정도를 무시하고 마음껏 먹는다.
	• 저녁에 외식을 계획하고 있으면 배고픔과 배부름 정도에 상관없이 낮 동안 먹는 양을 줄인다.
	• 배고픔과 배부름 정도에 상관없이 식사나 간식으로 가장 적은 양을 먹는다.
	• 운동을 하지 않는 날에는 배고픔과 배부름 정도에 상관없이 먹는 양을 줄여서 보상한다.
	• 체중 감량에 대한 동기 부여를 얻으려고 <도전! FAT 제로>와 같은 TV프로그램을 자주 시청한다.
	• 음식의 칼로리 따지는 것을 좋아한다.
	• 건강해지기 위해서는 살을 빼야 한다고 생각한다.

앞에서 표시한 다이어트 사고방식 항목을 검토해보자.

1. 생각이나 행동에서 일종의 패턴을 발견했는가?

___

___

___

2. 얼마나 자주 이런 생각을 하거나 그 주제로 대화를 하는가?

___

___

___

3. 이 같은 다이어트 언어 사용은 어떻게 다이어트 사고방식을 유지 시키는가?

___

___

___

앞에서 언급한 생각과 행동들은 직관적 식사 원칙을 실천하기 시작하면서 점차 희미해져 결국 사라질 것이다. 자기가 먹은 음식에 대해 부정적인 기분을 느낄 때마다, 마음속으로 자신에게 한 말을 떠올려 보자. 그 기분은 다이어트 사고방식에서 기인했을 가능성이 높다. 이런 유형의 생각을 단순히 '다이어트 사고방식'이라고 이름 붙이는 것만으로도 큰 걸음을 내디딘 것이다. 의미 있는 변화를 일으키기 위해서는 어떠한 판단도 없이 자신의 생각에 주의를 기울이는 것이 필요하다. 앞에서도 설명했듯이 이것이 바로 직관적 식사자가 되기 위한 여정에서 중요한 역할을 하는 자기 연민의 특징이다.

다이어트가 삶을 어떻게 방해했는지 살펴보고 수용하기

다이어트를 추구하는 행동은 재정적인 차원을 넘어 막대한 비용을 초래한다. 다이어트는 개인의 행동과 정신 건강뿐만 아니라 사회생활이나 사람들 간의 관계, 건강에도 여러 부정적인 영향을 미친다. 다음 목록을 살펴보고 다이어트가 당신의 삶에 어떤 영향을 미쳤는지 살펴보자.

◀ 다이어트가 삶을 방해한 요인 ▶

목록에는 다이어트가 초래한 결과도 포함되어 있다. 나에게 해당하는 요인을 확인해보자. 표에 제시되지 않은 결과가 있으면 기타 부분에 추가하면 된다.

신체적 증상	사회적 증상	정신적 증상	행동적 증상
☐ 체중이 증가한다.	☐ 사람들과 함께 있으면 평소와 다르게 먹는다.	☐ 먹는 것이 걱정된다.	☐ 식사 규칙을 어기면 더 많이 먹는다.
☐ 신진대사가 둔화된다.	☐ 다른 사람들이 먹는 음식의 양이나 종류와 비교한다.	☐ 먹는 것에 대한 엄격한 규칙을 따른다.	☐ 과식을 한 뒤에는 배가 고프더라도 다음 끼니를 거르거나 음식을 적게 먹는다.
☐ 탄수화물에 대한 갈망이 지나치다.	☐ 당신이 먹는 음식을 사람들이 어떻게 평가할지 걱정한다.	☐ 음식의 칼로리, 탄수화물, 또는 다른 요소들을 따진다.	☐ 스트레스를 받으면 더 많이 먹는다.
☐ 혈당 변화가 일어난다.	☐ 사람들이 당신의 몸을 어떻게 생각할지 걱정한다.	☐ 음식을 '좋은' 음식과 '나쁜' 음식으로 구분한다.	☐ 칼로리를 소모하고 체중을 감량하기 위해 운동을 한다.
☐ 배고픔 신호와 단절된다.	☐ 다른 사람들과 같은 종류의 음식과 양을 먹으려고 노력한다.	☐ '나쁜' 음식을 먹으면 죄책감을 느낀다.	☐ 다이어트, 체중, 음식에 대해 많은 이야기를 한다.
☐ 배부름 신호와 단절된다.	☐ 모임에서 제공하는 음식 때문에 참가를 취소한다.	☐ 감정 기복이 심하다.	☐ 휴가 때는 아무리 배가 불러도 식사 규칙을 무시하고 필요 이상으로 많이 먹는다.
☐ 수면에 문제가 없음에도 만성적 피로를 느낀다.	☐ 사회적인 모임에서 먹는 것을 피한다.	☐ 배고픔을 느끼는 것이 두렵다.	☐ 폭식을 한다.
☐ 평소보다 더 잦은 탈모가 나타난다.	☐ 당신의 식습관과 몸에 대한 행동과 믿음이 사람들과의 관계를 방해한다.	☐ 과하게 배부른 느낌이 두렵다.	☐ 사람들과의 신체 접촉을 피한다.
☐ 여성의 경우 생리를 하지 않거나 불규칙해진다.	☐ 기타:	☐ 몸을 믿지 않는다.	☐ 기타:
☐ 신체 감각이 둔화된다.		☐ '금지된' 음식을 먹기 시작하면 멈추지 못할까 봐 두렵다.	
☐ 기타:		☐ 음식에 대한 환상을 갖고 있다.	
		☐ 어떤 음식을 먹고 어떤 음식을 먹지 말아야 하는지에 집착한다.	
		☐ 기타:	

다이어트를 포기함으로써 얻는 이점

다이어트 이력 기록표의 정보와 다이어트가 당신의 삶을 방해한 요인을 살펴본 뒤 다음 질문에 답해보자.

1) 다이어트가 초래한 비용

1. 다이어트는 사회생활에 어떤 영향을 미쳤는가?

___

2. 다이어트는 식습관에 어떤 영향을 미쳤는가?

___

3. 다이어트는 마음 상태와 기분에 어떤 영향을 미쳤는가?

___

4. 다이어트 때문에 신체적으로 어떤 증상을 경험했는가?

___

5. 체중 감량을 위해 얼마나 많은 시간과 돈을 소비했는가?

___

2) 다이어트에 대한 환상과 다이어트 이력 비교

1. 가장 최근에 했던 다이어트를 계속 유지하게 한 마음속 환상은 무엇이었는가?

_____

_____

_____

_____

2. 다이어트 이력과 다이어트 이후의 체중, 식습관, 사회생활, 정신상태에 미치는 영향을 고려해 볼 때, 다이어트를 멈춰야 하는 이유에는 어떤 것들이 있을까?

_____

_____

_____

_____

요요 현상(웨이트 사이클링)의 위험성

끝없는 다이어트의 굴레에 빠져들면 체중 변동, 즉 요요 현상(웨이트 사이클링 weight cycling)에서도 벗어나지 못한다. 요요 현상은 신체와 정신 건강에 해를 끼친다. 지난 25년 동안의 연구에 따르면, 요요 현상은 몸의 건강과 정신적 행복의 악화와 불가분의 관계에 있다. Dulloo, Jacquet, and Montani 2012; Tylka et al. 2014

- 획기적인 프레이밍햄 심장 연구 Framingham Heart Study 에서 32년간 5,000명 이상의 사람들을 평가한 결과, 요요 현상은 심장병과 관련된 사망과 질병뿐만 아니라 전반적인 사망률과도 강력하게 연관되어 있다는 사실을 발견했다.

- 한국의 체중 감량 연구에 따르면, 전반적으로 비슷하게 체중을 감량했음에도 불구하고, 요요 현상을 경험했던 여성들이 요요 현상을 경험하지 않은 여성에 비해 근육 손실이 더 많이 일어났다. 하지만 체지방은 오히려 더 많이 감소하

지 않은 것으로 나타났다.

- 〈간호사 건강 연구 2 Nurses' Health Study 2〉에 따르면, 요요 현상을 겪어본 여성은 시간이 지날수록 체중이 더 많이 늘었고 대조군보다 폭식을 더 많이 하는 것으로 나타났다.
- 요요 현상은 골다공증으로 인한 골절, 담석, 근육 손실, 고혈압, 만성 염증을 비롯해 일부 형태의 암 발생 위험을 증가시킨다.
- 요요 현상은 복싱, 레슬링, 역도와 같이 체중을 기반으로 하는 남성 스포츠 선수의 후속적인 체중 증가를 예측하는 변수인 것으로 밝혀졌다.

다이어트 환상 버리기

다이어트는 더 이상 효과가 없고 오히려 악영향을 미치는 것이 확실함에도 체중 감량과 '새로운 나'를 만든다는 환상을 버리기는 여전히 어렵다.

1. 체중 감량에 대해 어떻게 생각하는가?

2. 체중 감량에 대한 믿음은 무엇인가?

3. 그러한 믿음은 어디에서 비롯되었는가? 시발점이 있는가?

4. 체중 감량에 성공하면 인생이 어떻게 바뀔 것이라고 상상하는가?

체중 감량에 대한 환상에 매여 있으면 다이어트를 하지 않을 때 조차 다이어트 사고방식에 계속 갇혀 있게 된다.

5. 체중 감량에 대한 믿음이 어떤 영향을 주었는가?

   A. 체중을 감량하기 전까지 삶의 일부 활동을 미뤄왔는가(구직, 대인관계, 행사나 사회적 활동 등)?

   B. 질문 5A에 대한 답변을 살펴본 뒤 '현재의 몸 상태'에서 원하는 것을 얻기 위해 어떤 변화가 필요하다고 느끼는가?

마음속 칼로리 계산기를 멈출 수 있을까?

오랫동안 음식을 먹을 때마다 칼로리를 계산해 왔다면 자동적인 습관으로 고착되었을 확률이 높다. 칼로리에 초점을 두는 행동은 직관적인 식사 능력을 저해한다. 칼로리를 따지는 것 역시 다이어트의 도구다. 단순히 그 행동을 멈추는 것만으로는 습관을 완벽히 사라지게 할 수 없다. 하지만 직관적 식사자가 되기 위한 과정을 목표로 한다면 그 과정에서 칼로리 계산은 자연스럽게 멈추게 될 것이다.

예상되는 시나리오는 다음과 같다. 처음에는 칼로리를 따지고 계산하는 일이 슬슬 귀찮고 짜증스럽기 시작할 것이다. 끊임없는 칼로리 계산에 지쳤기 때문이다. 그다음 식사를 위해 신체 신호인 허기, 포만감, 만족감을 따르는 직관적 식사에 의존하기 시작하면서 칼로리 계산이 자연스럽게 사라지는 단계가 온다. 다음으로 칼로리는 그저 칼로리에 불과하다는 사실을 인식하게 된다. 즉, 특정한 음식이나 식사의 칼로리를 안다고 해도 그 정보에 근거해 식사 결정을 내리지는 않는다. 결국 칼로리 총계는 점점 중요성을 잃고 결국에는 완전히 사라질 것이다.

다이어트 도구 제거하기

체중을 재고 음식의 양이나 칼로리를 측정하고 따지는 등의 모든 행동은 다이어트의 외부적인 도구에 속한다. 다이어트 책과 기사를 모으는 것도 마찬가지다. 다음 표의 목록을 살펴보고 당신이 다이어트에 관한 어떤 도구나 기술을 사용하고 있는지 알아보자. 아래 20개 목록을 읽고 해당하는 항목에 표시한다.

	1. 칼로리를 계산하고 하루 총 칼로리 합계가 ＿ 을 넘지 않도록 노력한다.
	2. 특정 간식이 일정 칼로리를 넘으면 먹지 않는다.
	3. 특정 식사가 일정 칼로리를 넘으면 먹지 않는다.
	4. 외식을 하면 칼로리가 가장 낮은 메인요리를 선택한다.
	5. 칼로리가 있는 음료를 마시지 않는다.
	6. 칼로리 소모량을 기준으로 신체 활동과 운동을 선택한다.
	7. 칼로리를 모르면 특정 식사나 음식을 먹지 않는다.
	8. 빵, 시리얼, 파스타 등 탄수화물이 다량 함유된 음식을 기피한다.
	9. 설탕이 들어간 음식을 기피한다.
	10. 지방이 들어간 음식을 기피한다.
	11. 체중을 자주 잰다.
	12. 칼로리를 너무 많이 섭취하지 않는지 확인하기 위해 음식의 양을 계산한다.
	13. 1인분 이상의 양을 먹지 않도록 먹어야 할 정확한 양을 따진다(견과류나 크래커 등).
	14. 너무 많이 먹지 않는지 확인하기 위해 음식의 양을 따진다.
	15. 음식을 너무 많이 먹은 것 같으면 운동을 더 많이 해서 보상한다.
	16. 새로운 다이어트와 살을 빼는 방법에 대한 기사를 검색한다.

17.	다이어트와 '신스피레이션 thinspiration, 날씬하거나 마른 몸을 가지게끔 자극하는 콘텐츠 - 옮긴이'에 관한 블로그와 웹사이트를 본다.
18.	다양한 다이어트와 다이어트 방법에 대한 책을 모은다.
19.	체중 감량을 위해 저칼로리 조리법을 수집한다.
20.	지방을 태우거나 신진대사를 빠르게 하거나 체중 감량을 돕는 차tea 등의 보충제를 복용한다.

위 항목에서 자신의 상황이 생각보다 많은 문항에 해당되더라도 개의치는 말자. 핵심은 현재 자신의 상태를 정확하게 파악하는 것이다. 우리는 업무상 여러 가지 다이어트 도구를 사용하여 '먹는 것을 조절하고 억제'하는 사람들을 늘 만난다. 당신 역시 시간이 흐르면 그 습관을 버리는 법을 배우고 음식과 더 건강한 관계를 맺게 될 것이다. 당신이 가장 먼저 포기할 수 있는 세 가지 다이어트 도구를 선택해보자.

1. 첫 번째 도구를 적고, 그 도구를 포기하기 위해 취할 수 있는 방법을 설명한다. (예를 들어 외식할 때 칼로리가 가장 낮은 메뉴를 선택하지 않고 칼로리와는 상관없이 만족스럽게 먹을 수 있는 메뉴를 고른다.)

2. 두 번째 도구를 적고, 그 도구를 포기하기 위해 취할 수 있는 방법을 설명한다.

3. 세 번째 도구를 적고, 그 도구를 포기하기 위해 취할 수 있는 방법을 설명한다.

직관적 식사가 다이어트로 변질되는 것을 막아라!

직관적 식사의 과정은 경직되지 않고 언제나 유연하다는 점을 명심해야 한다. 직관적 식사는 10가지 원칙을 중심으로 구성되지만, 이 원칙들은 절대 규칙이 아니다! 만성 다이어터는 직관적 식사를 다이어트 사고방식으로 바꿔버리는 묘한 재주를 갖고 있다. 다이어트 사고방식의 주요한 특징은 사고의 경직성, 엄격한 규칙, 그리고 자기 비판적이라는 점이다. 동정심과는 전혀 거리가 먼 특징이다. 이 책을 읽으며 직관적 식사 원칙을 꾸준히 실천하다 보면, 다이어트 사고방식이 마음속으로 스며들 때 이러한 부정적인 특징을 인식하기가 훨씬 더 쉬워질 것이다. 불안하면 언제든지 이번 장으로 돌아와 마음을 다잡아도 좋다.

마무리

이번 장에서는 다이어트 이력과 다이어트 사고방식에 대해 살펴보았고 자기 연민의 중요성도 배웠다. 그리고 다이어트 도구와 다이어트 환상을 버리는 방법에 대해 연습했다. 오늘날 우리 삶은 다이어트 문화와 떼려야 뗄 수 없는 관계이기 때문에 다이어트 사고는 언제든 다시 찾아올 수 있다는 점을 명심하자. 다이어트 사고방식을 버리기 위해서는 지속적인 연습과 인내가 필요하다.

다음 장에서는 몸이 보내는 배고픔 신호를 듣고 이를 존중함으로써 다이어트 사고방식을 버리는 또 다른 방법을 배워보자.

Chapter 02

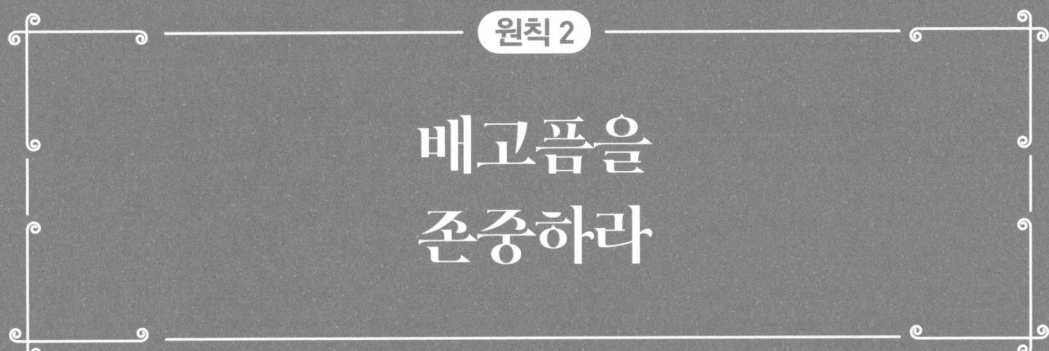

원칙 2

배고픔을 존중하라

몸에 적당한 에너지원을 공급해야 한다. 그렇지 않으면 원초적인 과식 충동이 작동한다. 배고픔이 극심한 상태에서는 적당히 의식적으로 먹으려는 의도가 아무런 의미도 없어져버린다. 생물학적 배고픔 신호를 존중하는 법을 배우는 것은 음식과의 관계에서 스스로 음식을 제어할 수 있다는 믿음을 다시 쌓는 토대가 된다.

배고픔은 우리 몸이 생명을 유지해야 한다는 사실을 알려주는 자연적인 생물학적 신호다. 몸에 영양을 공급하는 일은 호흡만큼이나 생존에 필수적이다. 배고픔 존중하기는 직관적 식사의 중요한 부분이다. 만성 다이어터들은 때로 생물학적 배고픔을 부정하지만 이는 역효과를 낳을 뿐이다. 배고픔이 극심해질수록 육체적·정신적으로 긴급하고 강력한 식욕을 유발하는 '원초적 배고픔'이라는 생물학적 현상이 나타난다. 이 현상은 흔히 과식으로 이어진다. 원초적 배고픔은 생물학적 배고픔이 오랫동안 해소되지 않을 때 발생한다. 이 현상은 공기의 필요성이 절박해질 때까지 물속에서 숨을 참았다가 마지막에 수면 위로 올라오는 것과 비슷하다. 오랫동안 물속에 있다가 수면 위로 나와서 하는 첫 호흡은 평소의 호흡보다는 훨씬 깊이 있는 원초적인 호흡이다. 이것을 생물학적 보상 반응이라고 부른다.

예를 들어 보자. 정오에 점심을 먹었고 일과 후에 예상치 못한 회의에 참여해야 하는 상황이다. 회의를 끝내고 평소보다 늦은 시간에 헬스장으로 향한다. 원래 저녁 식사 계획은 평소에 즐겨 먹는 구운 연어를 곁들인 파스타와 샐러드였다. 하지만 오늘은 8시가 지나도록 러닝머신 위에서 운동을 하는 중이다. 너무 배가 고파서 먹는 것밖에는 생각이 나지 않는다. 점점 짜증이 밀려들고 참을성이 없어진다. 이 상태를 적절하게 묘사하는 신조어가 있다. 바로 배고픔 hungey 과 화가 난 angry 상태를 합친 '행그리 hangry'라는 단어다.

일과 끝에 스트레스를 해소해주는 운동을 더 이상 즐기기 힘들어진다. 배고픔을 참을 수 없다. 집에 도착하자마자 배달될 수 있도록 휴대폰으로 피자를 주문하고는 집으로 가면서 샐러드와 함께 피자 두어 조각을 먹을 계획을 세운다. 하지만 계획과는 달리 집에 도착하자마자 엄청난 양의 피자를 먹어 치운다. 더는 샐러드를 먹을 수 없을 만큼 배가 부르다. 이것이 생물학적 욕구의 힘이다.

엄밀히 따지자면, 배고픔이라는 용어는 음식을 먹어야 하는 생물학적 욕구를 가리키지만 현실에서는 배고픔 신호가 없어도 단순히 먹고 싶은 욕구를 나타내기 위해 자주 사용한다. 하지만 우리는 생물학적 배고픔이라는 표현을 명확하게 사용하고자 한다. 생물학적 배고픔이란 우리 몸이 영양분을 필요로 할 때 보내는 신호를 가리킨다.

우리 고객들 가운데 많은 이들이 배고픔을 적으로 간주한다. 즉, 싸워서 물리치거나 무시하거나 속일 수 있는 것으로 생각한다. 생물학적 배고픔을 경험할 때 만성 다이어터는 습관적으로 지금은 먹을 때가 아니라고 말하거나 아직 배고플 시간이 아니라고 되뇐다. 하지만 배고픔을 무시하고 물을 마시거나 '공갈 음식 air food'을 먹는 것처럼 속임수를 쓰면 더 혼란스러울 뿐이다. 공갈 음식은 뻥튀기 과자나 무설탕 젤라틴처럼 에너지는 거의 없지만 부피만 큰 음식을 말한다. 다시 말해 마음속 규칙이 신체의 직접적인 경험(이번 장의 연습에서 배우게 될 배고픔 신호)과 충돌할 때, 몸에 대한 신뢰는 약화되고 더 많은 혼란이 뒤따른다.

배고픔 신호가 흐트러지면 배고픔이 어떤 느낌인지 모를 정도로 무감각해질 수 있다. 우리 몸이 내보내는 배고픔 신호에 너무 자주 반응을 보이지 않으면, 결국 배고픔 신호는 활동을 중단하게 되고 다른 이유로도 쉽게 음식을 찾게 된다. 그래서 배고픔을 느끼지 않는 상태에서도 끊임없이 음식을 먹는 것이다. 고객들 중 다수가 "더 이상 어떻게 먹어야 할지 모르겠어요"라고 말하는 것도 놀랄 일이 아니다.

다이어트에서 발생하는 만성적인 음식 박탈은 몸과 마음에 정신적 충격을 주는 공격이나 다름없다. 즉, 실제 기아 상태와 비슷한 영양상의 트라우마를 안겨주는 일이다. 이 증상은 지속적인 영양 공급으로 치유해야 한다. 만약 어린 시절의 방치 때문이든 가난 때문이든 영양 결핍을 경험한 적이 있다면, 다이어트 때문에 배고픔을 부정할 때마다 그 시절의 트라우마가 다시 살아난다. 지금 경제적으로 안정되어 있더라도 당신이 먹는 모든 식사가 마치 마지막 끼니인 것처럼 느껴질 수 있다.

배고픔 존중하기는 음식과의 관계를 개선하는 중요한 단계다.

이번 장의 연습은 다음 목록을 실천하는 데 도움을 줄 것이다.

- 몸이 내보내는 일반적인 신호를 인지하는 능력을 키운다.
- 몸에 귀기울이기를 방해하는 요소를 확인하고 해결책을 찾는다.
- 자기 돌봄의 중요한 구성요소를 확인한다.
- 다양한 배고픔 신호를 확인한다.
- 배고픔의 다양한 특징을 확인한다.
- 배고픔 정도를 평가하는 방법을 배운다.
- 아플 때나 스트레스를 많이 받을 때처럼 배고픔을 제대로 느끼지 못하는 시기를 대비해 자기 돌봄의 일환으로 영양 계획을 세운다.

몸이 내보내는 신호

몸 안에서 발생하는 신체적 느낌을 지각하는 능력을 내부감각 수용인식 Interoceptive awareness 이라고 한다. 내부감각 수용인식은 선천적이고 강력한 능력으로, 배고픔과 배부름, 빠른 심장 박동, 꽉 차 있는 방광과 같은 육체적 상태, 공황 상태에서 느끼는 흥분과 초조함처럼 감정에 의해 형성되는 신체적 느낌을 인식하는 능력을 포함한다. 이 느낌은 신체의 직접적인 경험이며, 이러한 느낌을 알아차리고 적응하는 것은 우리 몸의 생리적·심리적 상태에 강력한 정보를 제공한다. 이 감각은 또한 자신의 욕구를 충족시키기 위해 무엇을 해야 하는지를 결정하는 데 도움을 준다.

이런 측면에서 보면 직관적 식사자가 일반인보다 더 높은 내부감각 수용인식을 갖고 있다는 연구 결과는 전혀 놀랍지 않다. Herbert et al. 2013; Tylka 2006; Tylka and Kroon Van Diest 2013 명상을 하는 사람들 역시 더 높은 내부감각 수용인식을 갖고 있다. 직관적 식사 원칙은 내부감각 수용인식을 발전시키거나 인식에 걸림돌이 되는 장애물을 제거한다. 장애물은 대개 규칙, 믿음, 생각의 형태로 우리의 마음에서 비롯된다. 예를 들어, 식사 후에 배가 고프지만 간식을 먹지 않는다는 규칙을 지킨다면 이 규칙으로 인해 배가 심하게 고파질 수도 있다. 이것이 바로 장애물이고 갈등이다. 우리 몸은 생물학적으로 배가 고프지만 규칙에 따라야 하기 때문에 식사와 식사 사이에 간식을 먹는 일을 금지하는 상황인 것이다. 배고픔 신호를 무시하거나 속이려 할지도 모르지만, 결국에는 더 배고프고 절박한 자신을 발견한다. 이 문제에 대해서는 이번 장의 후반부('생각과 배고픔 신호 구분하기')에서 좀 더 심도 있게 살펴보자.

심장 박동수 자각하기

내부감각 수용인식 능력을 측정하는 한 가지 방법은 몸에 손을 대지 않고도 심장 박동을 인식해보는 것이다. 다음 세 단계로 이루어진 실천 연습은 심장 박동수에 집중하는 것을 통해 신체 감각을 주의 깊게 듣고 연결하는 데 도움을 줄 것이다. 연습은 되도록 방해받지 않는 조용한 환경에서 시도해보자.

1단계 맥박 관찰

다양한 운동을 해본 경험이 있다면 맥박을 통해 심장 박동수를 관찰하는 방법을 배웠을 수도 있겠다. 오른손의 검지와 중지를 왼쪽 손목에 대고 맥박을 느껴보자. 인내심을 갖는 것이 중요하다. 맥박을 느낄 수 있게 되면, 1분 동안 심장 박동수를 세어본다. 맥박을 찾기 쉬워질 때까지 몇 번 정도 반복한다.

2단계 심장 박동수 자각

자리에 앉아 손바닥을 아래로 향하게 하여 가볍게 다리 위에 올려놓는다 (손을 편안하게 올려두는 것이다). 긴장을 풀고 자연스럽게 호흡을 몇 번 반복한다. 차분해짐을 느낄 때, 몸 안의 심장 박동에 집중한다. 손으로 맥박을 찾지 않고 1분 동안 몸 안의 심장 박동을 조용히 세어본다. 이 과정은 약간의 연습이 필요하다. 모든 사람들이 첫 시도에서 심장 박동을 감지할 수 있는 것은 아니다.

3단계 생각해보기

다음 질문을 살펴보고 답변해보자.

1. 심장 박동을 감지할 수 있었는가? 가능했다면 2번 질문으로 이동한다. 불가능했다면 3번 질문으로 이동한다.
   _____

2. 몸의 어느 부분에서 심장 박동을 감지했는가? 한 곳 이상인가? (손이나 가슴 등 다양한 부분에서 심장 박동을 감지할 수 있다.)
   _____
   _____

3. 심장 박동을 감지하려고 할 때 자기 대화가 이뤄졌는가? 자신에게 한 말이 비판적이고 가혹했는가? 아니면 친절하고 동정심 있는 말이었는가?
   _____
   _____
   _____

자신의 심장 박동을 인식하는 것은 몸에 귀기울이기를 연습하는 다양한 방법들 가운데 하나다. 신체에 대한 불만과 먹는 것에 대한 불안을 안고 있는 사람들에게 이 방법은 몸과 연결되는 참신한 방법이다. 자신의 몸에 온전히 집중할 수 있기 때문이다. 명상 연습 역시 자신과 몸을 연결하는 좋은 방법이다. 명상에서는 주로 호흡에 집중하는데, 심장 박동을 인식하는 것도 마찬가지로 몸에 집중하는 연습이다.

제안: 심장 박동을 인식하는 연습을 하기 위해 하루 5분 정도 시간을 비워두자. (심장 박동으로 우리는 온전히 살아 있음을 느낀다. 이 연습은 몸에 집중하는 과정이며 연습을 거듭할수록 능숙해진다.)

몸의 신체적 감각 알아채기

졸음이나 스트레스처럼 신체 상태나 감정을 경험하는 곳과 방광이 가득 차거나 갈증을 느끼는 등 생물학적 신호를 느끼는 곳을 주의 깊게 관찰해보자. 여기서는 이러한 신체적 감각의 질적인 측면을 살펴보자. 예를 들어, 긴장이 풀려 있고 약간 졸린 상태라면 졸음이 기분 좋게 느껴질 수 있다. 반면 시차 적응이 안 되고 만성적으로 불면증에 시달리는 상태라면 졸음이 불쾌하게 느껴질 수 있다.

주기적으로 몸의 감각에 주의를 기울이면 배고픔 신호를 감지하는 법을 익히는 데 도움이 될 것이다. 우리 몸의 각기 다른 신체 감각에 주의를 집중하는 일은 몸이 보내는 신호를 인식하기 위한 일종의 교차 훈련이다.

신체 감각은 맞거나 틀린 것이 아니라 단순한 정보일 뿐이라는 사실을 명심하자. 만약 몸과 나를 연결하고 몸이 보내는 신호를 듣는 것에 익숙하지 않다면, 다음 연습표에서 가장 그럴듯한 신체 부위를 선택하여 연습해보자.

이번 실천 연습의 목적은 생물학적 신호와 몸의 상태에 따라 생기는 신체적 느낌에 대한 인식을 높이는 데 도움을 주기 위함이다. 이 연습을 완전히 마치려면 아마 며칠이 소요될 것이다. 왼쪽 열에는 다양한 신체 신호와 상태가 제시되어 있다. 몸 안에서 각각의 신호와 관련된 신체적 느낌을 경험할 수 있는 부분을 관찰하고, 해당하는 신체 부위에 표시를 한다. 예를 들어, 목이 마를 때는 입안의 감각을 느껴본다. 오른쪽 종합에는 전체적인 경험을 기록한다. 즉,

좋은 느낌인지, 불쾌한 느낌인지, 중립적인 느낌인지 확인하여 표시한다. (감각이 좋거나 불쾌하거나 중립적인 것의 차이는 강도에 따라 달라질 수 있다. 갈증은 보통 중립적이지만 극심한 상태라면 불쾌하다. 연습의 핵심은 신체적 감각 자체를 인식하는 법을 배우는 것이다.)

◀ 몸의 신체적 감각 인지 ▶

	머리	눈	입	목이나 목구멍	어깨	가슴	배	방광	다리	종합		
										좋음	불쾌함	중립
신체 신호												
갈증												
소변이 마려움												
배고픔												
배부름												
신체 상태												
편안함												
졸림												
불안함												
아픔												
스트레스												

1. 처음으로 다양한 신체 감각에 익숙해지려고 할 때, 어떤 이들은 신체 감각이 극심해지고 불쾌해질 때까지 느낌을 알아차리는 데 어려움을 겪는다. 당신의 경험은 어땠는가?

_____
_____
_____

2. 몸의 감각에 대한 어떤 패턴이 있었는가? 새롭게 발견한 사실은 있는가?

_____
_____

몸의 지혜에 주의를 집중하는 연습을 하면 다양한 신체 감각에 대한 인식 능력이 발달하게 될 것이다. 이를 통해 신체적·정서적 만족감과 행복감을 찾기 위한 강력한 단서를 얻게 된다.

자기 돌봄과 방해 요소

당신은 자신을 돌보기 위해 무엇을 하는가? 다시 말해, 기본적인 욕구를 충족시키고 스트레스를 관리하기 위해 적극적으로 어떤 행동을 취하는가? 이처럼 중요한 질문을 하는 이유는 만약 우리가 압박이 심하고 혼돈스러운 생활방식을 따르고 있다면, 배고픔과 같은 신체 신호를 듣고 제때 반응하기가 어렵기 때문이다. 따라서 적절한 자기 돌봄은 직관적 식사의 중요한 토대가 된다.

마감 기한에 쫓기든 어린 아이의 뒤치다꺼리를 하든 스트레스가 심할 때 우리 몸에서는 생물학적으로 투쟁-도피 생존 시스템이 활성화된다. 신체는 적과 싸우거나 도망치는 것을 돕기 위해 소화 기관으로 가는 혈류를 바꿔 전신으로 이동시킨다. 결국 배고픔 신호를 인지하지 못하게 된다(생물학적으로 볼 때, 누군가 호랑이한테 쫓겨

도망칠 때 위 속의 음식을 소화시키기 위해 에너지를 사용하는 것은 달리는 속도를 늦출 뿐이다).

이렇듯 몸에 귀기울이기를 방해하는 요소에는 몸의 요구를 적시에 듣고 반응하는 능력에 방해가 되는 모든 것이 해당하는데, 산만함, 생각, 규칙 등이 있다.

기술의 발전 덕분에 사람들은 하루 24시간 내내 삶이 '켜진' 상태로 생활한다. 우리는 너무 많은 프로젝트와 지켜야 할 의무를 헤쳐 나가며 정신없이 살아간다. 만일 만성 수면 부족을 겪고 있다면(스트레스 때문이든 소셜 미디어에 정신이 팔려 수면 부족 상태가 된 것이든), 배고픔이나 배부름 신호를 인지하는 능력에 부정적인 영향을 미치는 것이 당연하다. 소중한 시간과 에너지를 보호할 수 있는 경계가 없는 한, 감정적으로나 육체적으로 지칠 대로 지치고 고갈된 자신을 발견할 수밖에 없다.

대중적인 믿음과는 달리, 자기 돌봄은 단순히 마사지를 받고 거품 목욕을 하는 것만이 전부가 아니다. 물론 그러한 활동들 역시 분명 자기 돌봄의 한 형태로 여길 수 있다. 우리가 말하는 자기 돌봄이란 일상생활에서 기본적인 신체적·정서적 요구에 주의를 기울이는 것으로, 여기에는 자기 돌봄을 촉진하기 위해 일상생활, 사람들과의 관계, 주변 환경을 조성하는 일이 포함된다. Cook-Cottone 2015 다시 말해 충분한 수면을 취하고 정서적·신체적 욕구 및 대인관계와 심리적 욕구를 관리하는 등 광범위한 활동도 포함된다. 이런 활동을 사치나 이기적인 태도로 봐서는 안 된다. 미국 심리학회 American Psychological Association 에서는 자기 돌봄을 심리학자들이 받아야 할 필수 과정으로 포함했을 정도로 그 중요성을 인정했다. 심리학자들은 자기 돌봄을 통해 환자들을 도울 수 있을 만큼 정서적·심리적으로 안정적인 상태를 유지해야 하기 때문이다. Barnett et al. 2007

자기 돌봄 점검하기

이번 장에서는 다양한 자기 돌봄 활동과 몸에 귀기울이기를 방해하는 요소를 살펴보고 있다. 옆에 있는 자기 돌봄 평가표에서 당신에게 해당하는 항목을 표시해보자. 각 카테고리는 자기 돌봄에 도움이 되는 긍정적인 행동과 욕구 관리를 방해하는 교란 요소를 함께 배치했다. 표에 모든 요소가 포함된 것은 아니라는 점을 명심하자.

◀ 자기 돌봄 평가표 ▶

	신체적 측면	정서적 / 심리적 측면	관계적 측면
긍정적인 행동	☐ 잠에서 깨어났을 때 휴식과 회복을 느낄 수 있을 만큼 충분한 수면을 취한다. ☐ 병원 정기 검진과 치과 검진을 주기적으로 받는다. ☐ 아플 때 회사나 학교를 쉰다. ☐ 좋아하고 편안함을 느끼는 옷을 입는다. ☐ 휴가를 간다. ☐ 일주일에 적어도 다섯 번은 좋아하는 신체 활동을 한다. ☐ 기타	☐ 자기반성의 시간을 갖는다. ☐ 비판 없이 자기 생각을 인식한다. ☐ 비판 없이 자기 감정을 인식한다. ☐ 일기를 쓴다. ☐ 스스로를 위로하는 활동이나 장소를 파악하고 찾아낸다. ☐ 휴식 시간을 마련한다. ☐ 노는 시간을 마련한다. ☐ 당신을 즐겁게 하는 일을 찾는다. ☐ 직장이나 학교 밖에서 즐기는 취미와 관심사가 있다. ☐ 당신을 비롯한 다른 사람들에게 동정심을 갖는다. ☐ 필요할 때 적절한 치료를 받는다. ☐ 기타	☐ 함께 있으면 즐겁고 당신을 지지해주는 사람들과 시간을 보낸다. ☐ 화가 났거나 대화가 필요할 때 기꺼이 당신의 말을 들어줄 사람과 함께 한다(친구, 가족, 치료사, 성직자 등). ☐ 인생에서 중요한 사람들과 계속 연락한다. ☐ 가족과 함께 보낼 시간을 마련한다. ☐ 기타
몸에 귀기울기를 방해하는 요소	☐ 시간에 쫓기면 종종 끼니를 거른다. ☐ 하루에 두 시간 이상 텔레비전을 본다. ☐ 아프거나 다쳤을 때도 운동을 한다. ☐ (전자) 담배를 피운다. ☐ 오랜 시간을 공복 상태로 보낸다. ☐ 스트레스를 받으면 과식하거나 지나치게 소식한다. ☐ 식사를 할 때 텔레비전을 보거나 이메일을 확인하거나 책을 읽으면서 멀티태스킹을 한다. ☐ 때로 잠이 부족하다. ☐ 권장량 이상의 술을 마신다(하루에 한두 잔 이상 마신다). ☐ 기타	☐ 생산적이지 못하거나 중요한 일을 하지 않으면 죄책감을 느낀다. ☐ 휴식을 취하는 방법을 잘 모른다. ☐ 가혹하거나 비판적인 자기 대화를 한다. ☐ 감정을 느끼거나 우는 것을 허용하지 않는다. ☐ 스트레스 관리에 어려움을 겪는다. ☐ 자기 생각과 감정을 스스로 잠재운다. ☐ 자기 삶을 통제할 수 없는 것처럼 느낀다. ☐ 기타	☐ 당신의 문제로 친구나 가족들에게 부담을 주고 싶어 하지 않는다. ☐ 당신에게 문제가 생겼을 때 가족은 당신을 지지해주지 않는다. ☐ 사람들이 당신을 어떻게 생각하는지 걱정한다. ☐ 스트레스를 받으면 사람들을 멀리한다. ☐ 기타

◀ 자기 돌봄 평가표 ▶

	영적인 측면	한계 설정
긍정적인 행동	☐ 자연에서 시간을 보낸다. ☐ 성찰의 시간을 갖는다. ☐ 영적인 관계나 공동체를 찾거나 참여한다. ☐ 인생의 비물질적인 면을 알고 있다. ☐ 경외심의 경험을 추구한다. ☐ 명상 연습을 한다. ☐ 기도를 한다. ☐ 영감을 주는 글을 읽는다. ☐ 기타	☐ 직장이나 학교에서 적당한 휴식 시간을 갖는 것처럼 감당 가능한 일정을 유지한다. ☐ 컴퓨터, 스마트폰, 텔레비전을 포함한 전자 기기 사용을 중단하고 휴식을 취한다. ☐ 과도한 일정에 시달리면 추가 프로젝트나 업무를 거절한다. ☐ 가족과 친구들과의 관계에 한계를 설정한다. ☐ 자원봉사를 할 때 한계를 설정한다. ☐ 휴가 중에는 일을 하지 않는 등 업무에 한계를 설정한다. ☐ 일, 가족, 학교, 놀이, 관계, 휴식 사이의 균형을 위해 노력한다. ☐ 다른 사람들이 당신이 설정한 경계를 넘으려 하면 주저 없이 의견을 말한다. ☐ 기타
몸에 귀기울기를 방해하는 요소	☐ 주로 물질적인 것에 끌린다. ☐ 인생의 의미를 고찰하는 시간을 갖지 않는다. ☐ 항상 당신이 가진 것이 부족하다고 믿는다. ☐ 인생에서 감사하는 요소들을 고려하지 않는다. ☐ 삶에 목적이 있다고 생각하지 않는다. ☐ 기타	☐ 사람들의 부탁을 거절하기가 힘들다. ☐ 다른 사람들을 행복하게 해줘야 한다고 느낀다. ☐ 부탁을 거절하면 스스로가 이기적이라고 느낀다. ☐ 과도한 프로젝트와 업무를 떠안는 경향이 있다. ☐ 당신의 일정이나 사전 약속을 고려하지 않고 타인의 요청에 자동으로 승낙한다. ☐ 당신이 매우 바쁘다는 것에 자부심을 느낀다. ☐ 기타

자기 돌봄 평가표를 살펴봤다면 다음 질문에 답해보자.

1. 긍정적인 자기 돌봄 행동에서 어떤 경향을 발견했는가?

2. 자기 돌봄 행동에서 자신의 강점은 무엇인가?

3. 표에서 언급하지 않은 다른 자기 돌봄 영역이 있는가?

4. 어떤 종류의 자기 돌봄 영역에 더 많은 관심이 필요한가? 일관성을 요하는 영역은 어디인가?

5. 몸에 귀기울기를 방해하는 요소는 무엇인가?

자기 돌봄 개선하기

평가표에서 긍정적인 행동 부분을 살펴보고, 자기 돌봄을 개선하기 위해 꾸준히 실천하고자 하는 전략 한두 가지를 적어보자.

신체적 측면

예: 10시 30분 전에는 불을 끄고 잠을 자겠다. 지속적으로 충분한 수면을 취할 수 있도록 노력할 것이다.

_____

_____

_____

정서적 / 심리적 측면

예: 퇴근 후 집에 오면 30분 동안 휴식을 취하겠다.

_____

_____

_____

관계적 측면

예: 적어도 일주일에 한 번은 가까운 친구에게 전화로 연락하겠다.

_____

_____

_____

_____

영적 측면

예: 매일 아침 10분 동안 명상을 시작하겠다.

_____

_____

_____

한계 설정

예: 자녀의 학교에서 주관하는 봉사활동이 끝날 때까지 새로운 자원봉사 프로젝트를 정중히 거절하겠다.

_____

_____

몸에 귀기울이기를 방해하는 요소 줄이기

평가표에서 몸에 귀기울이기를 방해하는 요소를 살펴본 후, 꾸준히 실천하고자 하는 전략을 적어보자.

신체적 측면

예: 식사할 때 멀티태스킹을 한다. 적어도 하루에 한 끼는 산만한 환경을 정돈하고 식사에 집중하겠다.

정서적 / 심리적 측면

예: 휴식을 취하는 방법을 모른다. 적어도 일주일에 다섯 번은 직장이나 학교 수업과 무관한 재미있는 책을 읽으며 휴식을 취하겠다.

관계적 측면

예: 스트레스를 받으면 사람들을 멀리한다. 사교적인 사람이 되기 위해 적어도 일주일에 한 번은 사람들의 초대에 응하겠다.

영적 측면

예: 인생의 의미를 고찰하는 시간을 갖지 않는다. 매주 영감을 주는 기사를 하나씩 찾아 읽겠다.

한계 설정

예: 당신의 일정이나 사전 약속을 고려하지 않고 타인의 요청에 자동으로 승낙한다. '먼저 일정 확인이 필요하니 내일 다시 연락해서 도와줄 수 있는지 알려주겠다'와 같은 답변으로 요청에 대한 답변을 미루는 연습을 하겠다. 이 연습은 '예', '아니오' 로 대답하기 전에 신중히 생각할 기회를 줄 것이다.

생물학적 배고픔

생물학적 배고픔은 다양한 경로로 경험할 수 있으며, 몸의 각기 다른 부분에서 다른 감각으로 발현된다. 사람마다 느끼는 정도나 반응도 다르다. 배고픔을 경험하는 것에도 여러 질적인 측면이 있다. 예를 들어, 극심하게 배가 고프면 대체로 불쾌한 경험이지만 살짝 배고픈 정도는 편안하고 좋은 느낌인 경우가 많다.

배고픔 경험 살펴보기

최근에 심하게 배가 고팠던 때를 떠올려보자. 아마도 회사에서든 학교에서든 늦게까지 있어야 했고 점심 식사 후 8시간이 지나도록 저녁을 먹을 시간이 없었을 것이다.

그때 느낀 배고픔의 강도는 어땠는가? 배가 고팠던 경험의 질적인 측면은 기분 좋음, 불쾌함, 중립적인 감정 중 어디에 속했는가? 몸의 어느 부분에서 그 감정을 느꼈는가?

_____
_____
_____
_____

배고픔을 느끼면 우리 몸은 기분과 활력에서 변화를 일으키는 것부터 음식에 대한 끊임없는 생각을 일으키는 데까지 다양한 방법으로 우리의 관심을 끌려고 노력한다. 몸에 영양을 공급하는 시간이 늦어질수록 이러한 경험은 더욱 강도가 세진다. 더구나 스트레스로 인해 배고픔에 무감각해졌거나 배고픔을 느낄 기회가 없을 정도로 계속 먹었기 때문에 오랫동안 배고픔을 경험하지 못했다면 배고픔 신호를 알아차리는 일은 더 까다로울 수 있다. 몸이 보내는 메시지에 집중할수록 좀 더 세심하게 배고픔 신호를 듣고 경험할 수 있다.

모든 사람은 다르기에 배고픔을 경험하는 데 옳고 그른 방법은 없다는 점을 명심하자. 다음 목록은 배고픔 신호를 경험할 수 있는 몇 가지 예시다. 당신이 경험한 현상에 표시해보자.

☐ 위장: 배가 꼬르륵거리거나 뱃속이 허한 느낌, 약간의 통증 등 다양한 감각을 느낀다. 이것은 배고픔을 경험하는 가장 보편적인 방식이다.

☐ 목구멍과 식도: 무딘 통증, 약간 쥐어짜는 듯한 느낌을 받는다.

☐ 머리: 생각이 흐려지거나, 어지러움, 두통, 집중력 저하를 경험한다. 음식이나 먹는 것에 대한 생각이 많아진다.

☐ 기분: 짜증을 낸다. 짜증을 외부로 표현하지는 않더라도 공격성을 자제하기 위해 노력한다.

☐ 활력: 졸음이 올 정도로 상태가 시들시들해진다. 어떤 일을 하든지 둔감하고 무신경해지기도 한다.

☐ 무감각함: 전반적으로 무기력함을 느낀다.

배고픔 알아차리기

배고픔의 미묘한 신호를 알아차리기 위해서는 하루 동안 여러 번 확인해야 한다. 가장 편리한 방법은 0에서 10까지의 배고픔 발견 등급을 사용하는 것이다. 0은 고통스러울 정도로 극심한 배고픔이고 10은 극심한 배부름이다. 많은 연구자들은 배고픔과 배부름을 평가할 때 이 같은 등급을 사용한다. 이 방법은 시각적 아날로그 등급(visual analogue rating)으로 알려져 있다 이러한 등급은 병원에 입원해서 고통을 측정할 때도 사용된다. 배고픔과 마찬가지로 고통은 주관적인 감정이기 때문이다. 따라서 등급에 옳고 그른 숫자는 없다. 이 방법은 몸이 보내는 신호를 올바르게 듣고 배고픔 신호에 적응하도록 도와주는 것일 뿐이다. 다음 표에 0부터 10까지 나눠진 배고픔 등급에 대한 자세한 설명이 나와 있다.

◀ 배고픔 발견 등급 ▶

등급	배고픔과 배부름 감각에 대한 설명	감각의 전반적인 느낌		
		기분 좋음	불쾌함	중립
0	고통스러울 정도로 배고프다. 매우 극심하고 긴급한 원초적인 배고픔을 느낀다.		✓	
1	배가 고파 죽을 지경이고 신경질적인 상태가 된다. 음식을 갈망한다.		✓	
2	매우 배고프다. 푸짐한 식사나 간식을 기대한다.	✓		
3	배가 고프고 먹을 준비가 된 상태지만 긴급하지는 않다. 강도가 약한 배고픔이다.	✓		
4	아주 약간 배가 고프고 공복감이 느껴진다.			✓
5	중립 상태다. 배고프지도 않고 배부르지도 않다.			✓
6	약간 포만감을 느끼기 시작한다.			✓
7	편안한 정도로 포만감과 만족감을 느낀다.	✓		
8	약간 과하게 배가 부르다. 기분이 썩 좋지는 않지만 그다지 불쾌하게 느껴지지도 않는다.			✓
9	매우 과하게 배가 부르다. 바지 단추를 풀거나 벨트를 풀어야 할 정도로 불편하다.		✓	
10	고통스러울 정도로 배가 부르다. 극심한 과식이라 토할 것 같기도 하다.		✓	

위에 있는 배고픔과 배부름 감각을 설명한 글을 다시 읽어보고 나서 평소에 느끼는 배고픔 상태를 관찰하고 다음 질문에 답해보자(답을 잘 모르겠다고 해도 상관없다. 다음 연습에서 충분한 연습 기회를 얻을 수 있다).

1. 보통 어느 정도에서 배고픔 감각을 느끼는가? 0?, 2?
_____
_____

2. 배고픔을 해소하기 전에 느끼는 허기의 경험은 어느 감각에 가까운가? 기분이 좋은가, 불쾌한가, 중립적인가?
_____
_____
_____

배고픔 발견 등급 활용하기

배고픔 신호를 적시에 알아채고 반응하기 위해서는 반복적인 집중과 경험이 필요하다. 이 과정은 악기를 배우는 것과 다를 바 없다. 연습 없이는 실력이 늘지 않는다.

다음의 배고픔 발견 연습표를 사용하여 배고픔 수준, 배고픔이 주는 느낌, 식사나 간식으로 먹은 음식의 영향을 지속적으로 관찰하자. 식사와 식사 사이에 느끼는 배고픔 강도에 대한 패턴과 추세를 확인하려면 되도록 식사 시간을 정확하게 지키도록 해야 한다. 며칠 동안 이 과정을 추적해보자(필요하다면 배고픔 발견 연습표를 복사에서 사용해도 좋다).

우선, 식사나 간식을 먹기 전에 배고픔 등급을 가장 잘 반영하는 숫자에 표시한 뒤 시간을 기록하고 배고픔을 평가하자(배고픔과 배부름 발견 등급에 근거하여 원초적 배고픔인 0부터 극심한 배부름인 10 중에서 선택한다).

다음으로, 배고픔이 주는 느낌에 주목하자. 기분이 좋은지 불쾌한지 중립적인지 살펴보고 해당하는 란에 그 느낌을 자세히 적어보자.

◀ 배고픔 발견 연습표 ▶

시간	배고픔 등급 (0-10)	배고픔이 주는 느낌			먹은 음식	코멘트
		기분 좋음	불쾌함	중립		

며칠간 배고픔 발견 연습표를 완성한 후 다음 질문에 답한다.

1. 배고픔 등급에서 어떤 경향을 발견했는가?

_____

_____

_____

2. 나에게 적당한 배고픔 등급은 어디인가? 2? 3?

_____

_____

_____

3. 몇 시간 간격으로 식사를 해야 당신에게 가장 적합한가? 4~5시간마다? 혹은 2~3시간마다?

_____

_____

_____

4. 적은 양의 식사나 간식은 배고픔 빈도에 어떤 영향을 미쳤는가? 예를 들어, 배고픔 신호가 더 빨리 나타났는가? 하루 종일 먹는 것처럼 느끼지는 않았는가?

_____

_____

_____

배고픔을 제대로 느끼지 못하는 시기에 대한 대비

만성적으로 스트레스가 쌓였거나 질병을 앓고 있다면 배고픔 신호에 의지해 자신의 몸에 적절하게 영양을 공급하기 힘들다. 격렬한 훈련을 받는 운동선수도 마찬가지다. 격렬한 운동은 일시적으로 배고픔을 무디게 한다. 대개 이러한 일시적인 신체 조건하에서도 우리 몸은 여전히 영양소를 필요로 한다. 마치 자동차 계기판이 고장 나서 기름 탱크가 항상 가득 차 있다고 표시하는 것과 같다. 고장 난 계기판을 보면 기름이 가득 차 있는 것처럼 보이지만, 기름 탱크에 분명 기름을 채워야 하는 상황이다. 이성적인 판단은 계기판이 나타내는 숫자보다 중요하다. 기름이 떨어졌다는 사실을 인지했을 때 얼마나 갈 수 있을지 계산하고 제때 기름을 넣어야 한다.

배고픔 신호를 경험하지 못하는 상황에서도 마찬가지다. 몸에 적당한 영양소를 공급하려면 이성적인 판단이 필요하다(직관적 식사는 본능과 감정, 이성적인 사고의 역동적인 상호작용임을 떠올려보자). 이 과정은 자칫 몸에 주의를 집중하는 직관적 식사 원칙에 어긋나는 것처럼 보일 수도 있지만, 배고픔 신호를 정상적으로 처리할 수 없는 상황에서는 그렇지 않다. 이 또한 영양 공급이라는 형태로 드러나는 자기 돌봄의 한 유형이다.

이런 상황에서는 먹는 것에 대한 자기 돌봄 계획을 세우면 도움이 된다. 운동하는 날에는 하루 동안 몇 차례 자기 돌봄 식사를 계획하는 것을 의미하고 만성적으로 스트레스를 받고 있다면 며칠 또는 몇 주(또는 필요한 만큼) 동안 식단 계획을 세우는 것이다. 자기 돌봄을 위한 식단은 스트레스를 받을 때까지 기다리기보다는 기분이 좋은 상태일 때 미리 계획하는 것이 훨씬 더 좋다. 아래 일반적인 지침을 참고하자.

- 음식과 식사에는 체력을 정상적으로 유지할 수 있도록 충분한 에너지가 담겨 있어야 한다.
- 일반적으로 공복 상태가 4~5시간이 넘지 않는 것이 가장 좋다. (이 정도 시간 간격이면 이전 식사 때의 식사량이나 음식의 종류

에 따라 정도의 차이는 있지만 혈당을 정상 수준으로 유지할 수 있다.)

- 식단 계획은 당시의 활력 수준에 따라 준비하는 것이 좋다. 예를 들어, 체력이 바닥나 기진맥진한 상태라면 평소 요리하는 것을 좋아하더라도 손수 식사를 준비하기는 쉽지 않을 것이다.
- 효과를 보이는 일반적인 식사 패턴은 하루 세 끼의 식사와 간식을 챙겨 먹는 것이다(의무 사항이 아닌 제안이다).

영양 계획하기(영양 119)

배고픔 신호가 나타나지 않거나 먹고 싶은 욕구가 거의 없을 때를 대비해 먹을 수 있는 음식의 목록을 미리 만들어 두자. 즉, 자기 돌봄을 위한 '영양 119' 계획을 세우는 것이다. 이 계획은 엄격한 식단 계획이 아니며, 비상시 몸에 적절한 영양분을 공급하기 위한 최소한의 식사와 간식 목록을 만들어 두는 것이다.

- 준비하기 편하고(또는 먹기 간편하고), 입맛을 돋우고, 보통 몇 시간 동안은 몸의 에너지를 지속시킬 수 있는 메뉴를 적어보자.
- 극심한 스트레스를 받으면 정상적인 식사를 하는 것이 거의 불가능한 일처럼 느낄 수도 있다. 이런 상황에서는 하루 동안 평소보다 자주 적은 양의 식사(또는 가벼운 간식)를 하는 것이 나을 수도 있다. 몇 시간 동안 에너지를 유지해주는 간식이나 가벼운 식사 메뉴를 적어보자.

식사 아이디어	간식 아이디어

식사나 간식 아이디어를 떠올릴 때 필요에 따라 유연하게 식단을 조정하는 것이 중요하다. 식욕이 거의 없을 때 실제로 식단을 시험해보기 전까지는 아이디어의 효과를 알 수 없다. 하지만 계속 아이디어를 시험해보면 어떤 식사나 간식이 효과적인지 알게 될 것이다.

배고픔 신호와 생각 구분하기

때로는 머릿속의 생각이 몸에서 보내는 배고픔 신호의 직접적인 경험에 방해가 되기 때문에 먹어야 할지 말아야 할지에 대한 혼란이 일어나기도 한다. 다음 예시는 우리가 자주 듣는 보편적인 사례다. 오늘 아침 7시에 아침을 먹었다고 가정해보자. 그런데 한 시간 후인 8시에 뚜렷한 생물학적인 배고픔을 느낀다. 배 속에서 꾸르륵 소리가 나고 허기를 느낀다. 하지만 머릿속에서는 방금 아침을 먹었으니 배가 고플 리가 없다는 생각이 먼저 떠오른다. 그리고 배고픔 신호를 무시하고 점심때까지 기다리려고 노력한다. 아침을 먹고 난 뒤에 이렇게 빨리 배고픔을 느끼는 상황이 이해하기 어렵고 심지어 짜증날지도 모른다. 하지만 우리 몸이 단순히 더 많은 영양분을 요구하는 것에는 다음과 같은 다양한 이유가 있다.

- 전날 신체 활동량이 유난히 많았다.
- 전날 눈에 띄게 음식을 적게 먹었다.
- 7시에 먹은 아침은 사실 식사보다는 간식에 가까웠다.
- 단순히 오늘 더 배가 고플 뿐이다.
- 아침 일찍 운동을 해서 배고픔이 무뎌졌다. 그래서 아침을 충분히 먹지 않았다.
- 생리生理 등 신체적으로 다른 조건이 있어 평소보다 더 배가 고팠다.

적절하게 몸이 보내는 배고픔 신호를 존중하는 것은 때로 불편함과 혼란을 야기한다. 하지만 한 시간 전에 화장실에 다녀왔음에도 또 화장실에 가고 싶은 상황과 별반 다를 게 없다. 두 경우 모두 몸이 보내는 기본적인 생물학적 신호다. 유일한 차이는 화장실을 다시 가고 싶다고 해서 죄책감을 느끼거나 잘못된 행동을 한다고 생각하지는 않는다는 사실이다. 다소 귀찮을 뿐이지 도덕적인 문제와는 거리가 멀다.

생물학적 배고픔을 경험할 때마다 배고픔을 존중하고 적절한 영양분을 공급하는 것은 몸에 대한 신뢰를 구축하고 몸과의 연결을 촉진한다. 몸이 보내는 배고픔 신호를 올바르게 인지하고 존중할 때마다 혼란이 아닌 명확성을 얻게 될 것이다.

다음 실천 연습은 몸이 보내는 배고픔 신호와 머릿속 생각을 구분하고 몸을 돌보기 위해 필요한 요소를 명확히 파악하는 데 도움이 될 것이다. 각 항목을 읽은 뒤 생각, 신체 신호, 자기 돌봄 영역 중 가장 적합한 곳에 표시를 해보자. 일부 항목은 한 가지 이상의 영역에 속할 수도 있다.

- 생각은 의견 또는 판단을 나타낸다.
- 신체 신호는 몸이 직접 경험하거나 느끼는 것을 나타낸다.
- 자기 돌봄은 자신의 필요와 욕구를 돌보는 행동이지만, 이 과정에는 마음도 관여한다.

◀ 생각, 신체 신호, 자기 돌봄 기록표 ▶

설명	생각	신체 신호	자기 돌봄
1. 한 시간 전에 아침을 먹었으니 지금 배가 고플 리 없다.			
2. 오늘 체육관에서 운동을 했으니 이 음식을 먹을 자격이 있다.			
3. 속이 허전해서 집중이 잘되지 않으니 뭐라도 먹어야겠다.			
4. 아침을 걸렀으니 하루 종일 더 배고픔을 느끼지 않을 것이다.			
5. 배고픔 신호를 존중하기 위해 이 간식을 먹으면 불필요한 칼로리를 섭취하게 될 것이므로 두렵다.			
6. 오늘은 운동을 안 했는데도 너무 많은 칼로리를 섭취했다. 칼로리를 과하게 섭취했지만 하루 종일 배가 고파서 밥을 먹고 말았다.			
7. 대략 6시간 전에 아침 식사를 한 뒤 아무것도 먹지 않았다. 배는 고프지 않지만 뭐라도 먹어야겠다.			
8. 부모님 댁에서 저녁을 먹기로 했는데 언제 도착할지 모르겠다. 장거리 운전이 될 테니 가는 길에 먹을 간식을 싸가야겠다.			
9. 오늘 있을 발표 때문에 불안하고, 입이 마르고, 속이 메스껍다. 아침을 걸러야겠다.			
10. 오늘 저녁은 별로 배가 고프지 않다. 저녁은 가볍지만 맛있는 메뉴로 골라야겠다.			

◀ 생각, 신체 신호, 자기 돌봄 기록표 답변과 설명 ▶

설명	생각	신체 신호	자기 돌봄
1. 한 시간 전에 아침을 먹었으니 지금 배가 고플 리 없다. 　　생각이다. 육체적으로 몸은 무엇을 경험하고 있는가?	✓		
2. 오늘 체육관에서 운동을 했으니 이 음식을 먹을 자격이 있다. 　　생각이다. 이 생각은 보상이나 자격을 반영한다.	✓		
3. 속이 허전해서 집중이 잘되지 않으니 뭐라도 먹어야겠다. 　　몸이 얻은 경험이자 식사의 필요성을 반영하는 개인의 생각과 평가다. 자기 돌봄의 일부이기도 하다.	✓		✓
4. 아침을 걸렀으니 하루 종일 더 배고픔을 느끼지 않을 것이다. 　　생각이다. 다이어트 사고방식을 반영한다.	✓		
5. 배고픔 신호를 존중하기 위해 이 간식을 먹으면 불필요한 칼로리를 섭취하게 될 것이므로 두렵다. 　　생각이다. 다이어트 사고방식을 반영한다.	✓		
6. 오늘은 운동을 건너뛰었음에도 너무 많은 칼로리를 섭취했다. 칼로리를 과하게 섭취했지만 하루 종일 배가 고파서 밥을 먹고 말았다. 　　다이어트 사고방식을 반영한 생각이다. 하지만 몸의 직접적인 경험은 배고픔 신호를 존중했다. 개인의 판단을 따르지 않고 배고픔을 존중하는 상황의 좋은 예다. 다이어트 사고방식을 반영한 생각은 점점 희미해지는 경향을 보인다.	✓	✓	✓
7. 대략 6시간 전에 아침 식사를 한 뒤 아무것도 먹지 않았다. 배는 고프지 않지만, 뭐라도 먹어야겠다. 　　자기 돌봄은 생각에서 온다. 당신은 자기 돌봄에 대한 생각을 어떻게 구분할 수 있을까?	✓		✓
8. 부모님 댁에서 저녁을 먹기로 했는데 언제 도착할지 모르겠다. 장거리 운전이 될 테니 가는 길에 먹을 간식을 싸가야겠다. 　　자기 돌봄 생각이다.	✓		✓
9. 오늘 있을 발표 때문에 불안하고, 입이 마르고, 속이 메스껍다. 아침을 걸러야겠다. 　　이 감각은 불안과 관련된 신체의 직접적인 경험이다. 영양분을 필요로 하는 몸의 생물학적 욕구를 감추고 있다. 적합한 자기 돌봄 행동은 메스꺼움을 가라앉히는 음식을 먹는 것이다.		✓	
10. 오늘 저녁은 별로 배가 고프지 않다. 저녁은 가볍지만 맛있는 메뉴로 골라야겠다. 　　이 항목은 다소 모호하다. 이 문장은 신체의 직접적인 경험을 어떻게 반영하는가? 가벼운 음식을 먹을 계획을 세우는 것은 다이어트의 한 형태인가 아니면 자기 돌봄인가?			

생각해보기

1. 다이어트 사고방식과 나에게 도움이 되는 생각(즉, 자기 돌봄을 반영하는 생각)은 어떻게 구별할 수 있을까?

_____
_____
_____
_____

2. 신체 신호를 직접 경험하는 것과 비교할 때, 자신의 생각을 인지하는 것은 직관적 식사자가 되는 데 어떤 도움이 될까?

_____
_____
_____
_____

마무리

이제 당신은 배고픔을 인지하고 존중할 수 있는 기본적인 실천 지식을 갖게 되었다. 하지만 이론적인 지식과 실천은 명백히 다르다는 점을 명심하자. 배고픔 신호를 알아채고 적절하게 반응하는 과정을 끊임없이 실천하는 것이 중요하다. 어떤 이들은 배고픔 신호의 미묘함을 제대로 인식하는 데 몇 주가 걸릴 수도 있고, 또 어떤 이들은 몇 달이 걸릴지도 모른다. 모든 사람은 다르다. 직관적 식사의 원칙을 달성하기 위한 정확한 시간표나 마감일은 없다. 이 과정에서 인내심을 갖고 스스로에게 따뜻하고 친절해야 한다는 점을 기억하자.

다음 장에서는 음식과 화해하는 방법을 배워보자.

Chapter 03

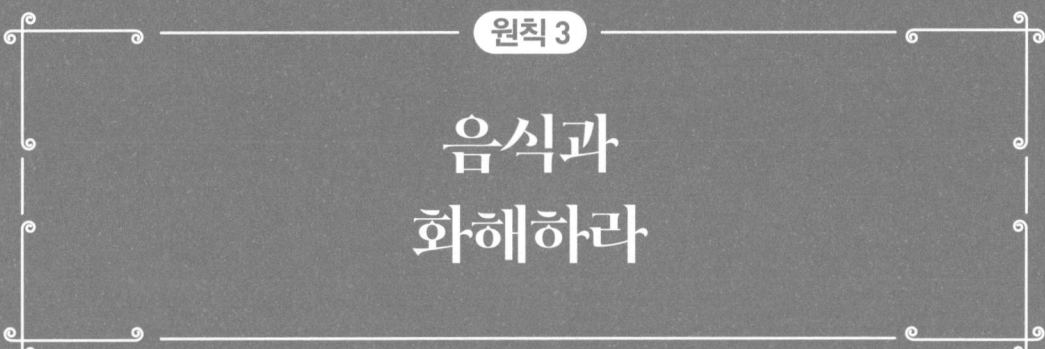

원칙 3

음식과 화해하라

휴전이라고 부르자. 음식과의 전쟁은 이제 그만! 스스로에게 먹어도 된다고 무조건 허락해준다. 어떤 음식을 먹으면 안 된다고 생각하면 박탈감이 심해져서 통제 불가능한 음식 갈망과 폭식이 일어날 수 있다. 금지된 음식에 굴복하는 순간 매우 격렬한 상태에서 먹게 되므로 '최후의 만찬' 폭식과 죄책감으로 이어진다.

자신의 몸에 전쟁을 선포하거나 음식을 조절하고 제한하는 방식으로는 음식과 화해할 수 없다. 특정 음식을 금지하는 것은 역설적으로 과식을 유발하는 반발 섭식을 불러온다. 생물학적 결핍(배고픔)이 어떻게 과식으로 이어지는지는 이미 알고 있을 것이다. 여기에는 박탈감이라는 심리적 영향도 강하게 작용한다. 박탈감은 음식에 대한 강박을 부채질하여 결국 과식과 자기 몸과의 단절을 초래한다.

음식과 화해하는 일은 직관적 식사의 중요한 구성 요소다. 그린 젤리빈을 먹든 브로콜리를 먹든 수치심을 갖거나 비판하지 않고 즉, 감정과 상관없이 음식을 선택하고 배고픔과 배부름 수준에 따라 원하는 음식을 먹는 과정을 거쳐야 음식과 화해할 수 있다. 당신의 존엄성은 어떤 음식을 선택하는지와는 상관이 없다. 먹는 음식으로 사람을 좋고 나쁘다고 판단할 수는 없는 법이다!

좋아하는 음식을 먹을 수 있도록 진정으로 허락하면 자기 몸으로 들어오는 음식의 맛을 음미할 수 있고 음식의 효과도 경험할 수 있다. 지금이 아니면 먹을 수 없다고 느끼는 과식의 위협도 사라진다. 더 이상 음식에 대한 박탈감을 느끼지 않을 때 스스로 질문을 던질 수 있는 여유가 생긴다. 정말 이 음식의 맛을 좋아하는가? 이 음식의 느낌이 만족스러운가? 다시 이 음식을 먹어도 같은 기분을 느낄까? 내가 다시 같은 방식으로 이 음식을 선택할까? 이런 질문을 해보면 음식을 먹는 마지막 기회도 아닌데 굳이 불쾌하거나 만족스럽지 않은 방식으로 음식을 먹을 필요가 있을까라는 생각이 든다. 또다시 새로운 다이어트를 시도할 때마다 금지하는 음식의 목록이 늘어나서 생기는 박탈감을 잠재우기 위해서도 무조건적인 음식 허락이 필요하다.

궁극적으로, 음식과 화해하라는 원칙은 정서적 건강에 무게를 두도록 하면서 먹을 때 도덕적 감정을 사라지게 하고 음식 선택의 폭을 넓게 하는 일에 대한 것이다.

이번 장에서는 음식과 화해하는 데 필요한 과학적 심리학적 뒷받침 자료를 간략히 살펴보고, 음식을 무조건 허락한다는 말이 진정으로 어떤 의미를 갖는지 살펴보자. 이번 장의 실천 연습은 다음 사항에 도움을 줄 것이다.

- 어떤 음식과도 화해할 수 있는 준비 상태에 대해 살펴본다.
- 음식과 화해하기 위한 안전한 환경을 만드는 방법을 배운다.
- 실험을 위해 특정 음식을 선택하는 방법을 연습한다.
- 식사 경험을 평가하고 확인하는 방법을 배운다.

무조건적인 허락이 중요한 이유

우리는 좋아하거나 필요로 하는 것을 박탈당하면 그 대상을 갈망하기 시작한다. 며칠 동안 캠핑을 하고 난 뒤 샤워에 갈망하든 외국을 여행하며 신선한 과일과 야채에 갈망하든 마찬가지다. 다이어트를 하는 사람들에게 박탈감의 영향은 생각보다 훨씬 강력하다.

만성 다이어터는 식사를 통제하기 위해 허기, 포만감, 만족감을 경험하는 것에는 신경 쓰지 않고 엄격한 식단 규칙을 준수한다. 결과적으로, 만성 다이어터는 머리로만 생각하는 것이다. 이런 과정이 반복되면 내부감각 수용인식(신체 내부의 느낌을 지각하는 능력)은 자연스럽게 약화된다. 규칙대로 먹는 행동은 무언가 잘못되기 전까지는 정상적으로 작동하는 것처럼 보인다. 여기서 무언가 잘못된다는 것은 어떤 사건, 감정, 생각, 갈망, 또는 단순한 배고픔 때문에 성스러운 음식 규칙을 위반하게 되는 것을 말한다. 잘못된 시간에 잘못된 음식을 한 입만 베어 물어도 모든 게 수포로 돌아간다. 식단 규칙은 거기에서 끝이다. 음식과 관련된 모든 억제와 구속은 깨지고 금지 음식의 축제가 이어진다. 그리고 내일이면 새로운 식단이 시작되고 금지 음식은 다시 한번 제한당하게 될 것이다. 그러니 먹을 수 있을 때 한 입이라도 더 먹으려 한다. 사실 이제 막 다이어트를 시작한 사람에게서도 이런 패턴은 흔하게 나타난다.

과식을 유발하는 음식 제한 요인과 모 아니면 도 식의 식사 패턴을 만드는 요인을 간략히 살펴보자.

섭식 억제 이론

섭식 억제 이론 Dietary Restraint Theory 은 다이어트를 하는 세심하고 까다로운 성향의 사람이 갑자기 다이어트를 중단하거나 음식 규칙을 어길 때 어떤 현상이 일어나는지 설명한다. 캐나다 연구원인 재닛 폴리비 Janet Polivy 와 C. 피터 허먼 C. Peter Herman 은 다이어터의 예측 가능한 식사 패턴을 관찰하여 섭식 억제 이론을 만들었다. 그들의 연구는 직관적 식사 모델에 중요한 영향을 미쳤다. Tribole and Resch 1995, 2012

에라 모르겠다 효과

다이어터는 먹는 것에 대한 성공이나 실패를 현재의 관점에서 평가하는 경향이 있다. 다이어트에 성공하려면 식단 규칙을 어기지 않고 어찌 됐든 하루를 견뎌내야 한다. 만약 오늘은 다이어트를 망쳐버린 날이라고 생각한다면 그 생각만으로도 배고픔이나 포만감 정도와는 관계없이 과식을 하기에 충분하다. 재닛과 피터는 이러한 절제-과식 주기를 '에라 모르겠다 효과WHAT-THE-HELL'라고 명명했다. Herman and Polivy 1984

식단을 어겼다는 인식

섭식을 억제하는 사람들은 식단 규칙 중 한 가지라도 어겼다고 생각하면 과식을 하기 쉽다. 많은 다이어터가 고칼로리 음식을 금지하는 규칙을 따른다. 따라서 연구원들은 다이어트를 하고 있는 참여자들에게 맛을 실험하는 연구라고 하면서 고칼로리 음식을 시식할 것이라고 알렸다(실제로는 아니었다). 실험 결과 식단을 어겼다는 단순한 인식이 과식을 유발하기에 충분한 요소라는 사실이 밝혀졌다. Urbszat, Herman and Polivy 2002

음식 제한에 대한 예상

초콜릿 애호가들을 대상으로 한 연구에 따르면, 3주간 초콜릿 섭취를 제한한다고 했더니 제한 전보다 초콜릿 섭취량이 급격히 증가한 것으로 나타났다. Keeler, Mattes, and Tan 2015 많은 다이어터는 새로운 다이어트를 시작할 것이라는 예상만으로도 과식을 한다. 바로 작별을 위한 음식 축제를 여는 것이다.

결과적으로, 섭식을 억제하는 사람이라고 해서 전반적으로 음식을 적게 먹는 것은 아니다. 음식 섭취와 관련된 죄책감의 정도는 실제로 섭취한 음식보다는 섭식 억제 점수(섭식을 억제하는 정도)가 더 잘 나타내주었다. de Witt Huberts, Evers, and de Ridder 2013

사고 억제의 역설

수많은 연구 결과에서 사고 억제thought suppression의 비효율을 증명했다. 사고 억제는 역효과를 낳을 뿐만 아니라 우리가 피하고자 했던 바로 그 마음 상태를 견고히 한다. Wenzlaff and Wegner 2000

만일 누군가 절대 백곰을 떠올리지 말라고 한다면 어떨까? 이는 사고 억제의 한 예다. 한번 시도해보자. 잠시 눈을 감고 절대 백곰을 생각하지 말자. 머릿속에 어떤 장면이 떠오르는가?

이와 유사한 또 다른 연구에서는 사람들에게 백곰을 생각하지 말라고 지시하는 동시에 의식의 흐름대로 머릿속의 생각을 말하도록 요청했다.Wegner et al. 1987 이 지시는 곧바로 반대 효과를 유발했고 '곰'이라는 단어는 적어도 1분에 한 번씩 언급되었다! 게다가 백곰을 생각하지 말라고 지시받은 그룹은 백곰을 생각하라고 지시받은 대조 그룹보다 하얀 털로 덮인 북극 포유류에 대해 훨씬 더 많이 생각했다. 연구에 따르면 음식과 관련된 생각을 억제하려는 노력은 음식에 대한 생각을 증가시킬 뿐만 아니라 섭식 행동도 증가시킬 수 있다는 결과가 나왔다.Barnes and Tantleff-Dunn 2010

금단의 열매 증상

'빨간색은 먹지 마라'와 같은 음식에 대한 금지는 다이어트를 하지 않는 사람들에게도 영향을 미친다. 한 연구에서 연구원들은 실험에 참여한 아이들에게 빨간색 M&M 사탕은 먹을 수 없지만, 노란색 M&M 사탕은 얼마든지 먹을 수 있다고 말했다(같은 사탕이지만 색깔만 다르다). 과연 어떤 사탕이 가장 많은 관심을 받고 빨리 없어졌을까? 물론 빨간색이다.Jansen, Mulkens, and Jansen 2007 비슷한 연구에서는 아이들에게 과일이나 단 음식을 금지했을 때 두 음식의 소비가 가장 먼저 증가한다는 사실을 발견했다.Jansen et al. 2008

어린이를 대상으로 하는 많은 연구에서 부모가 자녀의 식사를 더 많이 제한할수록 반발 효과를 일으켜 아이는 금지된 음식을 더 많이 먹게 되고 자신의 몸과 더 많이 단절되는 것으로 나타났다. 결국 배가 고프지 않은 상태에서도 음식을 먹고 과식하는 현상이 나타났다. 특히 여자아이인 경우 감정적 섭식emotional eating 의 위험성이 높아지고 BMI가 올라갈 가능성이 더 높았다.Galloway, Farrow, and Martz 2010

음식과의 화해

금지하거나 제한한 음식의 영향을 명확하게 이해하는 데 도움을 얻기 위해 아래 표를 사용하여 현재 스스로 허락하지 않는 음식을 적어보자.

카테고리	음식		
곡물			
과일			
단 음식이나 디저트			
가공식품			
기름진 음식			
고칼로리 음식			
기타			

표를 다 작성했다면 마지막으로 금지 음식을 먹었던 때를 생각해보자.

- 금지 음식을 먹기로 했을 때 떠오른 생각과 자기의 행동을 묘사해본다.

_____
_____
_____

- 금지 음식을 먹는 동안 음식의 맛을 느끼고 몸에서 서서히 나오는 배부름의 느낌과 연결되어 있었는가? 아니면 먹는 동안 몸과의 연결이 단절되고 급하게 식사를 끝냈는가?

_____
_____
_____

- 금지 음식을 먹은 일은 당신에게 어떤 영향을 미쳤는가?
  - 그날이 끝날 때까지 나머지 식사에 영향을 주었는가?

_____
_____

  - 기분에 영향을 미쳤는가?

_____
_____

  - 스스로에 대하여 느끼는 감정에 영향을 주었는가?

_____
_____

지금까지 박탈과 섭식 억제의 강력한 영향에 대해 살펴보았다. 이제 이 요인들이 다이어트 이력에 미치는 영향을 살펴보자. 1장의 다이어트 이력표에서 나온 답변을 다시 살펴보면 도움이 될 것이다.

- 새로운 다이어트를 시작하거나 일상을 새롭게 하기 위해 얼마나 자주 음식과 작별을 고하기 위해 '최후의 만찬'을 드는가? 가끔? 자주? 이 의식을 설명해보자.

_____
_____

두려움 관찰하기

설득력 있는 연구 결과에도 불구하고 금지 음식을 먹는다는 생각은 여전히 위협적인 해결책처럼 느껴질 수 있다. 하지만 음식과 화해하는 것은 당신의 몸과 음식과의 관계를 개선하는 중요한 원칙이다. 특정 음식을 먹지 않겠다고 다짐했지만, 다이어트 규칙을 어기고 나서도 금지 음식을 계속 먹지 않을 수 있을까? 먹는 것은 여전히 두려움으로 남을 것이다. 특히 금지 음식이 주위에 넘쳐날 때 만성적인 불안감은 떠나지 않는다. 평화는 없다. 자유도 없다. 들이닥칠 수 있는 몇 가지 두려움에 대해 자세히 살펴보자.

금지 음식을 먹는 것에 대한 허락을 주저하게 하는 두려움 몇 가지를 살펴보겠다. 당신에게 해당하는 항목에 표시해보자.

- 만약 하루라도 다이어트 식단을 지키지 못했다는 생각이 들면 어떤 행동을 하는가? 과식, 남은 하루 동안 굶기, 그 밖에 다른 행동이 있는가?

- 다이어트나 식이 프로그램을 이제 막 끝냈다면 배고픔과 배부름을 나타내는 신체 감각과 연결되어 있을 가능성이 어느 정도인가? 설명해보자.

그렇다	항목
	• 한번 금지 음식을 먹기 시작하면 자제할 수 없을 것이다.
	• 이전에도 시도해봤지만, 소용이 없었다.
	• 건강하게 먹지 못할 것이다.
	• 금지 음식에 중독된 것 같다.
	• 음식에 관해서는 스스로를 믿지 않는다.
	• 친구나 가족들이 내가 선택한 음식을 비판할 것이다.
	• 살을 빼기 전에는 이런 음식을 먹을 자격이 없다.
	• 기타

각 항목과 답변을 살펴볼 때 중요한 점은 동정심 있는 관점을 유지하는 것이다. 이번 실천 연습은 발견과 배움에 관한 것이지 자신을 비판하기 위함이 아니라는 사실을 잊지 말자.

1. **특정 음식을 먹는 것을 자제할 수 없을 것이다.** 이 생각은 다이어터가 가진 보편적인 두려움으로 박탈감에 젖어 있으며 습관화가 부족하다는 점을 나타낸다. 습관화 경험이 없다면 초콜릿과 같은 음식은 여전히 흥미롭고 두려운 상태로 남아 있을 것이다. 음식과 화해하는 것은 습관화를 경험하는 과정이다. 내가 매우 좋아하는 음식이 다른 음식과 다를 바 없이 평범하다는 사실을 경험하지 않는다면 그 음식을 먹는 것을 주저하는 행동은 당연히 이해할 만하다. 음식이 더 이상 금지되어 있지 않다는 사실을 알게 되면 이전에 만족을 느꼈던 음식을 먹는다 해도 그 음식이 주는 즐거운 맛은 줄어들고 과식에 대한 육체적인 불편함이 또렷해진다는 사실을 발견하게 될 것이다. 좋아하는 음식이더라도 과식하는 일은 그만한 가치가 없다는 점을 알게 된다. 만약 매 끼니마다 금지 음식을 먹는다면 어떻게 될까? 매일 만족스러운 경험을 할 수 있을까?

_____

_____

_____

2. **이전에 금지 음식을 먹어봤지만, 효과가 없었다.** 겉으로는 금지 음식을 먹을 자유를 허락했을지 모르지만, 진심으로 원하는 음식을 먹을 수 있도록 무조건 허락했을까? 금지 음식을 먹을 수 있도록 허락했던 가장 최근의 기억을 되돌아보자. 그리고 그 경험을 떠올려본다. 금지 음식을 먹을 때 다른 조건을 내걸지는 않았는가?

_____

_____

_____

아마 대답하기 어려운 질문일 것이다. 아래 예시를 읽어보고 당신에게 해당되는 상황인지 살펴보자.

어쩌면 당신은 무조건적인 음식 섭취에 대해 가짜로 허락했을지도 모른다. 예를 들면, 먹는 양에 대한 조건을 거는 것이다. 자신의 몸무게가 적정 수준일 때에만 쿠키 한 개를 먹을 수 있다고 조건을 단다. 또는 금지 음식을 먹은 행위를 보상하기 위해 거래를 한 것일 수도 있다. 5마일을 달리거나 다음 식사 때 음식을 적게 먹으면 이 파이를 먹을 수 있다고 조건을 내걸지는 않았는가? 결국 보상 거래를 위해 식사에 조건을 단 것이다.

혹은 무엇이든 아무거나 먹는 자신을 발견했을지도 모른다. 이런 상황이라면 겉으로는 금지 음식을 먹고 있지만, 실제로는 무조건적인 허락이 아니다. 오히려 금지 음식에 대한 생각을 떨쳐버려야 한다고 생각해서 반응적으로 먹는 것일 뿐이다. 결국 이 행동의 목적은 다시 섭식에 대한 엄격한 규칙을 가지고, 통제력을 되찾으려는 의도다.

3. **건강에 좋은 음식은 먹지 않을 것이다.** 건강한 음식을 먹으면 기분이 좋다. 그러나 금지 음식을 먹을 기회가 지금이 아니면 없다고 생각하면 그 순간 건강에 대한 우선순위는 뒤로 밀리고 배가 고프지 않아도 금지 음식을 먹게 될 가능성이 높아진다. 금지 음식과 화해하게 되면 과식이나 먹는 것에 대한 불안감을 떨쳐버릴 수 있다. 쿠키를 먹을 수 있도록 허락했기 때문에 죄책감에 시달리지 않는다. 결과적으로, 금지했던 쿠키를 처음 맛보고 기대만큼 맛이 없다는 점(모양은 예쁘지만 맛은 없다는 점)을 알게 되어 다시 찾아 먹을 맛은 아니라고 생각하거나 맛있지만 한두 입만 먹어도 충분히 만족스럽다는 사실을 알게 될 것이다. 하지만 한 가지 명심할 사항이 있다. 당신이 직관적 식사에 익숙해지고 그 능력에 대한 자신감을 얻는 과정에서 영양가 있는 식사에 너무 급하게 집중해서는 안 된다는 점이다. 어쩌면 과거의 습관대로 영양소를 또 다른 형태의 다이어트 규칙으로 받아들일 가능성이 있다. 건강한 식사에 대한 초점은 잠시 미뤄두자. 우리는 직관적 식사자가 된 이후에 다시 영양에 집중하는 과정을 거칠 것이다.

음식과의 건강한 관계를 추구하는 일이 궁극적으로 어떻게 건강 상태를 증진시킬 수 있는지 고찰해보자(제한된 음식을 먹을 수 있도록 허락하는 것을 의미한다고 해도 마찬가지다).

_____

_____

_____

_____

_____

4. **금지 음식에 중독되었다.** 다이어트는 금지 음식을 더욱 유혹적으로 만들고 먹는 것을 멈추기 어렵게 한다. 음식에 대한 제약과 배고픔은 음식의 보상 가치를 높이지만, 이 현상은 중독이 아니라 박탈에 대한 보상 반응(반발 섭식)과 생존을 위한 생물학적 반응이다(이번 장의 말미에 소개하는 "음식에 중독되었다고 믿는다면 어떻게 될까?"를 참고하자). 먹는 것을 불편하게 여기거나 다소 위협적으로 느끼는 음식이 있는가? 그 음식들은 먹는 것을 '멈출 수 없는' 정도인가? 그런 음식이 있다면 아래에 적어보고 먼저 그 음식과 화해하는 방법을 생각해보자.

_____

_____

_____

_____

5. **음식에 관해서는 스스로를 믿지 않는다.** 다이어트는 자기 신뢰와 몸과의 연결을 약화시킨다는 점을 명심하자. 나를 계속 실패자로 만들고 음식 축제와 기근의 반복이라는 사고방식을 만든 것은 바로 다이어트다. 시간은 걸리겠지만 몸에 대한 신뢰는 다시 구축할 수 있다. 배고픔을 존중하고 기본적인 욕구를 돌볼 때마다 신뢰는 점차 쌓일 것이다. 반복된 다이어트에도 불구하고 우리 몸은 영양학적 트라우마에서 살아남았다. 몸속 세포를 제때 먹이고 보살피면 몸에 대한 신뢰는 되살아날 것이다. 이 과정은 꾸준함과 일관성이 필요하다.

삶에서 먹는 것이 문제가 되지 않았던 때가 있었는가? 다이어트를 시작하기 전 과거의 섭식 행동을 고찰해보자.

_____

_____

_____

_____

한편, 좋은 의도라고 해도 부모가 자녀의 먹는 음식을 세심하게 관찰하고 감시하는 일과 같이 너무 어린 나이부터 다이어트를 하게 만들면, 음식과 관련하여 스스로를 믿지 못하도록 하는 강력한 메시지를 내면화할지도 모른다. 이런 상황이라면 먹는 것에 대해 자신을 신뢰할 수 없다고 느끼는 것은 당연하다. 어쩌면 우리는 인생에서 처음으로 몸이 보내는 신호에 따라 제대로 먹고 반응하는 법을 배우고 있는 것일 수도 있다. 이런 경우라면 스스로에게 어떻게 따뜻하고 친절한 말을 건넬 수 있을까?

6. **친구나 가족들이 음식 선택을 비판할 것이다.** 어떤 음식이 자신을 만족시키는지, 생각과 감정, 경험은 무엇이고, 배고픔과 배부름 정도가 어떤지는 그 누구도 알 수 없다. 이것은 오직 자신만이 알 수 있는 고유한 정보다. 직관적 식사자가 되는 과정은 내적 여정이며 스스로의 노력이 가장 중요하다. 따라서 타인이 하는 어떤 선의의 말이나 비판도 이 과정에 영향을 미치지 못한다. 다른 이들이 직관적 식사자가 되는 과정을 이해할 필요는 없지만, 여정을 존중하는 것은 필요하다. 행동이나 관계에 한계를 설정하거나 친구와 가족들에게 협조를 요청하는 것도 도움이 된다. 만약 가족과 친구들이 내가 선택한 음식에 대해 걱정하며 지적한다면, 어떻게 반응할지 생각해보자.

7. **우선 살부터 빼야 한다.** 이 생각은 다이어트 사고방식을 반영한다. 체중 감량과 다이어트에 집착하는 것이 문제의 근원이라는 점을 기억하자. 직관적 식사는 음식, 마음, 몸과의 관계를 치유한다. 따라서 이 과정은 체중 감량을 가져올 수도 있고 그렇지 않을 수도 있다. 체중 감량에만 집중하는 것은 문제를 확대시킬 뿐이지 별 도움이 되지 않는다. 직관적 식사자가 되는 데 초점을 맞추기 위해 자신에게 할 수 있는 말을 생각해보자.

음식에 중독되었다고 믿는다면 어떻게 될까?

우리는 정말 음식에 중독될 수 있을까? 이 질문은 마치 인간이 호흡에 중독될 수 있는지 묻는 것과 비슷하다. 식사와 호흡은 모두 인간의 생존에 필수다. 그러나 호흡과는 달리 음식 중독은 현실에서 일어날 수 있는 문제라는 통념이 팽배하다. 사실 음식 중독이라는 개념은 다이어트처럼 과식을 불러일으키는 원인을 파악하는 일에 걸림돌이 될 수 있다. Long, Blundell, and Finlayson 2015 음식을 거부하기 힘들고 먹을 수밖에 없는 이유는 중독 말고도 많다.

음식은 보상의 성격을 가진다. 음식은 인간의 생존을 위해 필수다. 이 때문에 의료 시술을 위해 다이어트를 하거나 단식을 했다면, 자연스럽게 음식에 대한 더 많은 생각과 갈망을 갖게 된다. 단식을 하면 우리 뇌는 기분이 좋아지는 신경호르몬인 도파민 발생을 증가시키기 때문이다. 다이어트를 하는 10대들의 뇌 이미지 연구에 따르면, 극심하고 장기적인 칼로리 결핍은 특히 칼로리가 풍부하고 맛있는 음식이 주는 보상 가치를 증가시킨다는 점을 보여주었다. Stice, Burger, and Yokum 2013

단식은 '설탕에 중독된' 쥐를 만든다. 프린스턴 대학에서 실행한 주요한 연구가 음식 중독의 개념에 대한 세간의 관심을 불러일으켰다. 연구원은 쥐를 대상으로 12시간 동안 음식을 먹지 못하게 한 뒤 설탕을 과도하게 섭취하도록 유도했다. 그리고 이후 12시간 동안은 설탕과 먹이를 섭취할 수 있도록 했다. 이 실험에서 거의 알려진 바 없는 매우 중요한 세부사항을 보여준다. '중독' 효과를 얻을 수 있었던 유일한 방법은 12시간 동안 쥐를 굶기는 것이었다. 또 다른 그룹의 쥐에게도 동일한 식이 조건(먹이와 설탕)을 제공했지만, 이 그룹의 쥐에게는 단식 기간이 없었고 먹이에 항상 접근이 가능했다는 점이 다르다. 단식을 하지 않은 쥐는 설탕을 폭식하지 않았다. Carr 2011 이 연구의 주제는 '음식 제한이 설탕 중독을 유발한다'였어야 했다.

누군가가 '음식 중독'이라는 용어를 사용한다고 해서 그것이 사실이라는 것을 의미하지는 않는다. 예일대학 음식 중독 설문지 YFAS, Yale Food Addiction Questionnaire 를 예로 들어보자. 세계적으로 존경받는 대학에서 만든 평가 도구이니 음식 중독은 존재한다는 증거가 되지 않을까? 그렇지 않다. 롱, 블런델, 핀레이슨Long, Blundell, Finlayson, 2015은 이 설문지를 다음과 같은 순환 논쟁, 즉 논리적 오류라고 비판했다.

Q: 왜 이 사람은 음식 중독자인가?
A: YFAS에서 높은 점수를 받았기 때문이다.
Q: 왜 이 사람은 YFAS에서 높은 점수를 받았는가?
A: 이 사람은 음식 중독자이기 때문이다.

YFAS를 자세히 살펴보면 설문 문항들은 실제로 음식 제한과 다이어트의 결과를 반영하고 있다. 설문지가 만들어지고 검증하던 시기에 연구원들이 간과한 사실은 다이어트라는 조건을 통제하지 않은 것이다. 다이어트는 설문에서 커다란 교란 요인으로 작용한다.Gearhardt, Corbin, and Brownell 2009 사실, 음식 중독에 대한 연구에서는 대개 개인의 다이어트 이력을 통제하지 못하기 때문이다.

음식 중독이 아닌 학습된 훈련이다. 영화관에서 팝콘을 먹거나 야구 경기장에서 땅콩을 먹는 것은 학습된 훈련의 일반적인 사례다. 파블로프Pavlov 박사는 개에게 종소리를 들려주고 침을 흘리도록 만들었다. 종을 울릴 때마다 개에게 음식을 제공함으로써 이러한 결과를 끌어냈다. 반복된 노출을 통해 종소리를 듣는 것만으로도 개는 침을 흘렸다. 그러나 이 연구에는 세간에 잘 알려지지 않은 중요한 후속 조치가 있었다. 이후 파블로프는 반복적으로 종을 울렸지만 개에게 음식을 주지 않는 방법으로 개의 조건반사 행동을 조절했다. 그 결과 개는 종소리와 음식 제공을 분리했다. 더 이상 음식을 기대하고 침을 흘리는 일은 없었다.

마지막으로, 음식을 통제하기 어려운 사람들이 치료의 일환으로 금지 음식을 먹었을 때 그들의 폭식 습관은 눈에 띄게 줄어들었다.Kristeller and Wolever 2011 음식 중독 이론에 따르면 반대의 결과가 나왔을 것이다.

음식과 화해할 준비하기

다음 항목의 목적은 새로운 음식을 경험하고 도전할 준비가 되어 있는지 평가하는 데 도움을 주기 위함이다. 제시한 질문은 합격이나 불합격을 판단하는 잣대가 아님을 명심하자. 질문은 새로운 음식을 경험할 준비가 되어 있다는 사실을 깨닫게 하는 역할을 할 것이다.

예	아니오	
		1. 차분하고 산만하지 않은 환경에서 음식을 먹는다.
		2. 극심하게 배가 고프거나 스트레스를 받거나 피곤한 상황 등 주요하게 취약한 점을 알아챌 수 있다.
		3. 극심한 배고픔부터 편안하고 기분 좋은 배고픔에 이르기까지 배고픔에 대한 생물학적 신호를 구별할 수 있다.
		4. 가벼운 배부름부터 극심한 배부름까지 배부름에 대한 생물학적 신호를 구별할 수 있다.
		5. 죄책감에서 비롯된 불편한 감각과 지나치게 배부른 느낌에서 비롯된 불편한 감각을 구분할 수 있다.
		6. 음식에 의지하지 않고 감정에 대처할 수 있다.
		7. 식사를 할 만큼 배가 고픈지 간단한 간식이면 충분한지 구별할 수 있다.
		8. 식사에서 기분 좋은 만족감을 느낄 수 있다.
		9. 식사를 거르거나 운동을 더 많이 해서 보상을 하지 않아도 배부름에서 오는 불편한 감각을 견딜 수 있다.
		10. 내가 선택하는 음식은 다른 사람의 의견에 영향을 받지 않는다.

ⓒ에블린 트리볼리 / 뉴 해빈저 출판사

위 표에서 제시한 대부분의 항목에 '예'라고 대답했다면 음식과 화해할 준비가 되었음을 뜻한다. 물론 긍정적인 답변이 많았더라도 여전히 음식과 화해할 준비가 되지 않았을 수도 있지만 크게 신경 쓸 일은 아니다. 위 항목 중 일부는 이후에 다루게 될 직관적 식사 원칙을 반영한다. 따라서 지금 준비가 덜 되었다고 느껴도 이상할 게 없다. 이 실천 워크북의 본 교재 격인 《다이어트 말고 직관적 식사》를 아직 읽어보지 않았다면, 직관적 식사 원칙을 올바르게 이해하고 준비하기 위해 책을 읽어볼 것을 추천한다. 이어지는 장의 실천 연습과 책의 내용이 어떻게 연결되어 있는지 살펴보는 기회가 될 것이다.

만일 대부분의 항목에 '아니오'라고 대답했다면(혹은 아직 진행할 준비가 되지 않았다고 생각하면) 자신에게 알맞은 속도로 진행하는 것이 우선이다. 예를 들어, 내가 감정적인 섭식을 한다고 느끼면 먼저 그 문제의 해답을 찾고 싶을 것이다. 그렇다면 7장 '음식을 이용하지 않고 감정에 대처하라'를 참고한다. 만일 자기 돌봄에 어려움을 겪고 있는 경우라면 2장 '배고픔을 존중하라'를 다시 살펴볼 수 있다. 기초를 탄탄히 다지려면 생각보다 시간이 많이 걸릴지도 모른다. 꾸준히 연습하면 필요한 기술을 얻을 수 있을 것이다.

직관적 식사의 원칙은 나열한 순서로 완성하지 않아도 된다. 어떤 독자는 일부 원칙을 더 수월하게 느낄 수도 있고, 또 다른 독자는 특정 장을 더 신중하게 검토해야 한다고 느낄 수도 있다. 중요한 것은 자신이 처한 상황에 적합하게 원칙을 적용하는 것이다. 이 책을 다 읽은 후에도 여전히 도움이 필요하다고 느끼면 직관적 식사를 전문으로 하는 건강 관리 전문가가 있다는 점을 참고하라(책의 끝부분에 직관적 식사 정보란을 참고하기 바란다).

습관화하기

무조건적으로 음식을 허락하는 목적은 특정 음식에 모든 에너지를 소진해 다시는 그 음식을 먹고 싶지 않게 하기 위함이 아니다 (이것은 사실상 박탈의 한 형태다). 진짜 목적은 습관화를 통해 금단의 열매 증상에서 비롯된 흥분과 새로움을 없애는 것이다. 음식과 화해하는 것은 일종의 노출 요법의 한 형태로서, 이 방법은 (음식에 대한) 두려움에 체계적으로 맞서 음식이 가진 위험에 대한 잘못된 믿음에 반박하는 과정이다. Harned et al. 2014

습관화 효과

금지 음식은 다이어터에게 항상 새롭고 흥미롭다. 금지 음식은 습관화 효과 habituation effect 의 영향을 받지 않기 때문이다. 습관화는 자동차든 사람들과의 관계든 음식이든 같은 자극에 반복적으로 노출될 때 나타나는 현상이다. 즉, 새로움이 서서히 사라지기 시작하는 현상이다. 예를 들어, 사랑하는 이에게 난생 처음으로 의미심장한 속삭임인 "사랑해"란 말을 처음 들었다면 몹시 황홀한 기분이었을 것이다. 그러나 10년 동안 같은 사람에게 사랑한다는 말을 듣는 것은 어떨까? 물론 여전히 사랑스럽기는 하지만 처음만큼 새롭고 흥미진진하지는 않을 것이다.

음식을 예로 들면, 자신이 가장 좋아하는 음식일지라도 먹는 동안 점점 덜 매력적이 되는 것은 습관화 효과 때문이다. 같은 음식을 많이 먹으면 먹을수록 유혹은 줄어든다. 단지 음식일 뿐인 것이다. 물론 여전히 맛은 좋지만 별로 대단하지는 않다. 여러 연구 단체에서 피자, 초콜릿, 감자칩을 비롯한 다양한 음식으로 습관화 효과를 입증했다. Epstein et al. 2009

습관화 효과의 걸림돌, 다이어트와 산만함

만성 다이어터의 문제는 금지 음식 규칙이 습관화 효과를 막는다는 점이다. 다이어트 식단에는 악순환이 뒤따른다. 다이어트는 음식을 제한하는 것으로 시작되지만 규칙이 깨지면 금지 음식을 먹게 된다. 이는 죄책감을 일으키고 금지 음식에 대한 통제력을 잃게 만든다. 죄책감과 더불어 통제력을 잃은 식습관 때문에 먹는 것을 억제하기 위해서는 더 많은 규칙이 필요하다는 잘못된 오해가 생긴다. 바로 또 다른 다이어트를 시도하는 것이다.〈그림 3.1〉참조 습관화와 음식 제한의 영향이 금단의 열매 현상과 결합하여 금지 음식을 과식하게 하는 최악의 조건을 만들어 낸다. 점점 더 많은 연구 기관에서 다이어트를 할수록 폭식할 가능성이 높아진다는 연구 결과를 보여주고 있다는 사실은 더 이상 놀랄 일이 아니다. Holmes et al. 2014

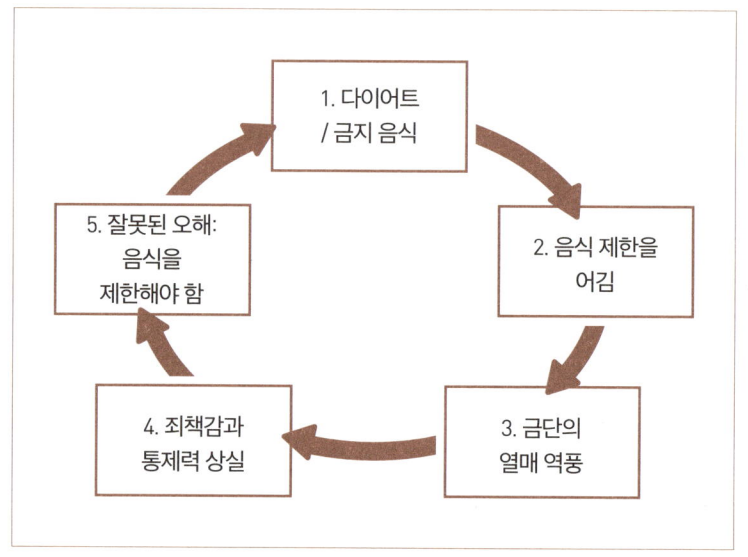

<그림 3.1> 다이어트는 습관화 효과를 보는 데 걸림돌이 된다

습관화 효과를 막는 또 다른 두 가지 주요 요인은 산만함과 스트레스다. 산만함과 스트레스는 다이어트를 하는 사람에게 이중의 골칫거리다. 다이어트 자체가 스트레스 호르몬인 코티솔을 더 많이 생성하도록 자극하기 때문에 스트레스 반응을 증가시킨다. Tomiyama et al. 2010 또한 산만한 상태에서 음식을 먹는 것은 특정 음식을 먹을 때 얻는 만족감의 질 때문에 습관화를 막는다. Robinson et al. 2013 결국 만족을 느끼기 위해서는 더 많은 음식이 필요하다. 되도록 산만하지 않은 환경에서 먹는 것이 중요한 또 다른 이유다.

체계적 습관화

음식과 화해하는 방법은 여러 가지가 있다. 하지만 우리가 습관화 연구에서 배운 내용을 활용한다면 더 순조로울 것이다. 예를 들어, 우리는 새로움, 다양함, 산만함이 습관화 과정을 지연시킨다는 점을 알고 있다. 그래서 음식을 먹을 때 산만한 환경을 피하고 한 가지 종류나 맛으로 음식을 고르면 도움이 된다. 예를 들어, 아이스크림과 화해하고 싶다면 다양한 맛을 고르는 게 아니라 한 가지 맛을 선택하는 것이 가장 좋다. 맛이나 브랜드를 바꾸면 새로움을 느끼는 기간이 늘어난다. 같은 종류의 음식이라도 맛이 다르면 새롭게 시작하는 것이나 다름없다.

같은 음식뿐만 아니라 다른 금지 음식으로도 이 과정을 여러 번 반복해보자. 이 과정은 누군가를 이기기 위한 시합이 아니며 나에게 알맞은 편안한 속도로 진행하는 것이 중요하다. 금지 음식을 모두 시험해 볼 필요는 없으니 안심하자. 아마 금지 음식 몇 가지만 시도해봐도 조금씩 변화가 찾아올 것이다. 그 변화는 바로 내가 좋아한다면 어떤 음식이라도 먹을 수 있다는 사실을 진정으로 받아들이는 것이다. 이 사실을 알게 되면 더 이상의 증거나 실험은 필요 없다. 물론 이 과정은 다이어트를 얼마나 만성적으로 해왔느냐에 따라 달라질 수 있지만 확실한 것은 모든 사람이 이 변화를 이룰 수 있다는 점이다. 이 과정에서 자신에 대한 인내심과 동정심을 갖는 것은 특히 중요하다.

체계적으로 음식과 화해할 준비를 할 수 있도록 다음 설문지를 작성해보자.

준비

심하게 배가 고프지 않은 시간(예: 식사 후 1시간)을 선택한다.

특정 음식을 고른다(브랜드와 맛 고려).

음식 먹을 장소를 정한다.

☐ 집 ☐ 야외 ☐ 주방 ☐ 식당 ☐ 기타 _____

금지 음식을 먹는 것이 안전하다고 느끼기 위해서는 어떤 요소가 필요한가? 스트레스를 적게 받은 날에 차분한 환경에서 음식을 먹는 건 어떤가? 이를 위해 룸메이트, 가족, 친구의 도움이 필요한가?

_____

진행 중 확인 요소

음식과 화해가 진행되는 동안 당신이 느끼는 경험과 계속 연결된 상태를 유지하는 것이 중요하다. 다음을 고려해보자.

식사 전: 식사를 시작하기 전에 느끼는 감정에 주목하여 느낀 점을 적어보자. (기대감? 두려움? 걱정? 호기심?)

_____

_____

식사 중: 음식의 맛은 어떤가? 질감은 어떤가? 맛과 질감이 기대에 부합하는가?

_____

_____

식사 후: 눈에 띄는 상황을 발견했는가? 전반적으로 음식을 먹은 경험이 기대에 부합했는가? 다르게 시도해 볼 생각이 있는가?

_____

_____

음식 화해 이력표

이 표의 목적은 음식과 화해하는 과정의 진행 상황을 한눈에 파악할 수 있도록 하는 것이다. 표를 사용하여 두려움을 느끼는 음식을 허락하고 성공적인 경험이라고 느낀 이력을 기록해보자. 날짜와 도전한 음식을 기록하고 경험을 적는다.

날짜	음식	경험
	쿠키	쿠키 먹는 것을 허락했다. 맛이 실망스러워서 두 입만 먹고 말았다. 과정이 생각보다 훨씬 수월해서 놀라웠다.
	디저트	치즈케이크로 유명한 카페로 갔다. 치즈케이크는 믿을 수 없을 정도로 맛있었지만, 배가 불러서 네 입 정도 먹고 멈췄다. 더 먹고 싶었지만 또 먹으러 오면 된다고 생각하니 멈출 수 있었다.
	샌드위치	점심때 샌드위치와 함께 먹을 메뉴로 야채 샐러드가 아닌 케이준 치킨(두려움을 주는 음식)을 선택했다. 두려웠지만, 간식을 먹지 않고도 저녁 식사까지 든든함을 느꼈다.

몇 가지 참고 사항

보상을 이유로 먹는 식사는 강력한 반발이나 보상 심리에서 비롯되며 배고픔과 배부름 신호를 거의 신경 쓰지 않는다. 내가 원하니 먹는다는 생각으로 합리화할 수도 있지만, 이것은 반응적이고 단절된 식사의 한 형태일 뿐이다. 보상을 이유로 먹으면 만족스럽지 못한 경험을 한다. 음식의 맛이나 몸과의 조율은 고려하지 않고, 이런 행동을 했으니 보상으로 이렇게 먹어야 한다고 고집을 부리는 것이나 다름없기 때문이다. 보상을 이유로 먹는 식사는 일종의 함정이고 직관적인 식사 전제를 왜곡한다. 당신 자신이나 다른 사람에게 어떤 것도 증명할 필요가 없다는 사실만 기억하자.

요요 현상을 불러일으키는 가장 큰 문제는 체중 감량을 위해 스스로 정한 금지 음식이다. 물론 때로는 의학적인 이유로 일부 음식의 섭취를 중단해야 할 때도 있다. 예를 들어, 생명을 위협하는 땅콩 알레르기나 글루텐이 없는 식사를 해야만 치료가 가능한 자가면역질환인 셀리악 병 등이 이에 해당한다. 이런 상태에서는 부정적인 신체적 반응 없이 특정 음식을 자유롭게 먹을 수 없기 때문에 박탈감을 느낄 가능성이 높다.

직관적 식사는 몸이 보내는 모든 메시지를 주의 깊게 듣고 당신이 선택한 음식이 자기 몸에서 좋은 기분을 느끼게 해주는 일임을 기억하자. 직관적 식사자가 되면 스스로를 기분 좋게 만드는 음식에 반응한다. 그래서 자신의 몸과 조화가 이루어지면 금지 음식을 원하는 정도는 자연스럽게 감소한다. 만약 특정 음식에 대해 계속 감정적인 반응을 보인다면, 치료사나 영양사와 상담을 해보는 것도 좋은 방법이다. 재정적인 문제로 음식에 대한 접근성이 떨어진다면, 그 감정에 대해서도 털어놓는다.

만약 윤리적이거나 도덕적인 이유로 특정 음식을 금지해야 한다고 해도 어느 정도 박탈감을 느낄 수 있을 것이다. 하지만 인간의 철학적 믿음은 음식에 대한 박탈감보다 우선시 될 수 있기에 그 부분은 개인의 판단에 맡긴다.

마지막으로 당신의 건강 상태나 음식에 대해 확신이 서지 않으면 반드시 건강 관리전문가와 상의할 것을 추천한다.

마무리

이번 장에서는 음식과 화해하는 방법과 왜 이 과정이 직관적 식사의 중요한 구성 요소인지 살펴보았다. 음식에 대한 심리적 박탈감은 반발 섭식을 유발하여 금지 음식을 과식하게 만든다. 이런 형태의 박탈감이 다이어트 사고방식과 생물학적 배고픔과 결합하면 어떤 현상이 일어났는가? 금지 음식을 한 입이라도 먹기 시작하면 멈출 수 없는 상태가 된다. 습관화 과정을 거쳐 음식을 선택하면 금단의 열매를 먹는 짜릿함과 절박함이 사라진다. 습관화는 또한 금지 음식 먹는 일을 멈추지 못할 것이라는 두려움을 없앤다. 습관화를 거치면 음식 선택의 폭이 넓어지고 정서적 건강을 챙기고 불필요한 도덕적 감정이 사라진다.

다음 장에서는 생각과 감정이 식사에 미치는 영향을 알아보자.

Chapter 04

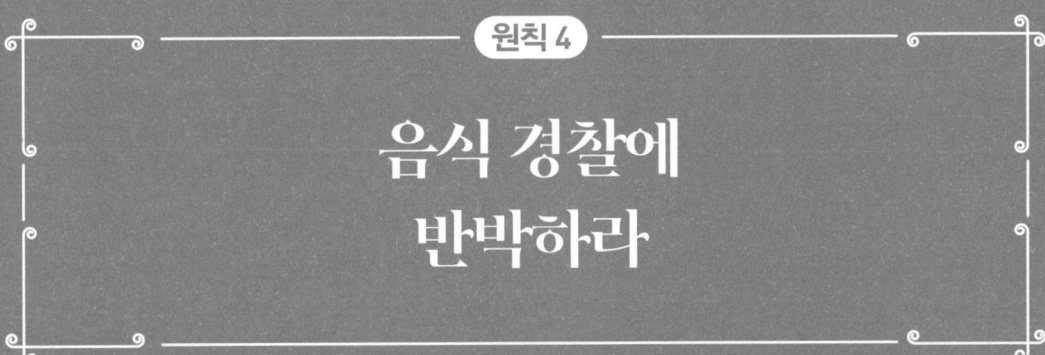

원칙 4

음식 경찰에 반박하라

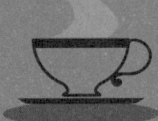

음식 경찰은 다이어트가 만들어 낸 비합리적인 규칙을 잘 지키는지 감시한다. 당신의 머릿속 깊은 곳에는 음식 경찰서가 존재하며, 음식 경찰이 부정적이고 절망적인 말을 확성기로 외치고 다니며 당신의 잘못을 고발해 죄책감을 일으킨다. 직관적 식사로 돌아가려면 반드시 음식 경찰을 쫓아내야 한다.

이번 장에서는 음식과의 전쟁을 선동하는 목소리를 침묵시키는 방법을 살펴볼 것이다. 전쟁을 선동하는 목소리는 우리가 음식 경찰이라고 부르는 스스로의 생각에서 비롯된다. 이러한 생각과 음식 규칙은 우리 마음속에 갑자기 나타나는 것이 아니라 다양한 요인으로 인해 내면화된 결과다.

인간은 본능, 감정, 생각을 형성할 수 있는 능력을 가진 존재지만 순수한 상태로 이 세상에 태어났다. 태아는 자궁에서부터 세상에 대해 배우기 시작한다. 냄새나 목소리 등 여러 감각은 자궁에서도 경험할 수 있지만, 자궁 밖으로 나와 환경에 영향을 받으면서 본격적으로 세상에 대한 믿음 체계가 만들어지기 시작한다. 아이가 자라면서 노출되는 사람, 정치, 종교, 문화, 교육 등에 대한 믿음은 아이의 초기 믿음을 형성하는 기본 요소다. 이것을 먹는 영역에서 바라보면 어떨까? 요즘 태어나는 아이들은 먹는 것에 대한 죄책감으로 가득 찬 나라(혹은 집)에 살고 있다. 오늘날 사람들은 음식을 타락, 죄악, 유혹적이거나 부정적인 용어로 묘사하는 것을 주저하지 않는다. 음식을 바라보는 부정적인 관점은 잘못된 종교가 되어버렸다. 이제 다이어트는 맛있고 기분 좋은 음식을 먹는 행동에 대해 죄책감을 없애주는 일종의 면죄 의식으로 변질되었다.

음식 경찰에 도전하기 위한 핵심적인 방어책은 먼저 자신의 생각을 판단하지 않고 바라보는 인식을 키우는 것이다. 그다음 음식 경찰의 판단과 요구에 맞서 대응책을 세운다. 이 과정에서 자신의 목소리를 내는 법을 배우는 것은 자존감 형성에 필수적이다. 이번 장의 실천 연습은 다음 목록을 실천하는 데 도움을 줄 것이다.

- 내면의 부정적인 생각을 살펴본다.
- 내면의 부정적인 생각을 재구성한다.
- 궁극적으로 음식 경찰이 사라지도록 하는 방법을 배운다.

음식 경찰을 만들어 낸 믿음

우리는 사회적 음식 경찰, 즉 문화적인 집단 목소리를 우리 내부의 음식 경찰로 만들어 왔다. 음식 경찰을 어디서 찾아야 하는지는 모두가 알고 있다. 사실 그들에게 영리한 은신처란 없다. 음식 경찰은 우리 마음속 최전방에 위치하거나 '양심이 인도하는 길로 가라 let your conscience be your guide'는 말을 자주 했던 지미니 크리켓 Jiminy Cricket, 피노키오에 등장하는 귀뚜라미로 피노키오를 올바른 길로 이끄는 양심적인 멘토 역할을 한다 - 옮긴이처럼 우리 어깨 위에 앉아 있을지도 모른다.

어쩌면 우리 중 누군가는 비판적인 부모, 교사, 배우자의 목소리 앞에서 위축된 삶을 살아왔을지도 모른다. 그리고 그 목소리를 내면화해서 자신의 것으로 만들었을 수도 있다. 결국 마음속은 숱한 자기 의심과 부정적인 생각으로 가득 차버린다.

믿음이 음식 경찰이 지니는 생각의 발판이 되었기 때문에 해결책은 내가 이제껏 쌓아온 믿음의 근원과 그 믿음이 미치는 영향에 대해 살펴보는 것이다.

음식과 몸에 대한 믿음 체계 평가하기

우리 주변에 만연한 왜곡된 믿음을 살펴보자. 당신의 믿음 체계에 해당하는 항목에 표시한다.

☐ 단백질은 최고의 식품군이다.
☐ 지방이 많이 든 음식은 살찌게 하고 비만을 일으킨다.
☐ 흰 밀가루나 설탕이 들어간 음식을 절대 먹어서는 안 된다.
☐ 글루텐은 몸에 해롭다.
☐ 다이어트는 살을 빼는 가장 효율적인 방법이다.
☐ 저녁 6시 이후에 먹으면 살이 찐다.

그 밖에 음식과 몸에 대해 가진 다른 믿음이 있다면 적어보자.

_____

_____

_____

_____

몸이나 식사에 대한 믿음의 근원은 어디인지 생각해보자.

_____

_____

_____

_____

    개인의 믿음은 다양한 요소로 인해 만들어지고 영향을 받는다. 예를 들어, 오늘날 사람들은 가정에서도 체중이나 체형에 대해 많은 신경을 쏟는다. 엄마가 자녀의 외모에 대해 언급하거나 옷이 몸에 잘 맞는지 살이 찌지는 않았는지 잔소리를 하기도 한다. 어떤 부모는 매일 체중을 재고 다이어트에 대해 대화를 나눈다. 조부모도 마찬가지다. 손주가 먹는 음식량을 간섭하며 훈계하기도 한다. 방에는 포토샵 효과를 주어 완벽한 몸매로 변신한 연예인의 사진을 가득 걸어 놓기도 한다.

음식 경찰의 생각

음식 경찰의 생각과 규칙은 대개 왜곡된 것이며, 잘못된 믿음에 근거한 매우 센 형태의 언어다. 음식 경찰이 하는 말에 반박하지 않으면 내면의 부정적인 생각은 자기 행동과 먹는 것에 부정적인 영향을 미친다.

인지행동치료

음식 경찰의 생각에 반박하는 데는 두 가지 중요한 방법이 있다. 첫 번째 방법은 인지행동치료CBT, Cognitive behavioral therapy 로 여기서 설명할 핵심이다.

인지행동치료는 자신의 생각을 평가하고 잘못된 생각을 재구성하는 과정을 포함한다. 이 활동은 궁극적으로 개인의 행동에 영향을 미친다. 인지행동치료는 먼저 자신의 생각을 관찰하고 그 생각이 합리적인지 질문하는 것으로 시작한다. 생각을 뒷받침할 과학적인 증거가 있는가? 아니면 정당성이 없고 비논리적이고 잘못된 생각에 불과한가? 그런 생각을 확인했으면 논리적인 생각으로 대체하여 잘못된 생각을 반박한다.

과거의 경험을 반추하는 것은 현재 하는 생각이 얼마나 사실이고 정확한지, 그 생각이 실제로 이익을 가져다주는지 평가하는 데 도움이 된다. 먼저 왜곡된 생각의 몇 가지 예를 살펴보자. 그다음 과거의 경험에 근거하여 생각을 재구성하는 연습을 해보자.

왜곡된 생각 살펴보기

왜곡된 생각과 관련된 몇 가지 예시를 들어보겠다. 각 항목을 읽고 비슷한 생각을 해본 적이 있는지 살펴보자.

- 탄수화물이 먹고 싶어도 절대 먹지 말아야 한다.
- 과일과 야채를 먹는 것은 몸에 좋지만, 빵이나 파스타는 몸

에 좋지 않다.
- 살을 빼고 날씬해져야만 완벽한 배우자를 찾을 수 있을 것이다.
- 다이어트를 계속 유지하지 못하는 걸 보면 나는 실패자임이 분명하다!
- 언젠가는 나에게 맞는 다이어트를 찾을 것이다.

왜곡된 생각과 비슷한 생각을 해본 적이 있는가? 생각나는 대로 적어보자.

_____
_____
_____
_____
_____
_____
_____

왜곡된 생각 재구성하기 예시1

왜곡된 생각:
탄수화물이 먹고 싶어도 절대 먹지 말아야 한다.

질문할 내용:
정말 절대로 탄수화물을 먹지 말아야 할까?
사실 탄수화물을 많이 먹었던 때도 있지 않았는가?
하루 동안 탄수화물을 전혀 먹지 않으면 어떤 기분이 들었는가?

과거 경험에 기초하여 생각 재구성:
하루 동안 탄수화물을 먹지 않았을 때 기운이 없었고 밤에 탄수화물이 든 음식을 과식하게 되었다.

재구성한 생각을 실행한 후 느낀 점:
하루 동안 식사에 적정량의 탄수화물을 포함했기 때문에 밤에 쿠키나 과자를 먹는 행동을 멈출 수 있었다. 하루 종일 기분이 훨씬 좋았다.

왜곡된 생각 재구성하기 예시2

왜곡된 생각:
과일과 야채를 먹는 것은 몸에 좋지만, 빵이나 파스타는 몸에 좋지 않다.

질문할 내용:
파스타를 먹는 것이 실제로 몸에 악영향을 끼친 적이 있는가? 탄수화물 대신 과일과 야채만 먹으면 기분이 어땠는가?

과거의 경험에 기초하여 생각 재구성:
탄수화물 대신 과일과 채소만 먹었을 때, 하루 종일 제대로 기운을 내지 못했다.

재구성한 생각을 실행한 후 느낀 점:
식사에 시리얼과 샌드위치를 포함시켰더니 하루 종일 좀 더 명료하게 생각하고 정신을 바짝 차릴 수 있었다. 과일과 야채만 먹는 것은 나에게 효과가 없었다.

왜곡된 생각을 재구성하는 실천 연습

앞에서 적은 당신의 왜곡된 생각에 대해 실제 경험을 바탕으로 생각을 재구성해보자.

왜곡된 생각:
_____
_____
_____

질문할 내용:
_____
_____
_____

과거 경험에 기초하여 생각 재구성:
_____
_____
_____

재구성한 생각을 실행한 후 느낀 점:
_____
_____
_____

사실에 근거 두기

근거 없는 믿음이나 왜곡된 생각에 반박할 수 있는 두 번째 방법은 사실을 바탕으로 잘못된 생각을 재구성하는 것이다. 예를 들면 다음과 같다.

사실에 근거하여 왜곡된 생각 재구성하기 예시

왜곡된 생각:
살을 빼고 날씬해져야만 완벽한 배우자를 찾을 수 있을 것이다.

사실에 근거한 생각 재구성:
날씬하지 않아도 남자 친구와 행복한 관계를 유지하는 친구들이 여럿 있다.

사실에 근거하여 왜곡된 생각을 재구성하는 실천 연습

내가 가진 왜곡된 생각은 무엇인가? 사실에 기반한 생각으로 재구성해보자.

왜곡된 생각1:
_____
_____
_____

사실에 근거한 생각 재구성:
_____
_____
_____
_____

왜곡된 생각2:
_____
_____
_____

사실에 근거한 생각 재구성:

_____

_____

호기심 자각

음식 경찰의 생각에 반박하는 두 번째 방법은 그 생각이 마음을 차지하게 허용하지 않으면서 어떠한 판단도 내리지 않고 단순히 그 생각을 관찰하는 과정을 통해서다. 단순히 그 생각을 관찰해보자. 이 방법은 '호기심 자각'이라고 불리는 마음챙김 사고방식의 한 형태다. 우리의 마음은 습관적으로 하나의 생각을 붙잡고 그 생각 주변으로 여러 이야기를 꿰어내 불필요한 고통을 유발한다. 공신력 있는 관련 연구에 따르면, 마음챙김을 기반으로 한 명상을 통해 호기심 자각법을 사용하는 것은 정신 건강에 커다란 도움이 된다.Grecucci et al. 2015 떠오르는 생각에 집착하거나 이야기를 만들어 내지 말고 단순히 관찰해보자.

호기심 자각으로 생각에 접근하기

머릿속의 생각을 내가 만든 이야기로 끊임없이 확장하고 있을 때를 알아차려보자. 그 생각의 근원이 어디인지 살펴보자.

우선, 생각에 대해 판단하고 끊임없이 떠오르는 이야기를 계속 이어가면 어떤 감정이 느껴지는지 살펴보자.

_____

_____

_____

어떤 생각이 떠올랐든 판단하지 말고 이야기도 덧붙이지 말고 조용히 관찰해보자. 이 과정을 실천하는 방법에는 여러 가지가 있다.

- 의식을 생각이 아닌 현재에 집중한다. 시각, 촉각, 소리 등의 신체 감각에 집중한다.
- 마음속의 생각을 단순히 '생각' 또는 '사실이 아닌 생각'이라고 이름 붙인다.
- 꾸준히 명상을 배우고 발전시킨다.

언급한 세 가지 방법 중 하나를 선택하여 연습하고 그 느낌을 기록해보자.

_____
_____
_____
_____
_____

　지금까지 음식 경찰의 생각에 반박하는 방법을 연습했고 호기심 자각의 이점을 배웠다. 과거의 식사 경험을 바탕으로 생각을 재구성하고 사실에 근거하면 비논리적인 생각에 도전할 수 있다. 또한 왜곡된 생각에 집착하거나 불필요한 이야기를 만들지 않고 중립적인 시각으로 접근하여 왜곡된 생각이 야기하는 고통을 줄이는 방법으로 문제를 해결할 수 있다. 상황에 따라 유용한 방법을 선택해서 사용하자.

생각과 감정

　개인의 믿음이 생각에 영향을 미치는 것처럼 생각 역시 감정에 강력한 영향을 미친다. 내가 불안함을 느끼고 있다는 사실을 인지했다고 가정해보자. 불안감을 유발한 것은 어쩌면 오늘 너무 과식했다는 생각일지도 모른다. 그 생각을 제대로 평가하고 반박하면 뒤따르는 감정은 중립적이거나 긍정적으로 변화할 가능성이 생긴다.

감정에 주목하기

　먹는 것과 신체와 관련된 감정은 다음과 같다.

- 불안
- 슬픔
- 두려움
- 실망
- 후회
- 시기
- 분노
- 수치심

이번 장의 앞부분 '왜곡된 생각 살펴보기' 실천 연습에서 언급한 부정적인 생각을 다시 살펴보자. 그 생각 중 하나를 고찰해보고 위에 언급한 감정을 유발했는지 생각해본다.

_____
_____
_____
_____
_____

부정적이고 비판적인 생각 재구성하기

다음 연습은 생각이 감정에 미치는 영향을 인식하는 데 도움을 줄 것이다. 생각을 재구성하면 감정을 변화시킬 수 있다.

먼저 아래에 제시한 부정적인 문장을 읽은 후 느끼는 감정을 살펴보자.

- 난 실패자야. 난 절대 다이어트를 유지할 수 없을 거야!
- 난 항상 과식하고 있어!
- 탄수화물은 먹지 말자고 그렇게 다짐했건만 방금 쿠키 한 상자를 통째로 다 먹었어!

_____
_____
_____

다음으로, 이러한 부정적인 생각을 긍정적인 문장으로 재구성할 때 느끼는 감정을 살펴보자.

- 다이어트는 실패할 수밖에 없는 시스템이야. 다이어트를 거부하겠어! 난 실패자가 아니야!

- 조금만 집중하면 몸이 보내는 배고픔과 배부름 신호를 알아차릴 수 있어. 나는 두 가지 신호를 모두 감지할 수 있는 선천적인 능력을 타고났기 때문이야.
- 내가 원하는 음식을 먹는 것을 완전히 허락하겠어. 그러면 적당한 양의 쿠키만 먹고 끝낼 수 있을 거야.

_____

_____

이제 다시 감정을 살펴보자. 긍정적인 문장을 말하기 전과 후에 나타나는 감정을 비교하고 대조해보자.

_____

_____

　부정적인 생각에 대한 반박이 전반적인 마음속 행복에 미치는 강력한 영향력을 배웠다. 부정적인 생각을 더 자주 긍정적인 생각으로 바꿀수록 부정적인 감정에 지배당하는 일이 없어질 것이다.

감정과 행동

　지금까지 믿음 체계가 생각에 미칠 수 있는 영향과 생각이 감정에 미치는 영향을 경험했다. 이제 (긍정적이든 부정적이든) 감정이 행동에 어떤 영향을 미치는지 살펴보자.

과거의 과식 경험 고찰하기

과식으로 인해 불편함을 느꼈던 가장 최근의 경험을 떠올려보자. 어떤 장소에서 어떤 음식을 먹었는가?

_____

_____

_____

과식을 하기 직전에 어떤 감정을 느꼈는지 떠올려보자. 감정이 부정적이었는가 긍정적이었는가? 아니면 무신경했는가?

_____

_____

_____

_____

그 감정은 과식하는 행동에 어떤 영향을 미쳤는가?

_____

_____

_____

_____

만약 부정적인 감정을 느꼈다면 부정적인 생각이 과식하는 감정을 유발했을 가능성이 높다. 그리고 그 감정은 과식하는 행동에 영향을 미쳤을 가능성이 있다. 잘못된 믿음은 부정적인 생각을 일으키며 이러한 믿음을 살펴보는 것은 행동의 방향을 바꾸는 첫 번째 단계다. 믿음은 생각을 만들어 내고 생각은 감정과 행동에 영향을 미친다는 점을 명심하자. 앞에서 한 실천 연습은 당신의 행동을 바꿀 수 있는 힘을 부여해주고 나아가 식사를 긍정적이고 즐겁게 바꿀 수 있는 능력이 스스로에게 있다는 점을 알려줄 것이다.

경직된 사고방식

직관적 식사는 중립적이고 감사하는 사고방식에서 비롯되며 긍정적인 생각이 필수적으로 수반되어야 한다. 또한 자신의 속도에 알맞게 변화를 만들어가는 과정이 필요하다. 다이어트 사고방식을 가진 사람들은 이분법적 사고에 익숙해서 인생의 방향을 일직선으로 보는 경우가 많다. 그래서 같은 프로젝트를 시작해도 A에서 Z로 직진하는 것을 목표로 한다. 하지만 실제로는 어떨까? 인생은 현실적인 목표하에서 여러 우여곡절과 함께 흘러가기 마련이다. 다이어트 사고방식대로라면 그 과정에서 일탈의 여지가 없다. 그러나 알다시피 인생은 그런 방식으로 흘러가지 않는다. 다이어트를 하는 사람들의 경직된 사고방식은 다이어트가 계획에서 조금만 벗어나면 곧바로 드러난다. 다이어트를 중단해야 한다는 당혹감과 부정적인 자기 대화로 이어진다. 부정적인 믿음과 생각은 정신 건강에 악영향을 미친다.

직관적 식사는 음식과의 건강한 관계를 향한 여정을 동정심 있는 관점으로 바라보는 방법을 제시한다. 직관적 식사를 나선형의 모형으로 상상해보자. 〈그림 4.1〉 참조 나선형은 위아래로 움직이며, 일직선으로 흐르지 않는다. 선은 나선형의 고리 주변을 돌며 위쪽으로 이동한다. 연속된 작은 고리는 과거의 행동으로 되돌아가는 순간을 나타낸다. 이 순간을 고찰함으로써 과거의 행동에 대해 살펴볼 수 있다. 자기의 믿음과 생각을 살펴보고, 부정적인 자기 대화를 되돌아본다. 어떤 이들은 이 과정을 퇴보로 판단하지만 우리는 다르다. 성장하는 직관적 식사자에게 이 모든 과거의 고리는 학습 경험이다. 다시 한번 되새기자. "판단이 아닌 호기심에서 시작하자!"

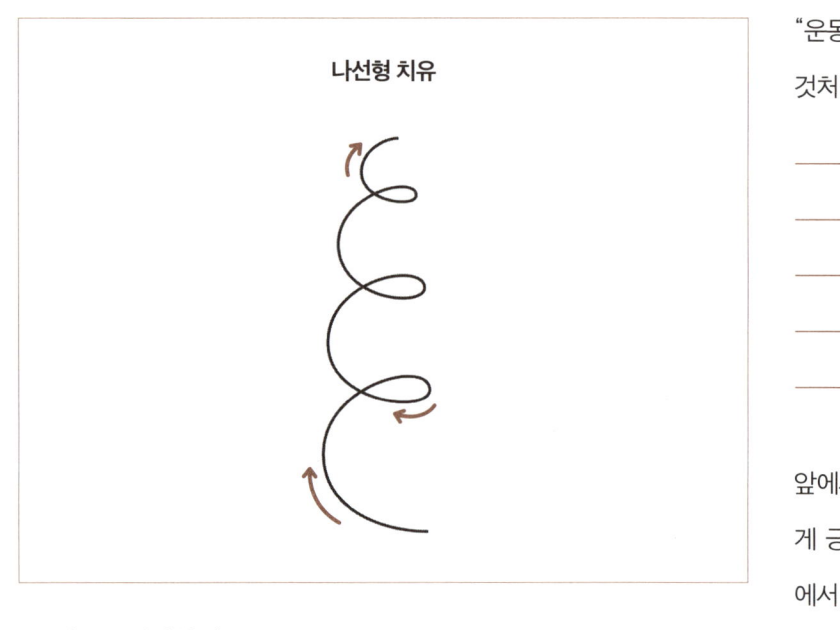

<그림 4.1> 나선형 치유

© 2017 엘리스 레시 / 뉴 해빈저 출판사

"운동 목표를 달성하지 못했으니 나는 쓸모없는 인간이다"라고 생각하는 것처럼 말이다. 당신이 하는 부정적인 자기 대화를 적어보자.

_____
_____
_____
_____
_____

앞에서 언급한 부정적인 자기 대화를 나선형 치유 개념을 사용하여 어떻게 긍정적인 자기 대화로 바꿀 수 있는지 살펴보자. 판단이 아닌 호기심에서 시작한다는 점을 기억하자. 위 문장을 긍정적인 자기 대화로 바꾸면 "내 삶에 변화를 시도한 나 자신이 너무 자랑스럽다. 꾸준하지는 못해도 노력하고 있으니 충분하다!"라고 표현하는 방식이다.

_____
_____
_____
_____
_____

부정적인 자기 대화를 긍정적인 자기 대화와 감사로 바꾸기

당신이 어떤 식으로 부정적인 자기 대화를 하는지 생각해보자. 예를 들면 감사함을 표현하는 것은 부정에서 긍정적인 태도로 변화하는 또 다른 방법이다. 다음의 예를 참조하자.

- 냉장고를 채워야 할 때마다 신선한 음식을 살 수 있어서 행운이다.
- 매일 나를 살아가게 하는 건강한 신체에 감사한다.
- 음식에 대해 돌봄이라는 접근 방식을 갖게 된 것은 행운이다.

삶에서 감사함을 느끼는 목록을 적어보자. 감사한 마음으로 세상을 바라보는 것은 삶에 어떤 영향을 미치는가?

_____
_____
_____
_____
_____
_____
_____

'대부분'이라는 생각으로 목표와 행동 프레임을 만들기

우리 고객들이 가장 쉽게 빠지는 함정은 완벽주의 사고방식이다. 이러한 완벽주의 사고방식은 부정적인 자기 대화를 없애기 위해 재구성해야 한다. 무언가를 시도할 때마다 우리의 목표는 완벽하다. 살바도르 달리의 격언을 명심하라. "완벽함을 두려워하지 말라. 우리는 결코 완벽함에 도달할 수 없다." 완벽주의 사고방식의 몇 가지 예를 살펴보자.

- 다음 주부터 운동을 시작하고 매일 달리기를 할 것이다.
- 확실한 배고픔 신호를 느끼지 않으면 아무것도 먹지 않을 것이다.
- 배가 부르면 반드시 먹는 것을 멈추고 절대 과식하지 않을 것이다.

현실적으로 이런 다짐을 언제까지 지킬 수 있을까? 아이가 쿠키를 나눠 먹자고 하거나 배우자가 함께 점심을 먹으러 나가자고 하는데 배가 고프지 않다면 어떻게 해야 할까? 이런 목표의 문제는 자신이 생각한 완벽함의 기준에 도달하지 못하는 순간 모든 목표를 망쳐버린 듯한 느낌이 든다는 점이다. 어쩌면 다짐을 어긴 것에 대해 수치심을 느낄지도 모른다. 자신에 대한 실망과 수치심은 목표를 완전히 포기하게 만든다.

완벽주의 사고방식을 재구성하는 한 가지 방법은 '대부분 지키기'를 통해서다. 목표를 설정할 때는 언제나 약간의 유연성을 적용한다. 예를 들어 다음과 같이 적는다. '운동하면 기분이 좋아지니 되도록 자주 운동을 할 것이다. 하지만 너무 피곤하거나 시간이 없을 때는 휴식을 취하겠다.' 지속적인 운동에 대한 약속은 대부분 지킨다는 전제로 한다는 사실을 기억하자.

기본적으로 배가 고파야만 음식을 먹는다는 생각을 갖고 있다면, 아직 배고픈 상태가 아니더라도 무언가를 먹어야 하는 상황이 있을 수 있다는 점을 인정하자. 대체로 배가 고파야만 음식을 먹겠지만 때로는 단순히 즐거움을 위해 먹을 수도 있다.

사고의 유연성을 위한 마음의 틀 연습

다음의 완벽주의 목표를 '대부분 지키기'로 재구성해보자. 좀 더 현실적이고 성공 가능성이 높은 목표로 전환하자. 예를 들면 다음과 같다.

완벽주의 목표:
나는 항상 직관적으로 먹을 것이다!

유연성 있는 목표:
의식적인 식사를 하며, 대부분은 직관적 식사자가 되기 위해 노력할 것이다.

이제 다음 목표를 보고 같은 방식으로 문장을 재구성해보자.

완벽주의 목표:
나는 유기농 식품만 먹을 것이다.

유연성 있는 목표:

_____

_____

_____

_____

완벽주의 목표:

나는 매일 스스로에게 아름답다고 말할 것이다.

유연성 있는 목표:

_____

_____

_____

완벽주의 목표:

나는 매일 아침 6시에 일어나 운동을 할 것이다.

유연성 있는 목표:

_____

_____

_____

대부분 지키기를 적용한 자신의 목표를 세워보자.

_____

_____

_____

_____

어떤 목표를 세우든 대부분은 지킨다는 생각의 패턴을 기억하자. 대체로 지킬 수 있는 목표를 세우고 쉽게 볼 수 있는 곳에 붙여두면 완벽주의 사고방식을 개선할 수 있을 것이다. 물론 완벽히 없애지는 못하겠지만 어디까지나 대부분은 말이다!

음식 규칙

다이어트 사고방식으로 인해 독자들은 오래된 믿음을 바탕으로 한 수많은 음식 규칙을 갖고 있을 것이다. 많은 사람이 이러한 믿음과 규칙의 강력한 근원지는 어린 시절의 양육 방식이나 가족과의 관계에서 비롯된다고 말하는 것처럼 어쩌면 그러한 규칙은 일생 동안 축적되어왔을 수도 있다. 이제 음식 경찰이 말하는 음식 규칙을 살펴보고 그 목소리가 우리에게 미치는 영향을 살펴보자.

자신의 음식 규칙 반박하기

반드시 지켜야 할 '음식 십계명'을 새기고 태어나는 사람은 없다. 사람들의 믿음 체계와 식사 규칙은 미묘하게 진화해왔다. 아래 설문지를 보고 자신이 따르는 음식 규칙이 있는지 살펴보자. 각 항목을 읽고 '예'나 '아니오'에 표시한다. 아래 빈칸에는 당신만의 음식 규칙을 적어본다.

◀ 내가 따르는 음식 규칙은 무엇인가? ▶

예	아니오	질문
		1. 칼로리, 지방, 탄수화물, 단백질 등을 따지고 계산하는가?
		2. 칼로리로 먹는 양을 결정하는가?
		3. 건강한 식사자가 되기 위해서는 완벽하게 먹어야 한다고 느끼는가?
		4. 하루 중 음식을 먹어도 괜찮은 시간에 대한 규칙이 있는가?
		5. 간식에 관한 규칙이 있는가?
		6. 피하려고 하는 음식이 있는가?
		7. 식사나 음식의 영양 성분에 대한 규칙이 있는가?
		8. 다른 사람이 있으면 평소와 다르게 먹는가?

원칙		
		9. 자신의 음식과 다른 사람의 음식을 비교하는가?
		10. 음료수에 관한 규칙이 있는가?
		11. 운동과 식사에 관한 규칙이 있는가?
		12. 탄수화물 섭취를 제한해야 한다고 생각하는가?
		13. 단 음식을 피해야 한다고 생각하는가?
		14. 음식의 양을 계산하는가?
		15. 먹기에 '안전한' 음식의 목록을 갖고 있는가?
		16.
		17.

아래 빈칸이나 별도의 노트에 '예'라고 표시한 질문들을 적고 답도 적어보자. 당신이 따르는 음식 규칙을 일상에서 어떻게 적용하는지 설명해보자. 단, 지금은 당신이 따르는 음식 규칙을 없애거나 변화시키는 방법은 생각하지 않는다.

예: 질문 3. 건강한 식사자가 되기 위해 완벽하게 먹어야 한다고 느끼는가? 그렇다. 나는 매우 적은 양의 탄수화물과 지방을 섭취하고 글루텐은 전혀 먹지 않는 완벽한 식단을 유지한다.

당신이 적은 답을 보고 음식 규칙을 유연한 문장으로 재구성할 수 있는지 확인하자. 특히 생각이 경직되거나 완벽주의에 가까운 사람들은 답변에 유연성을 적용할 수 있는지 꼼꼼히 확인하자. 예를 들어, '나는 내 몸이 균형 잡힌 건강한 식사를 위한 신호를 대부분 보낼 것이라고 믿는다.'와 같이 '대부분'이나 '대체로'와 같은 말을 넣어보자.

'단 음식을 피해야 한다고 생각하는가?'라는 질문에 '예'라고 답했다면 직관적 식사자의 사고방식이 담긴 답변은 다음과 같다. '나는 모든 음식과 화해했고, 내가 원하면 언제든 단 음식을 먹을 수 있다. 어떤 음식도 피할 필요가 없다.'

가족의 음식 규칙 반박하기

가족의 믿음은 우리의 믿음 체계를 형성하는 데 강력한 영향을 미친다. 가족들의 의도가 완전히 긍정적이더라도 마찬가지다. 사실 많은 부모는 어떤 음식이 괜찮고 어떤 음식은 그렇지 않은지에 대한 규칙을 갖고 아이를 양육한다. 어린 시절에 형성된 음식 규칙이 얼마나 엄격했는지 그 규칙이 어떤 영향을 미칠 수 있는지 인지하는 것은 특히 중요하다. 참고: 혹시 청소년이 이 책을 읽으며 음식 규칙을 연구하는 중이라면 부모님이 만든 음식 규칙은 모두 좋은 의도에서 나왔다는 점을 기억하자. 아래 설문지에 답할 때는 충분히 생각할 시간을 갖고 답하자.

◀ **가족의 음식 규칙과 기대치는 무엇인가** ▶

그렇다	아니다	질문
		1. 부모님은 가족 식사에 엄격한 규칙을 갖고 있었는가?
		2. 자기 몫의 음식은 반드시 다 먹어야 했는가?
		3. 간식에 대한 규칙이 있었는가?
		4. 단 음식이나 디저트를 먹는 것에 대한 규칙이 있었는가?
		5. 금지 음식이 있었는가? 예를 들어, 단 음식이나 패스트푸드는 허락되지 않았는가?
		6. 부모님이 안 계실 때 몰래 음식을 먹어본 적이 있는가?
		7. 부모님이 안 계시면 맛있는 음식을 먹을 수 있어서 친구들의 파티에 가는 것이 더 신나게 느껴졌는가?
		8. 몸무게에 대한 압박감이 컸는가?
		9. 부모님이 자신들에게 적용하는 음식 규칙과 자녀들에게 적용하는 음식 규칙이 달랐는가?
		10. 부모님에게 상반된 메시지를 받은 적이 있는가? 예를 들어, 어떤 날은 살이 찌니 너무 많이 먹지 말라고 했지만, 어떤 날은 배가 고프지 않아도 음식을 남기지 말라고 말한 적이 있는가?
		11. 운동에 관한 규칙이 있었는가?
		12. 부모님 중 한 분 또는 두 분 모두 다이어트를 자주 했는가?
		13. 부모님 중 한 분 또는 두 분 모두 자신의 몸매를 자주 비판했는가?
		14. 부모님이 당신의 체중을 감시했는가?
		15. 부모님이 다이어트를 시킨 적이 있는가?

아래 빈칸이나 별도의 노트에 '예'라고 답한 질문을 적고 집에서 그 규칙이 어떻게 적용되었는지, 그 결과는 어땠는지 적어보자.

예: 질문 2. 자기 몫의 음식은 반드시 다 먹어야 했는가? 그렇다. 부모님은 내가 접시에 있는 음식을 다 먹을 때까지 식탁에서 일어나지 못하게 했다. 음식을 남기면 때로 몇 시간 동안 그대로 식탁에 앉아 있어야 했다. 가끔은 남은 음식을 개 먹이로 주거나 냅킨에 숨기려고 했다가 음식이 발견되어 벌을 받았다!

_____
_____
_____
_____
_____
_____
_____
_____
_____

당신이 적은 답변을 살펴보고 가족의 음식 규칙에 대한 생각을 적어보자. 현재 당신의 생각을 반영하는 답변 예시는 다음과 같다.

예: '몸이 배부름 신호를 보내면 식사를 끝낸다. 그릇을 다 비웠는데도 배가 차지 않았다면 잠시 기다린다.'

_____
_____
_____
_____
_____
_____
_____
_____
_____

비판적인 말

가족, 친구, 지인들이 당신의 몸무게, 몸매, 또는 먹는 음식이나 음식의 양에 대해 왈가왈부한 적이 있는가? 주변 사람들이 비판적으로 말하고 행동한다면 당신은 반항적인 어린아이처럼 반응할 가능성이 있다.

예를 들면, 나에게 강력한 영향을 미칠 수 있는 비판적인 발언은 "그 옷은 네게 정말 안 어울려." "그 스테이크를 정말 전부 다 먹을 거니?"와 같은 말이다. 이런 말에 본능적으로 거부감을 느끼는가? 이러한 거부 반응을 제대로 관리하지 못하면 내부에서 반발이 일어날 수 있다. 그리고 이 현상은 때로 과식의 형태로 나타난다.

당신은 이런 발언으로 상처받거나 화가 나거나 분개하거나 두려움을 느끼는가?

_____

_____

_____

앞의 예와 같이 비판적으로 말하는 사람에게 어떻게 대응하는가?

_____

_____

_____

다른 사람들을 통제할 수는 없더라도 이런 방식의 발언은 상처를 주거나 화나게 한다고 의견을 말할 수는 있다. 상대방은 "건강이 걱정돼서 말했을 뿐"이라고 말해도, 비판적인 발언은 엄연히 상대에게 상처를 주고 개인 공간을 침해하는 행동이다. 만일 상대방이 당신의 의견을 무시하고 계속 부적절하게 비판하거나 예민한 말을 한다면 굳이 맞장구칠 필요도 없다. 반대의 경우라면, 당신이 정한 한계를 상대방이 존중할 수도 있을 것이다. 어느 경우든 반항심에서 행동하기보다는 단호하게 대응함으로써 상황을 통제할 권한을 얻을 수 있다.

다른 사람들의 말에 대응하기

이제 당신 옆에 있는 부모, 친구, 배우자가 했던 특정 발언을 떠올려보자.

_____
_____

그 말을 들었을 때 기분이 어땠는가?

_____
_____

당신은 어떻게 대응했는가?

_____
_____

다르게 행동했으면 좋았을 것 같은 방법이 있는가? 있다면 어떤 방법인가?

_____
_____
_____

이 연습을 필요한 만큼 반복하면 내 주변인들이 하는 부적절한 발언을 마주할 때 대응 능력을 키울 수 있다. 목소리를 내고 한계를 정하고 진정으로 자신을 돌보는 법을 배울 것이다.

자신에게 하는 말 바꾸기

상대의 비판에 맞선다 해도 때로 타인의 방식은 통제할 수 없는 경우가 발생한다. 하지만 자신에게 말하는 방식은 바꿀 수 있다. 자신에게 비판적으로 말하면 다른 사람들이 비판적으로 말했을 때와 마찬가지로 부정적인 반응이 나타난다. 즉, 반항적인 목소리로 대답할 가능성이 커진다.

평소 자신에게 어떤 방식으로 말하는지 어떻게 반응하는지 생각해보자. 스스로에게 다음과 같이 말한다고 가정해보자. '점심으로 살이 잔뜩 찔 것 같은 햄버거를 먹었으니 저녁에는 조금만 먹는 것이 좋겠다.' 이 같은 자기 대화를 들으면 어떤 기분이 드는가?

_____

_____

_____

다음으로, 앞에서 언급한 자기 대화에 다음과 같이 반박했다고 해보자. '저녁으로 원하는 만큼 먹을 거야. 어쩌면 다른 햄버거를 또 먹을지도 몰라. 이번에는 감자튀김도 같이 먹을 거야!' 자기 대화에서 이렇게 반응하면 기분이 어떤가? 반항적인 말투로 쏘아붙이는 어린아이처럼 느껴지지는 않는가?

_____

_____

다음은 자신에게 한 말을 재구성한 것이다. 문장을 읽을 때 느끼는 감정에 집중하고 그 말이 불러일으키는 감정을 적어보자. '점심때 먹었던 맛있는 햄버거는 정말 만족스러웠어. 지금은 배가 고프지 않아. 곧 저녁 식사 시간이 다가오는데, 그때가 되면 뭐가 먹고 싶은지 생각이 나겠지. 만일 배가 고플 때 다시 햄버거를 먹고 싶으면 그렇게 할지도 모르지만 어쩌면 가볍게 샐러드를 먹고 싶을지도 몰라.'

_____

_____

지속적으로 자기 대화의 말을 재구성하는 연습을 하면 비판적인 자기 대화의 힘은 곧 사라질 것이다. 자신에게 부드러운 어조로 말하면 거부 반응은 자연스럽게 감소한다.

외모에 대해 다음과 같이 자신에게 말한다고 가정해보자. '오늘 얼굴이 정말 최악이야. 머리는 너저분하고 옷은 구겨지고 돼지같이 보여!'
이 문장을 읽으면서 어떤 기분이 들었는가? 상처받았거나 화가 났거나 분하거나 두려웠는가? 비판적으로 하는 말에 어떻게 반응하는가?

_____

_____

비판적인 말을 객관적이고 중립적인 말로 대체하는 연습을 해보자. 먼저 음식, 식사, 몸에 대해 반복적으로 가졌던 비판적 생각을 적는다. 다음으로, 중립적인 생각이 비판적인 생각을 어떻게 대체할 수 있는지 써보자. 예를 들어, 너무 자주 자신에게 '너무 많이 먹지 말았어야 했다'고 말한다면, 다음과 같이 중립적인 말로 바꿀 수 있다. '정신이 산만해져서 몸이 원하는 양보다 더 많이 먹으면 불편함을 느낀다. 편안한 기분을 위해 좀 더 의식적으로 먹어야겠다.'

자신이 하는 말에서 느끼는 감정을 제대로 인지하면 내부의 직관적 식사자의 목소리와 연결되는 것을 막았던 장애물을 제거할 수 있다. 자기 생각과 감정의 진실을 알고 있는 직관적 식사자의 목소리는 음식과, 그리고 몸과 건강한 관계를 맺을 수 있도록 우리를 이끌어줄 것이다.

내면의 음식 목소리

우리 내면에는 직관적 신호를 지시하고 때로는 방해하는 여러 가지 목소리가 존재한다. 앞에서 음식 경찰의 목소리에 대해 살펴봤지만, 그 밖에 다른 목소리도 있다. 어떤 목소리는 정보에 근거한 식사를 결정하는 데 도움을 주는 긍정적인 목소리다. 이 모든 목소리를 '내면의 음식 목소리'라고 한다. 내면의 음식 목소리는 파괴적인 다이어트 목소리와 강력한 조력자의 목소리 두 그룹으로 나뉜다.

파괴적인 다이어트 목소리는 한순간에 우리를 우울하게 만들 수 있다. 하지만 이러한 부정적인 목소리는 언제든 강력한 조력자의 목소리로 바꿀 수 있다. 지금까지 왜곡된 사고를 반박하기 위해 실행했던 실천 연습을 통해서다.

파괴적인 다이어트 목소리는 음식과의 관계와 몸과의 관계에 해로운 영향을 미친다.

- 음식 경찰은 어떤 음식을 선택하느냐에 따라 나쁜 사람과 좋은 사람을 구분한다. 이것은 다이어트 규칙과 음식 규칙을 결합시킨다.
- 영양 정보 제공자는 어떤 음식이 건강에 좋고(살찌지 않고) 건강에 해로운지(살찌는)에 대한 근거 없는 믿음을 따른다.
- 다이어트 반항아는 식사에 대해 자율적인 결정을 내리는 능력에 무력감을 느끼게 하는 부정적인 말을 한다.

이에 반해 강력한 조력자의 목소리는 음식과의 관계와 몸과의 관계에서 우리를 도울 수 있다.

- 음식 인류학자는 중립적인 관찰자로 비판 없이 의견을 개진한다.
- 양육자는 가장 긍정적인 자기 대화를 제공하는 사랑스럽고 친절한 목소리다.
- 영양 조력자는 만족감과 함께 에너지, 건강, 포만감을 주는 음식에 대한 결정을 내리도록 도와주는 중립적인 목소리를 지니고 있다.
- 직관적 식사자는 내부의 지혜에서 우러나오는 목소리이며, 몸이 요구하는 최선의 선택을 하도록 안내한다.

내면의 목소리 관찰하고 대체하기

다음은 서로 다른 음식 목소리를 확인하는 연습이다. 각 항목은 어떤 목소리의 의견일까?

1. 이 치즈를 먹으면 콜레스테롤이 높아질 것이다.
2. 배가 고프지도 않고 좋아하지도 않지만, 이 쿠키는 다 먹을 것이다.
3. 어떤 음식을, 언제, 얼마나 먹어야 하는지 자기 몸이 말해줄 것을 믿는다.
4. 이 음식에는 마늘과 양파가 많이 들어 있다. 그 음식을 먹을 때마다 배가 아픈 것을 알고 있다.
5. 어제 하루 종일 과도하게 배가 부른 상태였다는 사실을 인지했다.

6. 어젯밤에 과식을 하긴 했지만 괜찮아질 것이다.

7. 어젯밤에 피자를 먹었는데 피자 때문에 2킬로그램이 쪘다.

정답: 1. 영양 정보 제공자 2. 다이어트 반항아 3. 직관적 식사자

4. 영양 조력자 5. 음식 인류학자 6. 양육자 7. 음식 경찰

최근 식사에서 했던 자기 대화 몇 가지를 떠올려보자. 그 목소리의 주인은 누구였는가?

자기 대화:
_____
_____
_____

파괴자의 목소리? 조력자의 목소리?
_____

자기 대화:
_____
_____
_____
_____

파괴자의 목소리? 조력자의 목소리?
_____

내면에서 발생하는 파괴자의 목소리나 조력자의 목소리를 찾는 데 집중하면, 예고 없이 목소리가 튀어나올 때 즉시 알아차릴 수 있다. 그리고 파괴자의 목소리를 조력자의 목소리로 대체하는 법을 배울 수 있다.

이제 흔히 떠오르는 파괴자의 목소리 두 가지를 골라보자. 이 목소리는 어떻게 조력자의 목소리로 대체할 수 있을까?

파괴자의 목소리:
_____
_____
_____

조력자의 목소리:

_____

_____

_____

파괴자의 목소리:

_____

_____

_____

조력자의 목소리:

_____

_____

_____

머릿속에서 파괴적인 다이어트 목소리를 들을 때마다 조력자의 목소리로 대체하는 연습을 반복하자. 이 연습을 꾸준히 하면 파괴자의 목소리는 점차 힘을 잃게 되고 조력자의 목소리만 남게 될 것이다.

직관적 식사자의 목소리 찾기

지금까지 파괴적인 다이어트 목소리를 강력한 조력자의 목소리로 재구성하는 연습을 했다. 이 활동은 긍정적이고 고무적인 자기 대화를 만들어 낸다. 우리의 궁극적인 목표는 타고난 직관적 식사자의 목소리를 알아차리고 만족스러운 식사를 위해 직관적 식사자의 목소리를 최대한 이용하는 것이다. 인간은 먹는 방법에 관한 지혜를 모두 지니고 태어났다는 사실을 기억하자. 직관적 식사자의 목소리는 어떤 음식을 얼마나 언제 먹을지에 대해 스스로 선택하게 함으로써 자신감을 느끼도록 도와줄 것이다. 예를 들어, 맛있는 저녁을 먹으러 나갈 계획이라면 직관적 식사자는 아낌없는 격려의 말을 전할 것이다.

- 오늘 저녁에 근사한 레스토랑에 갈 예정이다. 식당에 갈 때 극심한 배고픔을 느끼지 않도록 오후 간식은 빼먹지 않고 먹어야겠다.
- 식당에 도착하면 메뉴판을 자세히 살피고 미각과 몸을 만족시키는 메뉴를 찾을 것이다.

- 기분 좋은 포만감을 느끼면 음식이 얼마나 맛있었는지 생각한다. 그리고 지금 식사를 멈춘다면 얼마나 기분이 좋을지 생각하는 시간을 가질 것이다.
- 남은 음식은 집에 가져가서 내일 먹어도 좋다. 만일 내일 음식 상태가 별로라면 언제든 그냥 버릴 수 있다.
- 몸은 충분히 먹었다고 느끼지만 입은 여전히 음식을 원한다는 것을 느끼면 기분이 좀 슬퍼질 수도 있다. 하지만 이 감정은 금세 지나갈 것이고 다시 배가 고프면 언제든 원하는 음식을 먹을 수 있다.

다음 상황에서 직관적 식사자의 목소리가 어떻게 반응할지 적어보자.

상황: 나는 밥을 먹고 나서 디저트를 먹고 싶다.

직관적 식사자 목소리:
_____
_____

상황: 오늘 아침은 몸이 좋지 않다. 오늘 운동 계획은 어떻게 해야 할까?

직관적 식사자 목소리:
_____
_____

상황: 이번 주 토요일 밤에 근사한 파티가 있다. 파티에서는 어떻게 먹어야 할까?

직관적 식사자 목소리:
_____
_____

현실에서 떠오르는 실제 상황을 골라 연습해보자.

상황:
_____
_____

직관적 식사자 목소리:
_____
_____

마무리

　음식과의 전쟁을 부추기는 것은 음식 경찰의 목소리다. 이번 장에서는 음식 경찰의 목소리를 형성하는 부정적인 생각에 반박하는 방법의 기초를 배웠다. 마음속 부정적인 생각을 재구성함으로써 음식 경찰을 침묵시키고 음식과 화해할 수 있다.

　다음 장에서는 다이어트 사고방식을 거부하고, 음식과 화해하고, 음식 경찰에 반박하는 연습이 어떻게 박탈감에 대한 두려움 없이 편안한 포만감을 느끼게 하는지 살펴보자.

Chapter 05

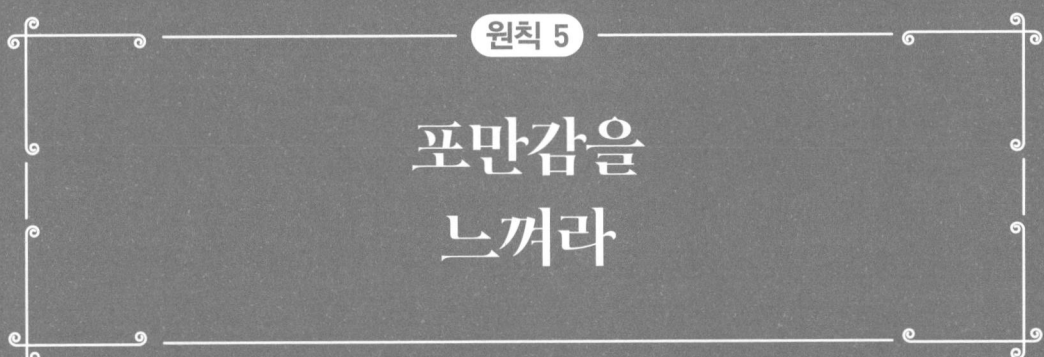

원칙 5

포만감을 느껴라

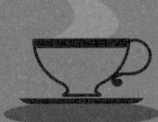

더 이상 배고프지 않다고 말하는 몸의 신호에 귀를 기울인다. 편안할 정도로 배가 부르다고 알려주는 신호를 관찰한다. 음식을 먹는 도중에 잠깐 멈추어 맛이 어떤지, 포만감이 어느 정도인지 짚어본다.

산만한 환경에서 식사를 하거나 음식을 남기지 말고 다 먹어야 한다는 습관적인 패턴에 갇혀 있거나, 음식의 맛을 즐기지 않고 급하게 먹는다면 포만감을 제대로 알아채기 어렵다. 《창조적 단절》의 저자인 에드워드 M. 할로웰Edward M. Hallowell은 자신의 저서에서 현대 사회가 처한 혼란과 곤경을 묘사한다. 기술 발전 탓에 24시간 연결되어 있고, 항상 생산적이어야 한다는 강박으로 오늘날 현대인들은 믿을 수 없을 정도로 바쁘고 산만하다. 우리는 항상 무언가를 해야 한다. 식사 시간이 아까워 뉴스를 보면서 식사를 하고, 즐기기 위해 마련하는 식사 자리는 시간 낭비라고 여긴다.

이번 장의 연습은 다음 목록을 실천하는 데 도움을 줄 것이다.

- 포만감을 느끼는 신체 감각과 연결된다.
- 식사나 간식을 먹은 후 신체적으로 어떻게 느끼고 싶은지 살펴본다.
- 포만감이라는 미묘한 감각을 알아채는 연습을 한다.
- 배가 부르거나 아직 배가 고프지 않은 상태에서 음식을 강요하는 사람들의 말을 거절하는 법을 배운다.
- 남기지 않고 다 먹어야 한다는 강박을 해결한다.

포만감의 장애물

여기서는 산만한 환경부터 사회적 압박까지 몸이 보내는 포만감 신호를 감지하기 어렵게 하는 여러 장애물에 대해 살펴보겠다. 가장 중요한 점은 포만감 신호에 적절하게 대응할 수 있도록 이러한 장애물을 극복하는 방법을 연습하는 것이다.

산만한 식사

다른 일을 하면서 동시에 음식을 먹는 것은 방심한 상태에서 운전을 하는 것이나 다름없다. 운전자는 휴대폰으로 문자메시지를 보내면서도 운전을 잘 할 수 있다고 착각한다. 산만한 식사도 마찬가지다. Brunstrom and Mitchell 2006; Robinson et al. 2013 뉴스를 읽거나 이메일을 쓰는 동안 입에 어떤 음식을 넣고 있는지 잘 안다고 생각한다. 하지만 실제로는 음식을 먹으면서 느끼는 감각적인 측면을 완전히 놓치고 있다. 상추의 아삭아삭한 소리, 걸죽하고 풍미 가득한 빈칠리, 사워크림의 보드라운 식감, 오트밀에서 풍기는 시나몬의 그윽한 향기, 형형색색의 파스타 샐러드의 색감을 즐길 기회를 놓치고 있는 것이다.

아무리 탁월한 멀티태스킹 능력을 갖고 있다고 해도 우리의 마음은 카메라 렌즈처럼 한 번에 한 가지에만 제대로 초점을 맞출 수 있다. 따라서 식사를 하면서 다른 활동에 몰두하게 되면 식사에 대한 즐거움이 반감될 뿐만 아니라 너무 많이 먹었다는 사실을 발견하기 전에는 포만감을 느끼지 못할 가능성이 높다. 혹은 포만감 신호를 알아차리더라도 음식이 주는 즐거움을 경험하지 못했기 때문에 계속 무언가 먹고 싶은 욕구가 남아 있을 것이다.

최적의 식사 환경 조성하기

1. 식사 중에 자주 하는 활동에 표시해보자.
   - ☐ 텔레비전이나 영화를 본다.
   - ☐ 문자 메시지를 보낸다.
   - ☐ 책을 읽는다.
   - ☐ 잡지를 읽는다.
   - ☐ 인터넷 서핑을 한다.
   - ☐ 소셜 미디어를 보거나 포스팅을 한다.
   - ☐ 책상에서 일을 한다.
   - ☐ 집안일을 한다.
   - ☐ 우편물을 정리한다.
   - ☐ 이메일이나 보이스 메일을 확인한다.
   - ☐ 스마트폰을 본다.
   - ☐ 디지털 게임을 한다.
   - ☐ 해야 할 일의 목록을 작성한다.
   - ☐ 신문을 읽는다.
   - ☐ 시리얼 상자에 적힌 문구를 읽는다.
   - ☐ 방 안을 돌아다닌다.
   - ☐ 운전을 한다.
   - ☐ 전화 통화를 한다.
   - ☐ 아이들이 학교에서 먹을 점심을 만든다.
   - ☐ 기타: _____

2. 표시한 항목을 검토한 뒤 평소에 얼마나 자주 산만한 환경에서 식사를 하는지 생각해보자.
   - ☐ 매 끼니마다
   - ☐ 대부분의 식사
   - ☐ 아침 식사
   - ☐ 점심 식사
   - ☐ 저녁 식사
   - ☐ 간식 시간

3. 식사를 하면서 멀티태스킹 했을 때를 떠올려보자. 어떤 상황에서 특히 음식에 집중을 하지 못했는가?

   _____
   _____
   _____

4. 멀티태스킹을 하지 않고 음식에만 집중하는 상황을 생각하면 떠오르는 두려움이나 불편함이 있는가?

_____
_____
_____

5. 방해 요소 없이 음식을 먹으려면 어떤 준비가 필요한가? 음식을 먹을 충분한 시간이 있는지, 텔레비전이나 컴퓨터가 없는 장소에서 식사를 해야 하는지, 가족이나 룸메이트와 합의를 해야 하는지 등을 확인해 보자.

_____
_____

6. 가장 좋은 것은 음식의 감각적인 특징에 집중하기 위해 주의를 흐트러뜨릴 수 있는 활동을 피하는 것이다. 물론 한 번에 해결되기는 쉽지 않다. '일주일에 적어도 몇 번은 저녁 식사에만 집중하겠다.'처럼 식사에 집중하기 위해 취할 수 있는 가벼운 방법부터 생각해보자.

_____
_____

혼자 하든 다른 사람과 함께 하든, 식사는 몸과 자신을 연결하고 영양을 공급하는 신성한 시간이다. 특히 하루 동안 정해진 식사 시간에는 더욱 그렇다(물론 간식을 먹는 시간에 느끼는 만족감과 즐거움도 가볍게 여겨서는 안 된다). 가족, 친구, 직장 동료와 함께 식사를 한다면 그 시간은 다른 사람들과도 연결되는 시간이다. 하지만 원치 않는 방해물이 있을 때는 사람들과 연결되기도 쉽지 않다. 되도록 즐겁고 여유 있고 산만하지 않은 최적의 식사 경험을 조성하는 것이 중요하다. 이를 위한 두 가지 핵심적인 방법은 다음과 같다. 규칙을 정하고 쾌적한 식사 환경을 조성하는 것이다. 아래 항목을 살펴보고 적용해보고 싶은 아이디어에 표시해보자.

식사 규칙	쾌적한 식사 환경 조성
☐ 가족들과 식사할 때 모든 전자 기기의 전원을 끈다. 단, 배경 음악은 계속 틀어도 좋다. 꼭 필요한 경우가 아니라면 식사 중에는 전화를 받지 않는다.	☐ 주방이나 식탁 등 식사 장소를 한 곳만 정한다.
☐ 식사 시간은 문제나 의견 충돌을 논의하는 자리가 아니라는 점을 확실히 한다.	☐ 접시, 식기, 냅킨을 사용하여 식사 장소를 세팅한다.
☐ 앉아서 먹는다.	☐ 음악을 틀거나 촛불을 켜거나 테이블 위에 꽃을 꽂아두는 등 쾌적한 분위기를 조성한다.

그릇을 다 비우는 습관

음식의 양과는 관계없이 그릇에 담긴 자기 몫의 음식을 모두 다 먹는 것은 식사의 기본 예의이라고 여긴다. 하지만 이것은 동시에 포만감의 장애물이자 몸이 보내는 신호와의 단절을 의미한다. 사람들은 배고픔과 배부름 수준과는 상관없이 그릇에 담긴 음식을 다 먹어야만 먹는 것을 멈추곤 한다. 특히 포장 음식을 먹을 때면 포장 용기에 든 모든 음식을 다 먹을 때까지 멈추지 않는다. 어릴 때부터 부모에게 자주 들었던 이런 규칙은 성인이 되어 습관적인 패턴으로 굳어진다. 그 밖에 너무 배가 고프거나, 너무 급하게 먹거나, 박탈에 대한 두려움을 느낄 때도 그릇에 담긴 음식을 모조리 다 먹는 행동이 일어날 수 있다.

다음 질문은 음식을 다 먹는 경향을 파악하고 직관적 식사에 도움이 되지 않는 습관적인 행동 패턴을 해결하는 데 도움이 될 것이다.

1. 아래 항목을 읽고 당신에게 해당하는 항목에 표시해보자.
   ☐ 당신의 가족은 대가족이었고 식사 시간에는 항상 경쟁이 있었다. 엄마는 모든 음식을 한 번에 식탁에 올려놓았기 때문에 자기 몫의 음식을 미리 퍼 놓지 않으면 남은 음식이 없는 경우도 많았다.
   ☐ 당신은 음식이 부족하다고 느끼는 환경에서 자랐다. 때로는 다음 끼니가 언제일지 불확실해서 당장 있는 음식은 다 먹어야 한다고 생각했다.
   ☐ 음식의 양은 충분했지만 다 먹어야 한다는 압박이 있었다.
   ☐ 식사 전에는 대개 극심하게 배가 고프고 빨리 먹어야 한다는 강박을 느낀다.

☐ 어린 시절부터 음식은 남기지 않고 다 먹어야 한다고 교육받았다. 음식을 남기는 것은 낭비라고 생각한다.

☐ 자기 몫이 정해진 식사를 할 때면 습관적으로 다 먹는다.

☐ 봉지에 든 감자칩 등은 습관적으로 한 번에 한 봉지를 다 먹는다.

☐ 음식을 남기면 죄책감이 든다.

☐ 외식을 하면 돈의 가치를 생각해서 과식을 하는 경향이 있다.

☐ 뷔페에 가면 배가 불러도 계속 많은 음식을 먹는 경향이 있다.

☐ 어릴 때 디저트를 먹으려면 먼저 접시에 남은 모든 음식을 다 먹어야 했다.

☐ 다른 사람들보다 식사 속도가 매우 빠르다.

☐ 음식을 남기면 식사를 준비한 사람의 기분을 상하게 할까 봐 걱정된다.

2. 당신에게 영향을 미치는 요소를 검토하고 다음 질문에 답해보자.

A. 얼마나 자주 음식을 다 먹는가?

☐ 드물게

☐ 절반 이하

☐ 절반 이상

☐ 모든 식사 때마다

B. 남은 음식을 모두 다 먹는 것은 _____처럼 느껴진다.

☐ 자동적인 습관

☐ 가치(참고: 음식을 남기는 것에 죄책감을 느낀다면 믿음 체계나 개인적인 가치의 문제일 수 있다.)

C. 평소에 음식을 남기지 않는다면, 배가 불러서 한두 입 정도 음식을 남기는 것이 얼마나 어려운가?

☐ 전혀 어렵지 않다.

☐ 약간 어렵다.

☐ 매우 어렵다.

3. 실천 연습

접시나 포장 용기에 담긴 음식을 자동적으로 다 먹는 습관을 깨려면 음식을 한두 입 정도 남겨보길 추천한다. 자기 몸의 포만감 정도를 고려하지 않고 먹는 식습관을 개선하기 위해서다. 이 연습을 반복하면 이어서 할 연습에서 포만감 등급을 평가하기 위해 '멈추는 시간'을 가지는 데 도움이 될 것이다.

자동적인 섭식 습관 없애기

남은 음식을 다 먹어버리거나 급하게 먹는 것과 같이 몸에 밴 강력한 습관은 포만감 신호에 둔감하게 반응하도록 한다. 하지만 이러한 습관의 자동성이 방해를 받으면 어떨까? 편안한 포만감을 느낄 때 먹기를 멈추는 것과 같은 목적을 성취하기가 훨씬 더 쉬워질 것이다. 이어서 할 실천 연습은 이러한 습관의 자동적인 특성을 방해하는 참신한 방법이다. 이 연습을 하면 음식의 맛을 온전히 음미할 수 있고 궁극적으로 몸이 느끼는 포만감이라는 신체 감각에 더 자주 연결될 수 있다.

다음 기법은 사람들에게 영화를 보면서 평소에 자주 사용하지 않는 손으로 팝콘을 먹게 하는 것을 주제로 한 연구에 바탕을 둔다. Neal et al. 2011 연구의 첫 단계에서 피실험자들은 주로 사용하는 손으로 팝콘을 먹었다. 그 결과 배고픔 상태나 팝콘의 맛에 최소한의 영향만 받았다(피실험자들에게 같은 양의 눅눅한 팝콘과 갓나온 팝콘을 제공했지만 차이를 알아차리지 못했다.) 연구의 두 번째 단계에서 피실험자들은 한쪽 면에 수직으로 된 손잡이가 붙어 있는 특별한 팝콘 상자를 받았다. 영화를 보는 동안 평소에 사용하는 손을 쓰지 못하도록 손잡이에 주로 사용하는 손을 넣고 상자를 잡으라고 지시했다. 그 결과, 피실험자들은 주로 사용하는 손을 쓸 때보다 팝콘을 많이 먹지 않았는데, 특히 눅눅한 팝콘을 피했다. 이유는 피실험자들이 자신의 행동을 더 잘 인지했기 때문이다. 팝콘을 먹는 행동은 더 이상 자동적으로 일어나는 일이 아니었다.

다음 실천 연습에서는 주로 사용하지 않는 손(대부분 왼손이 해당될 것이다)으로 식사를 할 것이다. 이 활동은 집에서 하는 것이 좋다. 주로 사용하는 손을 무의식적으로 쓰지 않도록 끈으로 다리나 허리에 묶는다. 또는 자주 사용하는 손을 간단히 허벅지 아래로 내리거나 음식을 먹는 동안 등 뒤로 돌린다. 손을 의식하는 것이 핵심이다. 이 실험은 충분한 시간이 있고 방해받지 않는 환경에서 실천해 보는 것이 좋다.

다음 사항에 주목하며 평소 사용하지 않는 손으로 식사를 한다.

- 음식을 먹을 때 서서히 나타나는 포만감을 느낀다.
- 먹는 속도를 의식한다.

실험을 완료한 뒤 다음 질문에 답한다.

1. 식사에 소요된 시간은 어느 정도인가? 평소 식사 시간과 비교할 때 어느 정도 차이가 있었는가?

_____
_____
_____

2. 포만감을 알아채는 것이 더 쉬웠는가? 식사 중 어느 시점부터 포만감을 느끼기 시작했는가?

_____
_____
_____

3. 주로 사용하는 손으로 식사를 할 때도 이 같은 속도와 포만감을 느낄 수 있다면 평소의 식사는 어떻게 달라질 것 같은가?

_____
_____
_____

거절하는 법 배우기

사교 모임에서 사람들은 서로 더 많은 음식을 먹으라고 권유한다. 음식을 준비하는 사람의 입장이라면 단지 예의 바르게 행동하는 것일 수도 있지만, 때로 어떤 이는 자신이 준비한 음식을 먹는 사람들의 반응에서 자기 가치를 얻기도 한다. 특히 자신만의 특별한 요리법이라면 더욱 자부심을 가질 것이다. 하지만 가장 중요한 것은 자신의 몸을 존중하는 일임을 잊지 말자. 당신의 몸과 편안함을 과식으로 희생해가면서 누군가를 행복하게 할 필요는 없다. 그들이 반복해서 음식을 권해도 더 이상 먹고 싶지 않다면 단호하게 거절해야 한다.

다음은 사람들이 음식을 권유할 때 정중하게 거절하는 방법이다. 공감하는 항목에 표시해보자.

	고맙지만 괜찮습니다.
	더 먹고 싶지만 불편할 정도로 배가 부른 것 같아서 더 이상은 무리예요.
	디저트(음식 이름)가 정말 맛있어 보이는군요. 하지만 너무 배가 불러서 더 이상 먹지는 못하겠어요. 만약 음식이 남으면 제가 좀 싸가도 될까요?
	고맙지만 정말 괜찮습니다.
	요리가 정말 맛있어 보이네요. 그런데 지금은 너무 배가 불러서 먹을 수가 없어요. 요리법을 알려 주실래요
	방금 저녁을 먹고 왔는데 파티에서 음식을 주는 줄 몰랐네요! 다 맛있어 보이지만, 너무 배가 불러서 더 이상 먹을 수가 없어요. 혹시 남은 음식이 많다면 제가 좀 싸가도 될까요?
	좋아하는 요리를 만들어줘서 정말 고마워요. 너무 맛있어 보이는군요. 만드는 데 많은 시간을 들인 거 알고 있어요. 음식 맛을 제대로 음미하고 즐길 수 있을 때 먹고 싶은데 지금은 너무 배가 부르네요.
	다시 한번 고맙지만 사양할게요. 음식은 너무 맛있지만, 더 먹으면 속이 불편해질 것 같아요. 그건 바라지 않을 테니 사양할게요.
	한 입만 더 먹어도 속이 불편해질 것 같아요. 속이 편안하길 바라는 마음을 이해해줘서 고마워요.
	평소에는 음식을 권유할 때마다 더 먹었는데 요새는 건강과 편안함을 위해 몸이 보내는 메시지를 듣는 것에 집중하고 있어요. 이미 충분히 먹었습니다. 고마워요.

> 도움이 되는 팁: 먹는 것을 중단하려는 결정을 의식적인 행동으로 나타내라. 음식을 남기지 못하는 성향이거나 다른 사람들과 함께 식사를 하고 있다면, 수저를 내려놓는 것과 같은 의식적인 행동을 함으로써 식사를 중단하는 결정에 힘을 불어넣어 준다. 이처럼 간단한 행동도 남은 음식을 습관적으로 먹는 행동을 방지하는 데 도움이 된다.

포만감 느끼기

포만감을 경험하는 방법은 여러 가지가 있다. 다음은 식사 중과 식사 후에 포만감 신호를 경험할 수 있는 몇 가지 방법이다. 당신에게 적용되는 항목에 표시해보자.

☐ **위장**: 사람들은 흔히 위장에서 포만감을 느끼는데, 보통 복부가 약간 부풀어 오르는 것에서부터 무겁거나 터질 것 같은 단계까지 있다.

☐ **머리**: 포만감을 느끼면 음식과 먹는 것에 대한 생각을 덜 하게 된다. 즉, 먹고 싶은 욕망이 감소한다.

☐ **기분**: 포만감을 느끼면 사람들은 보통 기분이 좋거나 편안함을 느끼는 기분 전환을 경험한다.

☐ **에너지**: 어떤 사람들은 에너지가 회복되었다고 느낀다. 먹고 나면 졸음을 느끼는 사람들도 있다.

☐ **기타**:

포만감 알아채기

어떤 사람들은 갑자기 불편할 정도로 배가 부르다고 느껴야 먹는 행위를 멈춘다. 이렇게 갑자기 나타나는 극심한 포만감은 대개 서서히 나타나는 포만감에 주의를 기울이지 않아서 발생한다. 사실 몸에 집중하지 않으면 미묘한 포만감 신호를 놓치기 쉽다. 그래서 되도록 천천히 먹는 것이 중요하다.

산만한 환경에서 식사를 한다면 행동은 식사를 하고 있지만 정신은 따로 노는 상태가 된다. 그러면 우리 마음은 먹는 감각에 집중하지 않고 텔레비전을 보는 등 다른 활동에 주의를 집중하게 된다. 이런 상황에서 서서히 나타나는 포만감은 극심하게 불쾌함을 주지 않는 한 인지하기 어렵다. 2장 '배고픔을 존중하라'에서 우리는 몸 안에서 일어나는 신체적 느낌을 지각하는 능력인 내부감각 수용인식에 대해 알아봤다. 내부감각 수용인식을 위해서는 몸에 대한 주의 집중이 필요하다.

연구에 따르면, 표준화된 물 마시기 실험이라고 불리는 특정한 물 섭취 활동이 일반적으로 포만감과 관련된 위 팽창 감각을 식별하는 데 도움을 줄 수 있다고 한다. Herbert et al. 2012 이 방법은 건강한 사람과 위장 장애를 가진 사람 모두를 대상으로 포만감에 대한 인식을 보여주는 유효한 지표로 나타났다. 이 활동의 목적은 어디까지나 포만감이라는 신체 감각과 연결하기 위함이다. 물을 마셔서 포만감을 느끼도록 몸을 속이려는 목적이 아니다(사실 우리의 몸은 거짓된 포만감에 속을 만큼 둔감하지 않다. 물을 많이 마셔서 배를 부르게 하면 우리 몸은 결국 속임수를 인지하고 영양분을 요구하는 활동을 재개한다).

물 마시기 실험

탄산이 없는 실온 상태의 물 2~4잔을 준비하고, 정신없게 하거나 방해할 만한 것이 없는 차분한 환경에서 5분간 실험을 진행한다. 준비가 끝나면 물을 마시기 시작하자. 서두르거나 한 번에 물을 많이 마실 필요는 없다.

- 물을 마셨을 때와 물이 식도를 따라 흘러내릴 때의 신체적 느낌에 집중한다.
- 처음 포만감 신호를 느낄 때까지 계속 물을 마신다.

포만감을 느끼기 시작하면 다음 질문에 대답해보자.

1. 대략 어느 정도의 물을 마셨는가?
_____

2. 물을 마시고 식도를 따라 물이 흘러 내려갈 때의 신체 느낌을 묘사해보자.
_____
_____
_____

3. 이러한 감각은 음식을 먹을 때 느끼는 포만감과 어떻게 다른가?
_____
_____
_____

필요한 만큼 물 마시기를 자주 연습하여 포만감과 관련된 신체적 느낌을 인지하는 데 익숙해지도록 하자.

포만감에 영향을 미치는 요소 파악하기

편안한 수준의 포만감을 경험하기 위해 먹어야 하는 음식의 양에 영향을 미치는 요인은 다음과 같이 다양하다.

- **식사 전 배고픔 등급.** 배가 고프지 않을 때 먹기 시작하면 포만감과 비교할 수 있는 배고픔의 기준을 파악하기 어렵다.

- **무조건적인 허락.** 음식과 온전하게 화해하지 않았다면(원칙 3 참고) 포만감 때문에 먹는 것을 멈추는 일이 여전히 어려울 것이다.

- **타이밍.** 식사 후 경과한 시간이나 간식을 먹은 이후 경과한 시간은 포만감 수준에 영향을 미친다. 에너지와 혈당이 균형을 유지하려면 일반적으로 2시간에서 6시간마다 음식을 먹어야 한다.

- **음식의 양.** 이전 식사나 간식 때 먹은 음식의 양은 다시 배가 고파지는 시기나 편안한 포만감을 느끼기 위한 음식의 양에 영향을 미친다.

- **식사 환경.** 몇몇 연구에 따르면, 다른 사람들과 함께 식사를 하면 먹는 음식의 양이 증가하는 경향이 있다고 한다. 이는 산만한 환경, 음식에 대한 암묵적 압박, 먹는 것을 제대로 의식하지 못해서 많이 먹는 때도 있다는 뜻이다.

- **음식 종류.** 우리가 먹는 음식의 종류는 포만감뿐만 아니라 지속력에도 영향을 미친다. 예를 들어 부피가 큰 음식인 야채나 뻥튀기 과자는 포만감을 느끼게 하지만 충분히 먹었다는 만족감을 주지는 못할 것이다. 아보카도처럼 지방 함유량이 높은 음식은 지속력이 더 높다. 이 문제는 다음의 실천 연습에서 좀 더 자세히 살펴보자.

포만감과 음식의 지속력

어떤 종류의 음식이 포만감 정도에 어떤 영향을 미치는지 아는 것은 도움이 된다.

다음의 음식은 편안한 포만감을 느끼게 한다.

- 단백질. 단백질은 포만감을 증가시키는 데 도움이 된다. 단백질이 많이 함유된 음식으로는 고기, 콩, 가금류, 견과류, 요구르트, 생선 등이 있다.

- 지방. 지방은 두 가지 측면에서 포만감에 기여한다. 첫째, 지방이 함유된 음식은 소화 속도를 늦춘다. 지방은 음식 중에서 소화되는 속도가 가장 느리므로 포만감을 유지하는 데 중요한 역할을 한다. 지방이 많은 음식으로는 견과류, 샐러드드레싱, 오일, 버터, 지방 함유 유제품, 아보카도 등이 있다.

- 탄수화물. 탄수화물은 부피 때문에 포만감을 느끼게 한다. 탄수화물이 함유된 음식은 정상적인 혈당 수치를 유지할 수 있게 하며, 이 기능은 세포에 에너지를 공급하는 데 필수적이다. 탄수화물이 많이 함유된 음식으로는 파스타, 빵, 쌀, 콩, 과일 등이 있다.

- 섬유질. 섬유질은 소화가 어려운 탄수화물의 일종으로, 혈류로 가는 탄수화물의 흡수를 늦춘다. 통밀빵으로 만든 샌드위치가 섬유질이 적은 흰 빵으로 만든 샌드위치보다 더 오래 포만감을 느낄 수 있는 이유다.

어떤 음식은 일시적으로 포만감을 느끼게 하지만, 대체적으로 저칼로리 식품이기 때문에 포만감의 지속력이 짧다. 예를 들어, 큼지막하게 쓴 야채 샐러드(드레싱과 크루톤 없이)와 시럽이 들어가지 않은 아이스티 한 잔을 식사로 먹으면 직후에는 포만감이 느껴지지만, 한두 시간 후에는 허기가 진다. 또한 이런 종류의 음식을 먹을 때 혼란스러운 느낌을 경험했을 것이다. 육체적으로는 배가 부른데도 여전히 부족한 느낌이 들기 때문이다. 그리고 계속 더 먹어야 할 것 같은 느낌을 받는다. 우리가 만나는 고객들은 이런 느낌을 '쉼 없이 음식을 찾는 기분'이라고 표현했다. 즉, 식사에 만족을 느끼지 못한 것이다.

부피는 크지만 낮은 칼로리를 함유한 음식에는 주로 야채와 과일이 있다. 쌀과자나 뻥튀기 등과 같은 '공갈 음식air food'도 여기에 속한다. 다이어트를 하는 사람들에게는 친숙한 음식이지만, 이 음식은 부피 때문에 위장을 가득 채우기만 할 뿐 에너지(칼로리)는 거의 제공하지 않는다.

인공 감미료 식품과 저탄수화물 식품도 마찬가지다. 이 음식은 탄수화물을 대체하곤 하는데, 당알콜sugar-alcohols과 소화가 안 되는 섬유질 성분이다. 이러한 대체물은 일시적으로 포만감을 느끼게 만든다(너무 많이 먹을 경우 복부가 토할 듯 부풀어 올라 불편해진다). 에너지 바, 무설탕 젤라틴, 저탄수화물 디저트와 스낵이 이에 해당된다.

포만감을 주는 간식 실험

서로 다른 종류의 음식이 포만감에 어떤 영향을 미치는지 알아보기 위해 며칠간 아래에 있는 간식 중 한 가지를 선택해 실험해보자. 반드시 배가 고픈 상태에서 실험을 진행한다. 실험을 하는 날에는 되도록 식사 때마다 동일하게 먹는 것이 좋다(매일 같은 음식을 같은 시간에 먹는다). 그러면 평소보다 더 포만감을 주는 아침 식사를 했거나 점심을 평소보다 늦게 먹어서 간식 실험에 영향을 주는 일은 없을 것이다. 통제된 조건하에서 과일 스무디와 땅콩버터, 젤리 샌드위치를 비교해 보도록 하자.

◀ 간식 선택 ▶

1	과일 스무디	vs.	땅콩버터와 젤리 샌드위치
2	우유를 넣은 시리얼	vs.	땅콩버터 토스트
3	오트밀	vs.	뻥튀기 쌀 시리얼
4	건포도 한 줌	vs.	아몬드 한 줌
5	에너지 바	vs.	무지방 라떼
6	사과	vs.	피넛버터를 바른 사과
7	호두버터를 바른 통밀빵	vs.	호두버터를 바른 흰 빵
8	우유 한 잔	vs.	주스 한 잔
9	치즈와 통곡물 크래커	vs.	치즈와 떡
10	그래놀라 바	vs.	그리스 요거트와 베리

비교를 위해 먹은 간식을 적는다. 다시 배가 고플 때까지 간식이 포만감을 유지했던 시간에 표시한다.

◀ 간식 포만감 실험표 ▶

선택한 간식	다시 배고픔을 느낄 때까지의 시간									
과일 스무디	0.5	1.5	2.0	2.5	3.0	3.5	4.0	4.5	5.0	5.5
땅콩버터와 젤리 샌드위치	0.5	1.5	2.0	2.5	3.0	3.5	4.0	4.5	5.0	5.5
	0.5	1.5	2.0	2.5	3.0	3.5	4.0	4.5	5.0	5.5
	0.5	1.5	2.0	2.5	3.0	3.5	4.0	4.5	5.0	5.5
	0.5	1.5	2.0	2.5	3.0	3.5	4.0	4.5	5.0	5.5
	0.5	1.5	2.0	2.5	3.0	3.5	4.0	4.5	5.0	5.5

시도했던 간식 실험 중 하나를 설명해보자. 어떤 결과를 예상했는가?

_____

_____

_____

다시 배가 고프기 전에 어떤 간식이 포만감을 더 오래 유지했는가?

_____

_____

_____

특정한 간식이 더 오랜 시간 포만감을 유지한 이유는 무엇인가?

_____

_____

_____

발견한 내용을 적용하여 어떻게 포만감 유지 시간을 더 길게 만들 수 있을까?

_____

_____

_____

지속력 있는 식사 실험

간식의 포만감 지속력에 대해 배운 내용을 식사에 적용해보자. 식사 한 끼의 포만감에 대한 지속성을 평가하는 것 외에도, 식사를 하고 난 후 포만감이 어떻게 점차 약화되는지도 살펴보자.

다음 표에서 일주일 동안 즐겨 먹거나 자주 먹는 식사를 몇 가지 선택한다. 포만감의 지속력을 측정하기 위해 식사 후 2시간 동안 30분마다 포만감을 측정한다. 마지막 빈칸에는 다시 배가 고플 때까지 걸린 시간을 기록한다(1시간~6시간 후가 평균이다).

◀ 포만감 측정표 ▶

식사(날짜, 시간, 종류, 대략적인 식사량)	포만감 지속 시간(분)	포만감 측정 (0-10)	다시 배고픔을 느낄 때까지의 시간(~시간 후)
	30분 60분 90분 120분	0 1 2 3 4 5 6 7 8 9 10 0 1 2 3 4 5 6 7 8 9 10 0 1 2 3 4 5 6 7 8 9 10 0 1 2 3 4 5 6 7 8 9 10	
	30분 60분 90분 120분	0 1 2 3 4 5 6 7 8 9 10 0 1 2 3 4 5 6 7 8 9 10 0 1 2 3 4 5 6 7 8 9 10 0 1 2 3 4 5 6 7 8 9 10	
	30분 60분 90분 120분	0 1 2 3 4 5 6 7 8 9 10 0 1 2 3 4 5 6 7 8 9 10 0 1 2 3 4 5 6 7 8 9 10 0 1 2 3 4 5 6 7 8 9 10	
	30분 60분 90분 120분	0 1 2 3 4 5 6 7 8 9 10 0 1 2 3 4 5 6 7 8 9 10 0 1 2 3 4 5 6 7 8 9 10 0 1 2 3 4 5 6 7 8 9 10	

앞에서 작성한 표를 보고 다음 질문에 답해보자.

어떤 종류의 식사가 포만감을 유지하는 데 도움이 되었는가? 지속 시간은 얼마나 길었는가?

_____
_____

오랜 시간 포만감을 유지하지 못한 음식은 무엇인가? (식사 후 금방 다시 배가 고팠던 음식은 무엇인가?)

_____
_____

경험을 바탕으로 몇 시간 동안 포만감을 유지한 식사는 어떤 음식으로 구성했는지 적어보자.

_____
_____

식사 후 2시간 동안 매 30분마다 포만감을 측정했을 때 포만감 등급의 변화를 적어보자.

_____
_____

포만감을 인식하는 과정에서 예상하지 못했던 경험이 있었다면 적어보자.

_____
_____

포만감 신호 경청 반복 연습하기

포만감 신호에 익숙해지려면 몸이 보내는 신호를 경청하는 연습을 반복할 필요가 있다. 다음의 포만감 발견 등급표를 사용해 배고픔 등급과 포만감 등급, 포만감의 질, 식사나 간식으로 먹은 음식을 추적해보자. 표는 gabooks.kr/board/intuitiveeatingwb 에서도 다운로드 가능하다. 식사와 식사 사이에 느끼는 배고픔의 강도에서 일정한 규칙이나 추세를 확인하기 위해 되도록 식사 시간을 정확하게 지키는 것이 좋다. 며칠 동안 이 과정을 반복한다(표를 복사해서 사용해도 좋다).

표에서 확인해야 할 사항은 다음과 같다. 첫째, 식사나 간식을 먹기 전에 배고픔 등급을 가장 잘 반영하는 숫자를 표시하여 배고픔을 평가한다. 다음으로 음식을 먹기 시작하되, 간식이나 식사 중간에 잠시 멈추고 (1) 음식의 맛과 (2) 배고픔이 줄어들고 서서히 배가 불러오는 감각을 측정한다. 마지막으로, 충분히 음식을 먹고 난 뒤 느끼는 포만감을 0에서 10으로 평가한다. 특히 포만감의 질적인 측면에 유의한다. 포만감이 편안한지 불쾌한지 중립적인지 확인한다. 마지막 칸에는 식사 중에 다른 일을 동시에 한 경우(예: 독서, 인터넷 서핑, 문자 메시지 주고받기 등)를 기록한다.

◀ 포만감 발견 등급표 ▶

시간	배고픔 등급	포만감 등급	포만감의 질			식사나 음식의 종류	동시에 한 일
			편안함	불쾌함	중립		
	0 1 2 3 4 5 6 7 8 9 10	0 1 2 3 4 5 6 7 8 9 10					
	0 1 2 3 4 5 6 7 8 9 10	0 1 2 3 4 5 6 7 8 9 10					
	0 1 2 3 4 5 6 7 8 9 10	0 1 2 3 4 5 6 7 8 9 10					
	0 1 2 3 4 5 6 7 8 9 10	0 1 2 3 4 5 6 7 8 9 10					
	0 1 2 3 4 5 6 7 8 9 10	0 1 2 3 4 5 6 7 8 9 10					

포만감 등급을 살펴보고 일정한 패턴이 있는지 찾아보자. 그리고 다음 질문에 답해보자.

보통 어느 시점에서 포만감을 느꼈는가? 6? 8?
_____

포만감 때문에 식사를 중단했을 때의 느낌은 어땠는가?
_____

배고픔과 포만감 사이에서 어떤 경향을 발견했는가? 예를 들어, 불쾌할 정도로 극심하게 배고픈 등급(예:2)에서 식사를 시작한 경우, 포만감을 느끼기까지 얼마나 더 많은 음식을 먹어야 했는가?
_____
_____

식사를 하면서 동시에 다른 활동을 했다면 포만감 등급에 어떤 영향을 미쳤는가?
_____

편안한 포만감을 느끼게 한 음식은 무엇인가?
_____
_____

포만감을 느끼는 데 필요한 음식량이 평소보다 많았던 식사가 있었는가? 만약 그렇다면, 식사 전 배고픔 등급과 식사를 하면서 동시에 했던 활동과 어떤 상관관계가 있었는가?
_____
_____

마지막 한 입의 문턱 알아채기

포만감의 다양한 감각에 익숙해지기 시작하면 '마지막 한 입의 문턱'에 다다른 시점을 알아채게 될 것이다. 즉, 먹는 것을 멈출 때를 알 수 있게 된다. 편안한 포만감을 느끼기 위해 한 입의 문턱에 다다르면 식사를 멈추는 것이다. 한 입이라는 마지막 지점을 감지하는 핵심 요소는 자신의 몸에 주의를 기울이는 것이다. 이번 장에서 포만감을 느끼는 경험을 연습했기 때문에 보다 이해하기 쉬울 것이다. 마지막 한 입의 문턱을 감지하기 위해 포만감 신호에 주의를 기울이는 것은 많은 연습과 인내를 필요로 한다. 다음의 단계를 따르면 도움이 될 것이다.

- 식사를 마치면 어떤 기분이 드는지 고찰한다.
- 느낌을 신중하게 확인하고 포만감에 집중한다.
- 몇 분 동안 이 감각을 느끼는 상태를 유지한다.

이제 스스로에게 물어보자. 몇 입 덜 먹고 식사를 중단했다면 기분이 어땠을까? 질문에 대해 떠오르는 생각을 적어보자. 어쩌면 다음 식사 때 이를 실천해보고 싶은 호기심과 욕구가 생길지도 모른다. 또는 그 생각이 들면 후회스럽거나 실망감을 느낄 수도 있다. 하지만 신경 쓰지 말자. 비판하지 않고 당신의 몸에서 느끼는 감정을 알아차리고 떠오르는 생각을 적어보자.

_____
_____
_____

_____
_____
_____
_____
_____

만약 몇 입 덜 먹고 식사 멈추기를 실험할 준비가 되었다면, 다음 연습을 실천해보자. 이 실험을 의미 있게 완료하려면 먼저 신체의 포만감을 제대로 인식할 수 있어야 한다. 아직 그 단계에 이르지 못했다면 포만감 발견 등급표를 활용해 더 많이 연습할 필요가 있다. 직관적 식사자가 되는 것은 경쟁이 아니다. 당신에게 편안한 속도로 진행하는 것이 중요하다는 점을 잊지 말자.

1. 포만감 발견 척도표에 설명된 기법을 사용하여, 허기가 사라지고 서서히 포만감이 나타나기 시작할 때 잠시 멈추는 시간을 가진다.

2. 편안한 정도의 포만감을 느끼려면 몇 입을 더 먹어야 할지 대략 추정한다(정확한 음식량을 계산할 필요는 없다). 식사를 중단하는 시점을 파악한다.

3. 음식을 한 입씩 먹을 때마다 의식하며 먹는다.
- 음식의 질감과 맛에 집중한다.
- 음식을 삼킨 후 몸이 어떻게 느끼는지 집중한다.
- 다음 한 입을 먹기 전에 스스로에게 묻는다. 이번 한 입이 마지막 한 입일 가능성이 있는가? 직감적으로 그렇다고 생각하면 그 시점에서 먹는 것을 멈춘다.

4. 감정에 주목한다. 지금 먹고 있는 음식은 언제든 다시 먹을 수 있으며 금지 음식은 없다는 점을 상기한다.

이 연습을 반복하면 마지막 한 입의 문턱을 인식하기가 더 수월해질 것이다. 이제 당신의 경험을 고찰해보자.

_____
_____
_____
_____
_____
_____

마무리

이번 장에서는 포만감과 연결되는 여러 가지 방법을 익혔다. 또한 포만감 신호에 적절하고 의미 있게 반응하기 위해 장애물을 극복하는 방법을 익혔다. 다른 사람들과 함께 식사를 하는 것, 마지막으로 식사를 한 뒤 지난 시간, 먹은 음식의 종류, 식사 직전 느낀 배고픔 정도 등 포만감에 영향을 미치는 여러 요소에 대해서도 파악했다.

다음 장에서는 식사에서 만족 요인이 얼마나 중요한지 살펴보자. 직관적 식사 원칙의 핵심이 바로 이 만족 요인을 찾는 것이다.

Chapter 06

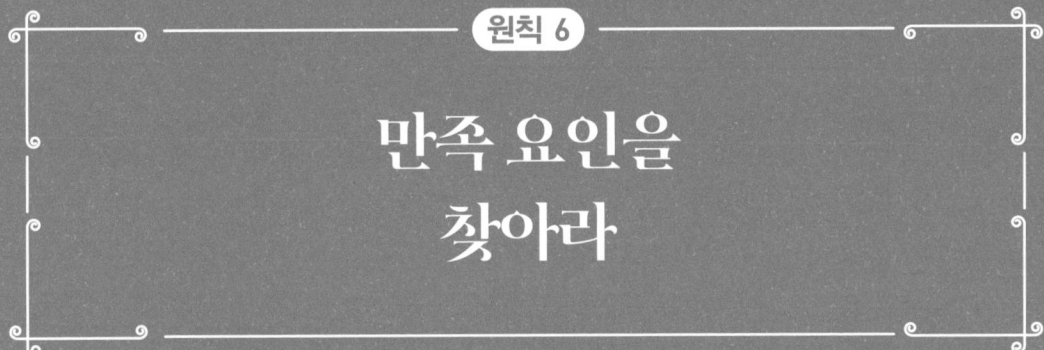

원칙 6

만족 요인을
찾아라

지혜롭게도 일본인들은 건강한 삶의 목표에 만족감을 넣는다. 건강하고 날씬한 몸매에 대한 광적인 집착은 존재의 가장 기본적인 즐거움을 간과하게 만든다. 먹는 것에서 느끼는 기쁨과 만족 말이다. 기분 좋은 환경에서 정말로 원하는 음식을 먹을 때의 즐거움은 커다란 만족감을 선사한다. 이러한 경험을 스스로에게 제공한다면 적은 양으로도 '충분히' 먹었다고 생각하게 될 것이다.

신이 먹는 즐거움을 주지 않았다면 먹고 마시는 것만큼 지루한 일도 세상에 없을 것이다.

– 볼테르 Voltaire

불행히도 우리 문화에서는 많은 이가 먹는 즐거움을 죄책감과 연결 짓거나 잘못된 행동이라고 치부한다. 다이어트는 이러한 도덕론에 딱 들어맞는다. 다이어트는 우리에게 희생을 강요하고 적은 양의 음식을 허용한다. 당신이 계속 불만족스러운 음식이나 식사 경험에 머물러 있으면서 만족감을 느낄 수 있으리라 생각하는 것은 오산이다. 오히려 더 이상 배가 고프지 않아도 계속 만족스러운 음식을 찾게 될 가능성이 높다. 연구에 따르면 먹는 즐거움(음식의 미학적 측면, 상징적 가치, 즐거움 추구에 대한 감사)을 추구하는 미식가들은 더 적게 먹고 편안함과 행복감은 더 느끼는 것으로 나타났고, 체질량 지수도 높지가 않았다.Cornil and Chandon 2015 도덕성에 가치를 두지 말고 진정으로 만족감과 즐거움을 주는 음식을 먹으면 된다. 그리고 이를 통해 정신적·생물학적으로 건강한 사람이 되자! 먹는 즐거움을 숭배하는 프랑스인들을 보라. 그들의 심장병 발병률은 세계에서 세 번째로 낮다.

만족감은 직관적 식사의 중심축 역할을 하며, 모든 직관적 식사 원칙의 기준이 된다.〈그림 6.1〉참조 직관적 식사의 10가지 원칙은 식사에서 최대한의 만족감을 찾을 수 있는 능력을 끌어낸다. 극심하게 배가 고프거나 전혀 고프지 않은 상태보다는 적당히 배가 고플 때 먹는 것이 더 만족감을 준다는 사실을 알게 될 것이다. 다이어트 사고방식에서 벗어나서 음식을 먹고, 음식과 화해하고, 우리 내부의 음식 경찰에 반박하면 누구나 만족감을 찾을 수 있다. 또한 감정적 혼란 없이 음식을 먹을 때 더 많은 즐거움을 얻을 수 있으며, 음식을 먹는 즐거움을 느끼고 신체의 여러 능력에 대해 감사하는 마음이 있어야만 자신의 몸을 존중할 수도 있다. 뿐만 아니라 꾸준히 몸을 움직이고 신체적으로 좋은 기분을 느끼며 식사를 하면 삶에서 훨씬 더 많은 만족감을 얻을 수 있다.

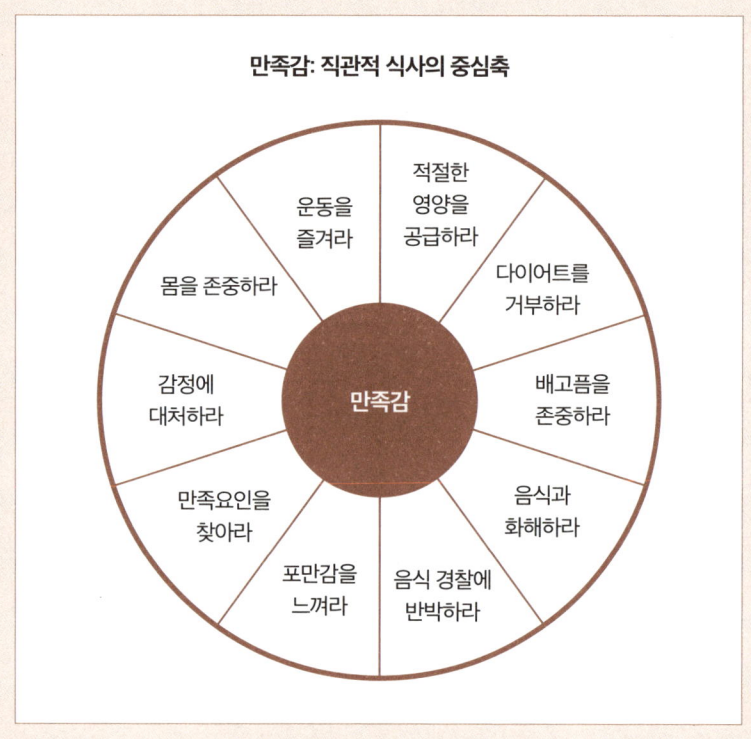

직관적 식사의 모든 원칙을 존중하면 식사에서 최대의 만족감을 얻을 수 있는 가장 좋은 기회를 얻는다는 사실을 명심하자. 이번 장의 연습은 다음 목록을 실천하는 데 도움을 줄 것이다.

- 진정으로 먹고 싶은 음식이 무엇인지 살펴본다.
- 천천히 의식하며 먹는 훈련을 한다.
- 만족감을 높이는 시점을 찾는다.
- 식사 환경을 살펴보고 개선한다.

<그림 6.1> 만족감: 직관적 식사의 중심축

에블린 트리볼리와 엘리스 레시 2012 / 세인트 마틴 출판사의 허가를 받아 전재

진정으로 먹고 싶은 음식

음식을 먹을 때 만족감을 느끼기 위해 가장 먼저 물어야 할 질문은 '내가 진정으로 먹고 싶은 것이 무엇인가?'이다. 어떤 음식을 좋아하거나 먹고 싶은지 질문을 받아본 적이 없다면 답하기가 다소 어려울지도 모른다. 다음 질문을 살펴보고 어린 시절의 식사 경험을 떠올려보자.

- 부모 또는 양육자가 음식에 대한 선택권을 제공했는가?
- 건강에 좋은 음식만 먹어야 한다는 집착이나 다이어트 사고방식이 있었는가?
- 좋은 음식과 나쁜 음식을 구분하거나 금지 음식이 있었는가?
- 음식 규칙을 따르지 않으면 벌을 받았는가?
- 가족과 함께 식사를 하면 스트레스를 받았는가? 가족들이 당신의 음식 선택에 지나치게 비판적이었는가?

_____
_____
_____
_____
_____
_____

누구나 특정한 맛이나 음식을 지금까지 좋아하거나 싫어할 수 있다. 하지만 시간이 지남에 따라 선호도 역시 바뀔 수 있다는 점을 명심하라. 과거에는 특정 음식을 싫어해 거부하다가 지금은 그 음식을 오히려 좋아하게 됐을 수도 있다. 자신의 미각이 어떤 음식에 즐거움과 만족감을 느끼는지는 자신만이 알 수 있다. 적당히 만족하지 말고 당신의 미각 선호를 존중하자. 음식이 별로면 안 먹으면 그만이고, 좋다면 마음껏 음미하면 된다. 직관적 식사자로서 어떠한 도덕적인 판단도 내리지 말고 진정으로 좋아하는 음식을 선택하자.

감각 측면 고려하기

다음 질문은 당신이 진정으로 먹고 싶은 것이 무엇인지 알아내는 데 도움이 될 것이다. 적당히 배가 고플 때(배고픔 등급 3 또는 4에 해당) 질문을 읽고 답해보자. 감각 측면의 고려사항을 살펴보면서 이 순간 무엇이 맞다고 느끼는지 스스로에게 물어보자.

어떤 맛에 끌리는가?

풍미 있는 맛, 단맛, 짠맛, 느끼한 맛, 풍부한 맛, 쓴맛, 시큼한 맛, 훈제 맛, 매콤한 맛, 싱거운 맛, 순한 맛 등 여러 가지 맛의 특성을 고려해보자.

다음 질문을 살펴보자. 고구마나 쿠키처럼 주로 달콤한 맛이 만족감을 주는가? 마지막으로 먹은 식사는 주로 단 음식이었는가? 아침 식사로 달달한 시리얼과 젤리를 곁들인 토스트 같은 음식을 먹었는가? 아침에 먹었던 음식의 달콤한 맛은 지금 먹고 싶은 맛에 어떤 영향을 미치는가?

_____
_____

예를 들어, 피클 같이 짠 음식이나 풍부한 토마토 소스가 들어간 파스타처럼 풍미 좋은 맛이 나는 음식을 생각해보자. 혀에 느껴지는 지금 그 맛이 나에게 알맞은 것 같은가?

_____
_____
_____

이제 코티지 치즈나 과일처럼 부드러운 음식을 생각해보자. 혀에 느껴지는 부드러운 맛에 끌리는가?

_____
_____
_____

그 밖에 다른 끌리는 맛이 있는가?

_____
_____

어떤 식감에 끌리는가?

매끈하고, 거품이 많고, 바삭하고, 쫄깃하고, 아삭아삭하고, 오도독하고, 딱딱하고, 부드럽고, 얇게 벗겨지고, 끈적거리고, 흐물흐물하고, 끈끈하고, 기름지고, 건조하고, 촉촉하고, 두껍고, 얇고, 무겁고, 가볍고, 물컹한 것 등 음식에서 나는 여러 질감을 떠올려보자.

- 푸딩처럼 부드럽고 매끄러운 음식이 혀에 닿는 느낌을 상상해본다.
- 이제 바삭한 음식을 먹는 느낌을 상상해본다. 샐러드에 들어간 아삭아삭한 양상추나 콘칩 등을 떠올린다.
- 매끈하거나 바삭한 음식보다는 쫄깃한 음식이 더 끌릴지도 모른다. 스테이크나 베이글을 상상해보자.
- 더 매력적인 식감은 어떤 것이 있을까?
- 아마도 식사에서 보다 다양한 식감을 느끼고 싶을 것이다.
- 어쩌면 지금은 어떤 식감도 끌리지 않고 음료수를 마시는 것이 낫다는 사실을 발견할지도 모른다. 그러면 스무디를 마실 수 있다.

지금 어떤 식감이 끌리는가?

___

___

어떤 음식이 그런 식감을 느끼게 하는가?

___

___

어떤 음식 향에 끌리는가?

먹는 즐거움의 대부분은 향에서 온다. 후각이 무딘 사람들은 음식을 먹을 때 즐거움을 덜 느낀다.

지금 당신의 미각을 자극하는 음식 향이 있다면 적어보자.

- 구운 마늘이나 양파, 지글지글 구운 베이컨, 갓 구운 스테이크, 오븐에서 갓 꺼낸 피자 등 어떤 음식의 향이 흥미를 끄는가?
- 뜨거운 커피, 시나몬, 바닐라 향은 어떤가?
- 버터 향 가득한 팝콘이나 갓 구운 빵은 어떤가?
- 고소한 치즈 향이나 훈제 향이 나는 음식, 풍부한 해산물 향, 레몬 향은 어떤가?

___

___

___

음식 온도는 어느 정도가 적당한가?

또 다른 감각 측면의 고려사항은 음식의 온도다. 아래 상황을 상상하며 당신의 느낌을 적어보자.

비가 오고 추울 때 따뜻한 집 안에 있다고 상상해보자. 배고픔 신호가 나타날 때 활활 타오르는 난롯불 앞에 앉아 마음에 쏙 드는 책을 읽고 있을지도 모른다.
그 순간 김이 모락모락 나는 뜨끈한 국물 한 그릇이 생각나는가?

_____

이제 무더운 여름날 해변의 라운지 의자에 누워 부서지는 파도를 보고 있다고 상상해보자.
땡볕 아래서는 뜨끈한 국물이 어울리지 않을 것이다. 차가운 밀크세이크나 코티지 치즈를 곁들인 신선한 과일 한 그릇이 완벽할 것 같은가?

_____

식사를 더 만족스럽게 하려고 함께 마시는 음료의 온도에 대해 고민하고 있다고 상상해보자.
커피를 마시고 싶다면 뜨거운 커피를 원하는가? 미지근한 온도의 커피가 좋은가?

_____

아니면, 차tea 가 나을까? 차가운 차가 좋은가? 뜨거운 차가 좋은가?

_____

물을 마시고 싶다면 얼음을 넣은 차가운 물을 마시겠는가? 상온의 물이 나은가?

_____

음식의 겉모양은 어떤가?

접시에 담긴 음식의 겉모양 역시 식사 경험의 만족도에 영향을 미친다. 치킨 이미지로 실험을 해보자. 데친 닭가슴살이 접시에 담겨 있다. 옆에는 찐 콜리플라워와 으깬 감자가 함께 놓여 있다. 이 식사의 모양이나 색깔을 보고 먹고 싶은 마음이 드는가? 음식의 이미지가 즐거운 식사를 연상케 하는가? 이제 색깔을 고려해서 치킨 메뉴를 바꿔보자. 닭고기는 노릇노릇하다. 콜리플라워는 구운 아스파라거스로 대체하고 으깬 감자는 시나몬을 약간 얹은 달콤한 고구마로 바꾼다. 두 음식의 실질적인 선호도는 무시하고 단순히 음식의 모양으로만 보면 이러한 변화는 먹는 이에게 얼마나 다른 느낌을 줄지 생각해보자.

먹고 싶은 음식을 생각할 때 다음 질문을 해보자.

색깔이 화려하고 다양한 음식을 원하는가? 아니면 단순한 색이나 모양의 음식을 원하는가?

_____

음식의 모양은 식사의 만족도에 어떤 영향을 미칠까?

_____

_____

음식 모양의 또 다른 측면은 퀘사디아처럼 평평한 음식이나 높게 쌓은 음식처럼 음식의 높이도 영향을 미친다. 그 밖에 서로 다른 식감과 모양, 크기 등 (전채요리나 뷔페 등 여러 음식이 접시 하나에 담겨 있거나 각기 다른 접시에 담겨 있는 경우와 같이) 음식을 어떻게 배열하는지도 마찬가지다.

음식의 부피는 어떤가?

마지막으로 살펴볼 감각적 측면은 음식의 부피다. 음식의 부피는 감각보다는 위장에서 경험한다. 푸짐한 콩요리인 빈칠리 같은 음식은 천천히 소화된다. 샐러드나 찐 채소를 먹으면 바로 속이 채워지지만 소화가 더 빨리 일어나기 때문에 포만감을 주지는 않는다. 음식을 선택할 때 다음 사항을 고려하자.

마카로니 앤 치즈나 소고기 스튜처럼 오랜 시간 포만감을 유지시키는 푸짐한 음식을 원하는가?
아니면 팝콘, 요구르트, 에너지 바처럼 속이 채워지지 않거나 포만감을 오래 유지하지 못하는 가벼운 음식을 원하는가?

_____

_____

이제 한 끼 식사로 선택하게 될 음식의 맛, 질감, 냄새, 온도, 모양, 부피를 고려하였으니, 이 음식의 감각적 고려사항을 기억해두자. 그리고 '내가 지금 정말 먹고 싶은 음식은 무엇인가?'라고 스스로 질문할 때마다 음식의 느낌을 고려하자. 그리고 그 음식 전체를 떠올려본다. 식사 때마다 모든 감각을 만족시키지는 못할 수도 있지만 크게 상관은 없다. 지금 가장 중요하게 느끼는 감각을 선택해 음식을 고르면 된다.

천천히 의식하며 먹기

내면을 의식하는 것 마음챙김, mindfulness 은 직관적 식사의 전체 과정에서 매우 중요한 부분이다. 현재에 집중함으로써 자기 몸에 대해 직접적으로 경험할 수 있고 먹는 것에 대한 다양한 감각을 느낄 수 있다. 독자들이 이러한 마음챙김을 실천할 수 있도록 우리는 직관적 식사 자각 훈련 Intuitive Eating Awareness Training, iEAT 프로그램을 개발했다.

iEAT 훈련하기

이 활동은 음식에 대한 다양한 감각을 자각하고 경험하기 위한 것으로 궁극적인 목표는 식사에 대한 만족감에 기여하는 것이다.

아래 훈련 대본을 소리 내어 읽고 녹음하자. 연습 중에 반복해서 재생할 수 있는 스마트폰의 음성 메모 기능을 활용하여 녹음하면 된다. 방해 요소가 없도록 휴대폰의 벨소리는 되도록 꺼둔다. 이 활동은 먹는 과정에 완전히 주의를 기울일 수 있게 해줄 것이다. 아래 안내 사항을 참고하자.

- 방해 요소 없이 조용한 환경에서 먹을 수 있는 시간과 장소를 선택한다.
- 별도의 식도구가 필요 없는 (말린 과일, 견과류, 프레첼 과자, 초콜릿 한 조각, 빵 한 조각, 작은 과일 한 조각, 그래놀라, 쿠키 등) 간단한 음식을 준비한다.
- 음식을 냅킨이나 접시에 올려 놓는다.
- 메시지 수신음을 포함하여 전화기의 벨소리가 나지 않도록 방해금지 모드로 바꾼다.
- 마음이 편안하고 차분해질 때까지 의자에 앉아 심호흡을 두어 번 반복한다.

iEAT 훈련 대본

시각. 음식에 손을 대지 않고 접시나 냅킨 위에 있는 음식의 겉모양에 집중한다. 음식을 처음 보는 것처럼 호기심 어린 눈빛으로 음식을 관찰한다. 색깔, 모양, 구석진 곳이나 갈라진 틈, 그림자 등에 집중한다. 이 음식을 전혀 모르는 사람에게 당신이 본 음식의 겉모양을 어떻게 묘사할 수 있을지 생각해 본다. 관찰한 것을 설명하는데 옳고 그름은 없다. 시각적인 측면을 의식하고 집중한다.

냄새. 음식 근처에 코를 대고 부드럽게 향을 들이마신다. 음식에서 어떤 향이 나는가? 바닐라향, 민트향, 초콜릿향 또는 매콤하거나 톡 쏘는 향이 나는가? 향은 은은한가? 강한가? 어쩌면 향긋함이 느껴지지만 은은하지도 강하지도 않은 중간 정도의 향일지도 모른다. 향을 느끼는 정도는 개인마다 다르다. 향을 의식하고 알아차리는 것이 중요하다.

촉감. 음식을 집어서 손에 잡아 본다. 손안의 감촉에 집중한다. 매끈하고, 거칠고, 날카롭고, 바스러지고, 끈적거리고, 부서지고, 딱딱하고, 무겁고, 가벼운 느낌이 드는가? 촉감의 물리적 감각을 묘사하는 방법도 제각각일 것이다. 촉감을 의식하고 감촉을 느껴보자.

소리. 음식을 조금만 입에 넣어본다. 한 입 베어 물었을 때 어떤 소리가 나는가? 바삭바삭하는 소리인가? 오독오독하는 소리인가? 둔탁한 소리인가? 쩐뜩쩐뜩한 소리인가? 미세한 소리인가? 소리를 느끼는 정도는 모두 다르다. 소리에 의식하고 집중해보자.

질감. 입에 있는 음식을 혀에 돌돌 말아서 느낌을 살펴본다. 질감이 거친가? 부스러지는가? 건조한가? 끈적끈적한가? 촉촉한가? 가벼운가? 음식을 씹고 싶은 충동을 참는다. 그리고 음식이 혀에 닿으면서 나는 질감이 어떻게 변하는지도 주목한다. 음식은 눅눅해지기 시작하고, 부서지고, 질기거나 날카로워지기 시작할 것이다. 입 안에 있는 음식에서 나는 신체적 감각에 대한 느낌은 모두 다를 것이다. 질감을 의식하고 그 변화를 느껴보자.

맛. 음식의 맛은 어떤가? 달콤하거나, 시큼하거나, 쓰거나, 짜거나, 톡 쏘거나, 싱거운 맛인가? 음식이 혀에 닿으면 맛은 어떻게 변하는가? 더 강해지는가? 아니면 더 은은하게 중화되는가? 음식이 혀에 녹으면 새로운 맛이 나는가? 음식을 맛보는 방법 역시 제각각이다. 잘못된 방법이나 올바른 방법은 없다. 맛의 변화를 관찰하고 집중하자.

다음으로 음식을 씹은 다음 준비가 되면 삼켜라. 음식이 목구멍으로 내려갈 때 어떤 느낌인지 살펴본다. 음식을 한 입씩 더 먹고 이 과정을 반복한다.

iEAT 반복 연습

당신은 이제 먹을 때 특정한 신체 감각에 집중하는 경험을 해보았다. 의식하며 먹기를 계속 연습하는 것은 매우 중요하다. 이번 주에는 식사의 감각적인 측면에 집중할 수 있도록 여섯 번의 식사나 간식을 미리 선택해두자. 아래의 iEAT 훈련표를 사용하여 식사 경험을 기록하자. 식사나 간식을 먹으면서 느낀 모든 감각에 집중한 다음 자신의 경험을 기록해보자.

◀ iEAT 훈련표 ▶

날짜	식사나 간식	감각적 경험						코멘트 (감각적 경험 기록)
		시각	냄새	촉감	소리	질감	맛	

평소 식사를 하던 때와 iEAT 경험은 어떻게 다른가? 음식을 먹는 데 소요한 시간과 느낀 점을 떠올려보자.

_____
_____

대부분의 식사를 이 같은 방식으로 하기 위해서는 어떻게 해야 할까? 연습을 위해 식사 중 한 끼를 선택해 매일 실천해보자.

_____
_____

감각적인 측면에 집중하는 것은 식사에 대한 만족감에 어떤 변화를 주었는가?

_____
_____
_____

고급자용 실천 연습

iEAT 훈련(고급자용)

식사를 할 때 대체적으로 산만해지는 행동(텔레비전 시청, 독서, 문자메시지 확인 등)을 하지 않고 식사에 집중한다고 해도, 여전히 스스로의 생각에 정신이 팔려 있는 자신을 발견할지도 모른다. 잘 맞지 않았던 상사와의 대화를 반추하거나 마감일이 떠올라 스트레스를 받거나 자신의 식사 메뉴를 다른 사람의 것과 비교할 수도 있다. 이처럼 정신을 산만하게 하는 생각은 식사가 주는 경험과 만족감을 앗아간다. 이 문제는 다음 두 단계를 따르면 해결된다(때로 반복이 필요한 과정이다).

- 음식의 맛이나 질감 등 감각적 초점을 한 가지 고른다. 식사를 하면서 딴생각을 하는 자신을 발견하면 비판하지 말고 단순한 '생각'으로 간주하고 넘어간다.
- 그다음 음식의 맛이나 질감에 집중하며 감각적 측면으로 천천히 마음을 이동시킨다.

이 두 단계를 자주 반복한다. 생각을 멀리하고 먹는 행위에 집중하는 일로 마음을 이동시키는 것이 핵심이다. 이 과정은 명상 중에 빗나간 생각을 알아차리고 부드럽게 호흡으로 집중력을 되돌리는 과정과 유사하다.

감각 특정적 포만감

쾌락주의에서 말하는 쾌락의 개념은 음식 선택에 영향을 미치고 소비하는 음식의 양을 결정하는 중요한 역할을 한다. 이것을 감각 특정적 포만감SSS 이라고 부른다. 관련 연구에 따르면, 감각 특정적 포만감은 단일 식품을 섭취한 후 2분 이내에 발생하며, 소화와 흡수가 일어나지 않는 순간에 생긴다. 연구자들은 이 포만감이 음식의 감각적인 측면에 특화된다는 사실을 밝혔다.Rolls 1986; Hetherington, Rolls, and Burley 1989 음식을 의식하며 먹으면 감각 특정적 포만감이 언제 시작되는지 비교적 쉽게 알아차릴 수 있다. 예를 들어, 미각이 음식 맛에 둔감해지기 시작할 때가 그 시점이다. 그 순간 우리는 처음 음식을 먹었을 때만큼 음식이 맛나지 않는다는 사실을 알아차린다. 감각 특정적 포만감은 iEAT 훈련에서 확인한 음식의 감각적 특성을 평가함으로써 음식이 주는 즐거움이 감소하는 시기를 판단할 수 있다는 명제를 따른다. 여기에 초점을 두면 자연스럽게 가장 만족감을 주는 음식량을 파악할 수 있을 것이다.

일반적으로 우리는 한 끼에 두 가지 이상의 음식을 먹는다. 음식이 주는 즐거움이 감소함에 따라 배고픔과 식욕은 점차 감소하고 포만감은 증가한다.

우선 배가 적당히 고픈 상태인지 확인한다. 그다음 앞에서 언급한 것처럼 모든 감각을 확인한 후 끌리는 음식을 한 가지 고른다('진정으로 먹고 싶은 음식' 부분 참고). 반드시 한 가지 음식으로 시도한 뒤 시간을 기록한다. 천천히 먹는 것을 의식하며 식사를 한다. 계속 식사를 하면서 다음 질문에 답한다.

- 음식의 맛에서 오는 즐거움이 감소했는가?
- 음식의 향은 여전히 좋은가?
- 식감이나 음식 모양은 여전히 매력적인가?

음식에 대한 '즐거움'이 감소했다는 사실을 알아차렸을 때 식사 후 몇 분이 지났는지 기록한다. 감각 특정적 포만감이 나타나는 데 얼마나 오랜 시간이 걸렸는가?

이번에는 다양한 음식으로 같은 연습을 반복한다. 다양한 음식이 있을 때 음식이 주는 즐거움이 줄어들려면 더 오랜 시간이 걸리는가? 몇 분이 소요되는지 확인해보자.

이런 방식으로 음식에 대한 즐거움이 감소하는 시점에서 먹는 것을 멈추면 육체적으로 편안하고 만족스러운 상태로 식사를 마칠 수 있게 될 것이다. 몸의 지혜를 믿어라. 시간이 지날수록 몸이 필요로 하는 양의 영양분을 얻을 수 있을 것이다.

만족감을 높이는 배고픔과 배부름 시점 찾기

저녁에 근사한 레스토랑에서 약속이 있어 낮 동안 평소보다 훨씬 더 적게 식사를 한 적이 있는가? 사람들은 흔히 결과를 고려하지 않고 이런 식으로 식사의 불균형을 만든다. 극심한 배고픔을 느끼면서 식사를 하면 최대한 많은 음식을 먹게 된다는 사실을 무시하곤 한다. 원초적인 배고픔 상태에 빠지면 급하게 음식을 먹으려는 욕구에 사로잡혀 진정한 만족감을 만끽할 가능성은 사라진다. 마찬가지로 배가 전혀 고프지 않을 때 음식에서 만족감을 얻는 것도 어렵다. 적당히 배가 고플 때 먹는 식사에서 더 많은 즐거움을 얻는다는 점을 기억하자.

한편, 마지막 한 입의 문턱은 몸이 편안하게 포만감을 느끼고 있다는 신호를 주는 시점이다.(2장의 배고픔 발견 등급에서 6 또는 7에 해당) 이 시점이면 먹고 있는 음식에 대한 만족도가 점차 줄어들기 시작한다는 점을 알아차리게 될 것이다. 식사에서 최대한의 만족감을 얻기 위해서는 다양한 음식을 함께 먹고 배부름을 느낄 때 식사를 멈추는 연습을 해야 한다. 다음 만족감 발견표에서 배부름 등급을 측정하고 마지막 한 입의 문턱도 찾아보자.

◀ 만족감 발견표 ▶

식사나 간식을 먹기 전에 배고픔 상태를 가장 잘 반영하는 숫자에 표시한다. 식사를 끝내고 난 뒤 포만감을 측정한 후 만족도를 평가한다. 맞고 틀린 숫자는 없다. 만족감을 발견하도록 돕는 과정일 뿐이다.

시간	배고픔 평가	먹은 음식	배부름 평가	만족도 평가	코멘트
	0 1 2 3 4 5 6 7 8 9 10		0 1 2 3 4 5 6 7 8 9 10	0 1 2 3 4 5 6 7 8 9 10	
	0 1 2 3 4 5 6 7 8 9 10		0 1 2 3 4 5 6 7 8 9 10	0 1 2 3 4 5 6 7 8 9 10	
	0 1 2 3 4 5 6 7 8 9 10		0 1 2 3 4 5 6 7 8 9 10	0 1 2 3 4 5 6 7 8 9 10	
	0 1 2 3 4 5 6 7 8 9 10		0 1 2 3 4 5 6 7 8 9 10	0 1 2 3 4 5 6 7 8 9 10	
	0 1 2 3 4 5 6 7 8 9 10		0 1 2 3 4 5 6 7 8 9 10	0 1 2 3 4 5 6 7 8 9 10	
	0 1 2 3 4 5 6 7 8 9 10		0 1 2 3 4 5 6 7 8 9 10	0 1 2 3 4 5 6 7 8 9 10	
	0 1 2 3 4 5 6 7 8 9 10		0 1 2 3 4 5 6 7 8 9 10	0 1 2 3 4 5 6 7 8 9 10	
	0 1 2 3 4 5 6 7 8 9 10		0 1 2 3 4 5 6 7 8 9 10	0 1 2 3 4 5 6 7 8 9 10	
	0 1 2 3 4 5 6 7 8 9 10		0 1 2 3 4 5 6 7 8 9 10	0 1 2 3 4 5 6 7 8 9 10	

만족감 발견표에서 어떤 경향을 발견했는가?

_____
_____
_____
_____
_____

마지막 한 입의 문턱을 알아챘는가? 만약 그렇다면, 그 시점을 확인하고 식사의 만족도를 더 높일 수 있었는가?

_____
_____
_____
_____

식사 환경과 분위기

　사람들은 흔히 식사를 빨래처럼 생각한다. 삶에 꼭 필요한 일이지만 특별히 주의를 기울이지 않아도 되는 따분한 일로 여긴다. 주변 환경을 고려하지 않고 식사를 하면 음식에서 얻는 만족감은 줄어든다. 다음 실천 연습은 식사의 만족감을 극대화할 수 있는 차분하고 알맞은 환경을 만드는 데 도움을 줄 것이다.

현재의 식사 환경과 분위기 살펴보기

식사에 어느 정도 시간을 할애하는가?

_____

식사는 대부분 어디서 하는가? 집, 식당, 학교, 직장 등
_____

식사는 앉아서 하는가 서서 하는가 여기저기로 움직이면서 하는가?
_____

식사를 하면서 멀티태스킹을 하는가? 예를 들어, 전화 통화를 하거나 컴퓨터 앞에 앉아 있거나 텔레비전을 보거나 운전을 하거나 또는 다른 일을 함께 하는가?
_____

다른 사람들과 함께 식사를 하는 편인가? 아니면 주로 혼자 먹는 편인가?
_____

집에서 밥을 먹는다면 식탁에서 밥을 먹는가? 아니면 책상이나 소파에서 밥을 먹는가? 식사를 하는 장소는 청결한가 어수선한가?
_____

식탁에서 식사를 한다면 식탁의 이미지를 설명해보자. 식탁 이미지는 당신의 미적 감각에 적합한가? 어떤 종류의 접시와 식기류를 사용하는가? 종이, 플라스틱, 세라믹, 스테인리스 스틸, 아니면 다른 종류인가?
_____
_____

밥을 먹을 때 배경음악을 틀어놓는가?
_____

식사할 때 주로 어떤 감정을 느끼는가? 차분하거나 불안하거나 지루하거나 두렵거나 또 다른 감정을 느끼는가?
_____

현재 식사 환경과 분위기에 대해 어떤 느낌을 받았는가?
_____
_____
_____
_____

식사 환경과 분위기에서 공통점이나 경향성을 발견했는가?

_____
_____
_____
_____

식사 환경과 분위기 개선하기

식사 환경의 산만함을 줄이고 쾌적함과 즐거움을 키우면 식사의 만족도는 크게 개선될 것이다.

다음 항목을 고려해보자.

- **식사 시간.** 여유를 갖고 식사를 해야 즐길 수 있다. 일하는 중간에 겨우 5분을 짜내어 급하게 식사를 끝내면 만족감을 느낄 수 없다.

- **식사 행동.** 차분하게 앉아 접시에 놓인 음식을 보며 식사를 하면 음식의 감각적 측면을 느낄 수 있다. 냉장고 앞에 서서든 창밖을 보며 서있든 집안 곳곳을 걸어 다니든 일어서서 식사를 하고 있다면 식사에 집중하기 어렵다.

- **식사 동반자.** 편하게 함께 식사할 수 있는 동반자가 있다면 음식에 대한 즐거운 경험을 증대시킬 수 있다. 당신이 먹는 음식을 상대방의 식사와 비교하거나 불편한 대화를 하고 있다면 어떨까? 음식이 입맛에 잘 맞는지 마지막 한 입의 문턱에 도달하기 시작했는지 의식하지 못할 가능성이 높다.

- **정돈 상태.** 잘 정리된 곳에서 만족스러운 식사 경험을 할 수 있다. 식사 공간이 어수선해서 접시를 놓을 공간조차 찾기 힘들다면 정신이 산만해질 수 있다.

- **테이블 세팅.** 꾸며놓은 테이블 세팅이 마음에 들지 않으면 먹는 경험을 존중하지 않는 것이나 다름없다. 결국 식사에서 얻는 궁극적인 만족감이 떨어진다.

- 소리. 시끄럽고 격한 음악을 틀거나 옆집에서 공사가 진행 중이거나 옆에서 동료들이 언쟁을 하거나 큰 소리로 떠들면 차분하게 식사하기가 어렵다.

- 심리 상태. 감정이 격한 상태에서 식사를 하면 음식을 제대로 즐길 수 없다.

위 항목을 참고하여 당신이 식사하는 환경을 지금보다 쾌적하게 만들려면 어떤 점을 개선해야 할까?

_____
_____
_____
_____
_____

누군가에게 식사란 기쁨과 즐거움을 위해 마련된 신성한 시간이다. 식사 분위기를 개선하기 위해 좀 더 깊이 생각해보자.

식사 시간에 얼마나 자주 혼돈 상태에 빠지는가? 개 짖는 소리에 아기 울음소리, 회사나 학교에 늦지 않기 위해 부산하게 움직이는 가족들이 내는 소리, 쉴 새 없이 울리는 휴대폰 소리가 뒤섞여 난다. 테이블도 난장판이다. 이러한 혼돈을 줄이기 위해 어떤 조치를 취할 수 있을까? 어쩌면 여유를 갖고 삶에 감사한 일에 대해 고마움을 느끼도록 평소보다 15분 일찍 일어날 수도 있다. 또는 식사하는 동안에는 휴대폰 벨소리를 꺼두고, 전날 밤에 미리 식탁을 깔끔하게 치워둘 수도 있을 것이다. 시간이 허락한다면, 아이들을 학교에 보내기 전에 간단하게 혼자 간식 시간을 가져도 좋다. 어떤 변화를 시도해보고 싶은가?

_____
_____
_____
_____
_____

혹시 식사하는 장소(집, 직장, 학교)가 긴장감으로 가득 차 있지는 않은가? 배우자, 부모님, 또는 다른 가족 구성원들 사이에 긴장감이 있다면, 별도로 시간을 마련해 문제를 개선하려는 의지가 필요하다. 심각한 집안 문제나 감정적인 상황을 개선하기 위해 상담을 받아봐도 좋다.

_____
_____
_____

식사 시간에 사람들이 언쟁을 하는가? 식사 자리에서도 계속 언쟁을 이어 간다면 다른 시간에 문제를 해결하거나 식사하는 동안 다툼을 자제해 달라고 요청하라. 자기 문제가 아니더라도 차분하게 식사를 즐기는 시간에 악영향을 미친다. 사람들과 식사 중에는 언쟁하지 않는 규칙을 정해보자. 어떤 방법이 있을까?

_____
_____
_____

주변에서 당신이 먹는 음식의 종류나 양을 비판하는가? 만약 그렇다면, 적대적인 환경에서 식사를 하는 것이나 다름없기에 식사에 집중하지 못할 가능성이 높다. 중립적인 식사 환경을 조성하기 위해 어떤 한계점을 설정할 수 있을까?

_____
_____
_____

우리 모두는 정서적으로 건강하고 행복한 식사 환경을 누릴 자격이 있다. 모든 것을 한 번에 얻을 수는 없겠지만 조금씩 단계를 거친다면 먹는 것에 대해 즐거움과 만족감을 더 많이 얻을 수 있을 것이다.

선호하는 음식, 식사 동반자, 식사 장소 마련해두기

자신이 가장 선호하는 음식, 식사 장소, 식사 동반자를 생각해두는 것은 즐거운 식사 경험을 할 수 있는 기회를 높인다.

당신이 가장 좋아하는 음식은 무엇인가?

당신이 가장 좋아하는 식사 동반자는 누구인가? 함께 있을 때 편안함을 느끼는 사람과 함께 식사를 한다면, 식사는 더욱 만족스러울 것이다.

집, 레스토랑, 친구 집, 파티, 대규모 행사 등 어떤 장소에서 식사하는 것을 좋아하는가? 식사 만족도를 높이기 위해 가장 좋아하는 식사 장소를 고려해보자.

다음에 외식을 계획할 때, 가장 좋아하는 음식, 사람들, 장소를 기억해두자. 식사 경험의 질이 한층 더 향상될 것이다.

마무리

식사의 만족요인을 발견하는 과정은 몸과 마음의 완전한 경험에서 비롯된다. 이 과정에서 당신의 미각을 만족시키는 음식을 고를 수 있는 자유가 생긴다. 그러니 원하지 않는 음식에서 만족을 얻으려는 행동은 반드시 멈추자. 결국 과식을 유발하고 당신을 만족시킬 또 다른 음식을 갈구하게 되는 불행한 결과를 가져올 것이다. 또한 당신이 선택하는 음식에 대해 죄책감을 느낀다면 반드시 주의를 기울이자. 죄책감은 식사의 즐거운 경험을 반감시키는 원인이다.

이번 장에서는 당신이 진심으로 먹고 싶은 음식을 살펴보고, 식사에서 최대한의 만족을 얻기 위해 필요한 여러 요소를 평가했다. 이 과정에는 시간과 인내심이 필요하며 무엇보다 스스로를 비판하지 않는 태도가 가장 중요하다. 현재에 집중하는 연습은 식사에서 만족감을 얻기 위한 핵심 요소다. 더불어 더욱 만족스러운 삶을 찾는 첫걸음이 될 것이다.

다음 장에서는 음식을 이용하지 않고 감정에 대처하는 방법에 대해 좀 더 깊이 있게 살펴보자.

Chapter 07

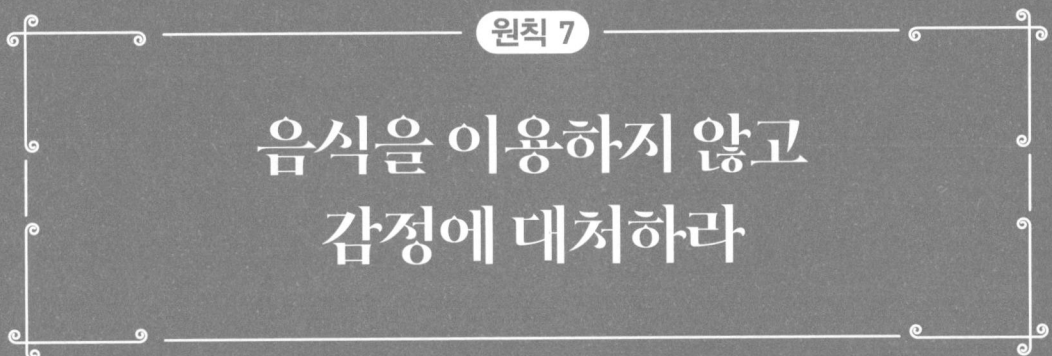

원칙 7

음식을 이용하지 않고 감정에 대처하라

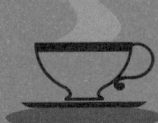

정서적인 문제가 있을 때 음식을 이용하지 않고 대처할 수 있는 방법을 찾아야 한다. 불안과 외로움, 지루함, 분노는 누구나 살면서 경험하는 감정이다. 모든 감정마다 심리적 방아쇠가 있고 또 저마다 진정제가 있다. 음식은 그 어떤 감정도 고쳐주지 못한다. 단기적인 위안을 주거나 잠시 딴 데로 정신이 쏠리게 해주고 감정을 무디게 만들어줄 수는 있을 것이다. 하지만 근본적인 문제를 해결해주지는 못한다. 정서적인 갈망 때문에 먹으면 장기적으로는 감정이 악화될 뿐이다. 결국은 감정의 근원과 폭식의 거북함을 마주해야 한다.

대부분의 문화권에서 음식은 축하하고 위로하고 가족을 모이게 하는 데 쓰인다. 따라서 우리가 자연스럽게 감정과 섭식을 연결 짓는 것은 전혀 놀랄 일이 아니다. 하지만 여기에 다이어트가 끼어들면 상황이 달라진다. 다이어트는 곧 정서에 큰 혼란을 일으키기 시작한다. 연구에 따르면, 다이어터는 감정에 대처하기 위해 음식을 이용할 위험성이 높다고 한다.Péneau et al. 2013 이는 다이어트를 거부하고 직관적 식사의 도구를 연습해야 하는 또 다른 중요한 이유다. 우리가 살아오면서 했던 무수한 식사는 어떤 방식으로든 삶에 도움이 되었다. 하지만 일부 식습관은 감정적 고통과 육체적 불편함을 유발하기도 했을 것이다. 기본적으로 먹는 것에서 영양분과 즐거움, 때로는 위안을 얻는다. 그래서 어떤 이는 감정에서 벗어나거나 감정을 관리하는 방법으로 무언가를 먹는 행동을 이용한다.

즉, 음식으로 아무런 감정을 느끼지 못하게 해버린다. 특정 음식을 먹지 않기로 선택하는 것(음식 제한)부터 감정적 과식에 이르기까지 형태는 다양하다.

    이번 장에서는 특히 과식에 중점을 두겠지만, 음식을 이용하여 감정을 회피하려는 목적의 모든 식습관에 대해서, 또 이를 극복하는 방법에 대해서 다룰 것이다. 감정에 대처하기 위해 음식을 이용하는 일은 반드시 엄청난 사건이나 충격이 있어야만 생기는 게 아니다. 물론 어떤 사람들은 이혼을 하거나 아픈 가족을 돌보는 등 오랜 기간 노출되어온 스트레스에 대처하기 위해 음식을 이용하기도 한다. 하지만 대부분의 사람들은 일상의 지루함처럼 평범하고 사소한 삶의 짜증에 대처하기 위해 음식을 이용한다. 우리가 커온 방식은 삶의 여러 굴곡에 효과적으로 대처하는 능력에 영향을 미친다. 자신의 의견을 개진하고 감정을 드러내고 타인에게 위안을 받는 등의 문제에 대해 긍정적으로 대처하는 능력을 부모나 양육자가 길러주었다면 삶에서 닥치는 여러 도전(일상의 짜증)을 더 쉽게 해결할 수 있다. 반면 부모와 정서적으로 거리가 있거나 학대나 방치를 당했거나, 혹은 부모조차 문제에 효과적으로 대처하는 능력이 없었다면 삶의 여러 난관에 대처하는 방법을 제대로 배우지 못했을지도 모른다. 결국 문제가 생기면 파괴적인 대처법에 의지하게 되는 것이다. 또한 다이어트와의 사투에 뛰어든다면 양육방식과는 상관없이 음식에서 위안을 찾는 일에 몰두하게 되기도 한다.

    이번 장의 연습은 다음 목록을 실천하는 데 도움을 줄 것이다.

- 자신을 충분히 돌보지 않아 생기는 섭식 문제와 감정적 섭식을 구별한다.
- 감정적 섭식의 장단점을 평가한다.
- 근원적인 감정을 알아차리고, 이러한 감정 때문에 어떤 방식으로 음식을 이용하여 대처하게 되었는지 확인한다.
- 배가 고프지 않고 몸에 영양분이 필요하지 않는데도 계속 먹고 싶을 때 느끼는 감정과 대처법을 파악한다.
- 감정을 관리하기 위한 대처 방법을 더욱 공고히 한다.
- 스트레스를 주는 사건에 대비하는 법을 배운다.

섭식 문제의 진짜 원인

자신의 과식 성향을 알고 있는 사람들은 스스로를 통제 불능의 과식자나 폭식자라고 생각하는 경향이 크다. 하지만 이와 관련해 사실 많은 이가 잘못된 판단을 내리고 있다. 섭식과 감정의 연관성을 살펴보기 전에, 몸과 동떨어진 식사를 하는 진짜 원인이 감정 문제 때문인지 먼저 파악하는 것이 중요하다. 어쩌면 자기 돌봄이 부족하거나 장기간 파묻혀 있던 다이어트 사고방식이 불러온 박탈감의 결과는 아닐까?

자기 돌봄 재평가하기

자기 돌봄이 부족하면 몸이 조화롭게 기능하기 어렵고 신체 신호인 배고픔과 배부름을 정확하게 파악하기 힘들어진다. 이런 상황에서는 음식의 보상이라는 측면이 더욱 두드러져 보인다. 2장에서 진행했던 '자기 돌봄 평가하기'를 다시 살펴보고 당신의 현재 식습관을 고찰해보자. 그다음 이 장의 나머지 부분을 진행하자. 이번 장에서는 수면, 삶의 균형, 영양 공급, 스트레스 등 자기 돌봄의 몇 가지 주요 구성요소를 보다 깊이 있게 살펴볼 것이다.

수면

국립수면재단 http://www.sleepfoundation.org 의 연구에 따르면, 10대의 적정 수면시간은 하루 8시간~10시간, 성인은 7시간~9시간이다. 지속적으로 충분한 수면을 취하고 있지 않다면, 활력이 현저히 떨어지고 일상이 무기력해진다.

수면 부족을 겪는 사람들은 먹는 걸로 부족한 에너지를 채우려고 한다. 물론 신체 기능을 유지하고 일상적인 일을 수행하기 위한 물리적인 에너지는 음식에서 얻는다. 하지만 음식이 수면 부족을 보상해 주지는 않는다. 음식을 먹는다고 해서 잠이 깨지도 않는다. 수면 부족 상태에서 음식만 섭취하면 오히려 몸이 더 처지고 졸음을 유발할 수 있다.

수면의 질을 높이고 시간을 늘리려면 어떻게 해야 할까?

- 자기 전에 모든 전자기기를 끈다. 컴퓨터, 휴대폰, 텔레비전 화면에서 나오는 빛에 노출되면 뇌를 자극하고 수면을 방해한다(휴대폰에서 나오는 빛의 영향을 줄이기 위해 '야간 모드'로 바꿔도 좋다.)
- 매일 밤 같은 시간에 잠자리에 들고 매일 아침 같은 시간에 일어난다(주말 포함).
- 질 높은 수면을 위해 낮에 운동을 한다.
- 침실을 시원한 온도로 유지한다.
- 아침 시간 이후에는 카페인을 피한다. 카페인은 최대 10시간까지 체내에 머무를 수 있다.
- 알콜 섭취를 줄인다. 알콜은 처음에는 긴장을 풀고 졸음을 유발하는 진정제 역할을 하지만, 실제로는 수면을 방해하고 신체의 수면 조절 기능을 저해한다는 연구 결과가 있다. Paddock 2014

수면의 질을 개선하기 위해 언급한 예시 중 자신이 실천할 수 있는 것을 적어보자.

_____
_____
_____
_____

삶의 균형

때로 인생에서 한 번에 여러 가지 일에 대처하는 것이 불가능하다고 느낄 때도 있다. 삶에서 선택할 수 있는 옵션이 너무 많은 탓일지도 모른다. 우리 삶에는 매력을 느낄 만한 일이 수없이 존재하지만 모든 것을 다 해보기 위해서는 시간이 턱없이 부족하다. 어쩌면 삶에서 직면한 문제가 너무 많을지도 모른다. 어느 경우든 한 분야에서라도 자신이 할애할 수 있는 시간을 현실적으로 잡는 것을 중요한 목표로 삼자.

일, 놀이, 가족, 운동, 휴식, 관계 등 삶의 다양한 측면 사이의 균형을 생각해보라. 어떤 측면에서 삶이 균형을 잃었을지도 모른다고 생각하는가?

_____
_____

지금껏 미뤄온 삶의 다른 측면과 균형을 맞추고 싶다면, 어떤 방식으로 적절히 시간을 안배해야 할까? (2장 자기 돌봄 평가하기 참고)

_____
_____
_____
_____

영양 공급

적당한 양의 식사를 꾸준하게 유지하면 원초적인 배고픔 상태를 피할 수 있다. 원초적 배고픔 상태에 이르면 우리 뇌는 일종의 기아 상태로 인식한다. 그러면 결국 과식을 하게 된다. 이 같은 문제로 고심하고 있다면 아래 질문에 대해 고민해보고, 2장 '배고픔을 존중하라'에서 진행한 연습 활동을 반복해서 실천해보길 추천한다.

- 식사 사이에 너무 오랜 간격을 두지 않고 하루에 식사 세 끼와 간식 두 번을 섭취하는가? 예 _____ 아니오 _____
- 식사는 단백질, 탄수화물, 지방의 영양소 균형을 갖추고 있는가? 예 _____ 아니오 _____
- 최근 신체 활동량이 증가했는가? 예 _____ 아니오 _____
- 최근 복용하기 시작한 약이 배고픔을 유발한 것은 아닌가? 예 _____ 아니오 _____
- 식습관에 변화가 있었는가? 예를 들면, 가벼운 식사를 하거나 밥 대신 간식을 먹기 시작했는가? 예 _____ 아니오 _____

답변에 대해 생각해보자.

_____
_____
_____
_____

스트레스

마감일, 이사, 이별이나 이혼, 나와 가족의 건강 문제, 가까운 이의 죽음 등 삶의 여러 측면이 스트레스를 유발한다. 알다시피 스트레스는 먹는 것과 건강에 심각한 영향을 미친다. 삶의 스트레스 요인을 적어보자.

_____
_____
_____

스트레스 관리 방법을 생각해보자. 친구(또는 전문가)에게 정서적 지원을 받는 것, 신체적으로 도움을 받는 것(특히 이사할 때), 미루는 습관을 극복하기 위해 연습하기 등 여러 가지 방법이 있다.

_____
_____
_____

앞서 살펴본 사항들은 과식의 원인이 될 만한 요인을 확인하는 데 도움이 된다. 자신의 삶을 세심하게 관찰하여 먹는 것에 영향을 줄 수 있는 원인과 해결책을 찾는 일은 몸이 보내는 허기, 포만감, 만족감 신호에 적응하기 위해 필수적인 과정이다. 이렇게 당신의 삶에 대해 관찰해보지 않는다면 당신은 완전히 감정적인 측면에 빠져 식사를 하고 있다는 잘못된 가정에서 헤어 나오기 어렵다.

감지하기 힘든 박탈감 가늠해보기

다이어트 사고방식을 거부하고 음식과 화해를 약속했더라도 그 상태에서 완벽히 벗어나지는 못했을 수도 있다. 즉, 아직까지 '감지하기 힘든 박탈감'이라고 부르는 현상에 시달리고 있을 수도 있다. 나도 모르게 박탈감을 느낄 때, 다이어트 사고방식을 제거하려고 노력했음에도 불구하고 기존의 습관과 패턴은 여전히 마음 한구석에 남아 있다는 사실을 발견한다. 다음의 질문을 살펴보고 당신 자신의 상태를 가늠해보자.

음식과 완전히 화해했는가?

- 모든 음식은 감정적으로 동등하다고 생각하는가?

  예 _____ 아니오 _____

- 음식을 좋고 나쁨으로 판단하지 않고 감정적으로 동일하다고 생각할 수 있는가? 예 _____ 아니오 _____

- 특별한 제약 없이 즐기는 음식을 언제든 먹을 수 있는가? 예를 들어, 특정 음식은 휴가나 결혼식에서 먹을 수 있다고 규정하지는 않는가?
  예 _____ 아니오 _____

음식은 충분히 구비해두었는가?
- 자주 장을 봐서 식료품을 충분히 구비해두어 다양한 음식을 선택할 수 있으며 음식의 양도 충분한가? 예 _____ 아니오 _____
- 음식에 대한 통제 없이 먹는 것에 자유롭게 접근할 수 있는가?(예: 가족들의 통제) 예 _____ 아니오 _____

영향을 미치는 다른 요인에는 어떤 것이 있는가?
- 사람들과 모임을 가질 때면 눈치를 보며 먹는 것도 멈추었는가?
  예 _____ 아니오 _____
- 당신의 음식 선택을 어렵게 하는 사람들과 함께 식사하는 일을 그만뒀는가? 예 _____ 아니오 _____

위 질문에 아니오라는 답변을 많이 했다면 여전히 음식 제한의 규율에서 벗어나지 못하고 있는 것이다. 다시 말하지만, (다양성이나 양 측면에서의) 음식에 대한 박탈감은 과식의 위험을 불러일으킨다.

또한 과식은 보상의 일환으로 다시 음식을 제한하고 요요 현상을 유발하는 등 악순환을 일으키는 경우가 많다.

여전히 어떤 음식은 좋고 어떤 음식은 나쁘다는 습관적인 생각에서 벗어나지 못한다면 이것은 수년간의 다이어트 사고방식과 문화가 만들어 낸 왜곡된 생각이라는 점을 기억하자. 3장 '음식과 화해하라'와 4장 '음식 경찰에 반박하라'에서 연습한 기술을 사용하여 낡은 믿음을 없애고 모든 음식은 동등하고 허용된다는 직관적인 식사의 전제로 돌아가자.

잘 감지하기 힘든 박탈감이라는 문제를 개선하려면 어떻게 대처해야 할지 생각해보자.

_____
_____
_____
_____

몸과 단절된 식사를 하는 원인이 자기 돌봄이나 다이어트 사고방식에서 오는 박탈감과 관련되어 있다는 사실을 발견한다면 더 주의 깊게 살펴볼 필요가 있다. 이 과정에는 인내와 반복 연습이 필요하다. 감정적인 섭식과 관련된 문제를 해결하기 전에 자기 돌봄과 박탈감에서 오는 문제를 먼저 해결하는 것이 좋다. 올바른 자기 돌봄과 함께 다이어트 사고방식을 완벽히 제거할 때 삶을 헤쳐 나가기가 훨씬 더 수월해진다. 이번 장의 나머지 부분에서는 감정적인 섭식에 대해 살펴보고 더 건강한 대처 방법에 대한 새로운 기술을 익혀보자.

감정적 섭식

우선 뭔가 이유가 있기 때문에 먹게 된다는 사실을 잊지 말자. 대개 음식은 감정과 연관이 있다. 우리는 때로 음식이 편안함 및 안정감과 얼마나 깊이 연관되어 있는지 잊어버리곤 한다. 음식과 감정과의 연관성은 우리가 태어날 때부터 시작된다. 태어난 직후부터 아기는 모유나 분유를 먹는다. 아기는 나름대로 스트레스를 받는 상황에서 모유나 분유를 처음으로 접하게 되므로 먹는 행위가 정서적인 즐거움이나 편안함과 연관 짓는 계기가 된다. 이러한 연관성은 음식이 고통을 달래고 축하하고 사랑을 보여주기 위해 제공될 때 더욱 깊어진다. 음식이 위로이고 보상이고 믿을 수 있는 친구인 것이다.

감정적인 섭식은 광범위한 감정과 연관되어 있다. 웨딩케이크를 한 조각 먹을 때 느끼는 행복감처럼 긍정적일 수도 있고, 힘든 감정을 무디게 하거나 부정적인 자기 대화 때문에 자신을 벌주기 위해 먹는 것만큼 파괴적일 수도 있다.

감정적 섭식의 장단점 평가하기

감정적인 섭식이 우리에게 얼마나 도움이 되었는지 인지하는 것은 중요하다. 먹는 행위와 관련하여 스스로 느끼는 부정적인 감정을 치유하기 위한 첫걸음이기 때문이다. 이전에 음식을 이용하거나 제한했던 일이 자신을 돌보려는 노력의 일환이었다는 점을 인정하게 되면, 다른 방법을 몰라서 그랬겠지만 과거의 자기 행동을 애도하고 떠나보내는 데 도움이 된다. 이 과정은 스스로에 대한 동정심을 기르는 데도 도움이 될 것이다.

이제 음식을 대처 수단으로 이용했던 이력을 살펴보자.

최근에 너무 많이 먹었거나 적게 먹었거나 어떤 이유로든 배고픔과 상관없이 음식을 먹었던 경험을 적어보자.

감정적인 섭식의 장점. 감정적인 섭식이 위안을 주거나 주의를 분산시키거나 감정에 깊이 빠지는 것을 막아주는 등 도움이 된 사례를 적어보자.

감정적인 섭식의 단점. 고립, 신체적 불편, 감정의 마비 등 감정적인 섭식이 삶에 끼친 부정적인 영향을 적어보자(판단하지 않고 적는다. 사람들은 대부분 감정에 대처하기 위해 음식을 이용하거나 제한했을 때 잘못된 행동을 했다고 생각한다. 하지만 당시에 가장 접근이 쉬웠던 대처 방법으로 '음식'을 이용한 것일 뿐이다).

감정적 섭식에 대한 단점이 장점보다 더 많은가? 만약 그렇다면 이유는 뭘까?

 감정적 섭식의 단점이 장점보다 많다면, 감정적인 섭식을 중단하는 법을 배우고 평안과 자유를 찾을 준비가 된 것이다.

감정 유발요인 식별하기

 섭식에는 감정적인 자극 요인이 많이 있으며, 때로 사람들은 다음과 같은 감정으로 인해 음식을 먹는다.

- 불안감 – 음식을 이용하여 자신을 진정시킨다.
- 지루함 – 할 일이 없고 지루해서 먹는다.
- 기대감 – 숙제를 다 하면 간식을 먹을 수 있다.
- 기쁨 – 대부분의 이벤트에는 음식이 있다.
- 공허함 – 마음이 허할 때 음식을 먹는다.
- 흥분 – 재미를 찾으려고 음식을 먹는다.
- 외로움 – 음식을 친구로 삼는다.
- 좌절, 화, 분노 – 감정을 분출하려고 음식을 먹는다.
- 긴장감 – 전투적이고 완벽주의적인 삶에 대한 배출구로 음식을 이용한다.
- 가벼운 우울증 – 탄수화물은 기분이 좋아지는 신경전달물질인 세로토닌을 촉진한다.
- 속상함 – 위안을 얻기 위해 먹는다.

- 주저함 – "뭔가 먹고 나서 그 일을 하겠다."
- 뿌듯함 – "방금 거래를 끝냈으니 초콜릿케이크 한 조각을 먹을 자격이 있다."
- 스트레스 – 스트레스 완화를 위해 음식을 먹는다.

때로는 반항하고픈 감정에서 과식을 하거나 특정 음식을 먹는다. 이러한 현상은 대개 누군가에 대한 반항심에서 일어난 결과다. 4장 '음식 경찰에 반박하라'에서 살펴본 바와 같이 누군가 비판적인 부모처럼 행동하면 사람들은 반항적인 아이처럼 대응한다.

감정적인 섭식을 유발하는 요인을 적어보자.

_____
_____
_____
_____
_____
_____

언제 그리고 어떻게 이러한 감정 방아쇠가 작동했는지 몇 가지 예를 적어보자.

_____
_____
_____
_____
_____
_____
_____
_____

감정 인식과 대처법 평가하기

사람들은 감정을 피하거나 감정을 부정하는 데 익숙하다. 감정의 범위를 알아보기 위해 아래 표에 7가지 핵심 감정 목록에서 해당하는 감정을 살펴보자. 다음에 표기한 감정은 모두 섭식에 영향을 미친다.

◀ 7가지 핵심 감정 ▶

두려움	분노	슬픔	기쁨	혐오	놀라움	부끄러움
초조함	격분	낙담	재미	기겁	감탄	망신
겁먹음	적대감	침울함	즐거움	경멸	경악	당황스러움
긴장	짜증	슬픔	기쁨	업신여김	말문이 막힘	죄책감
무서움	분개함	절망	행복	분개	어이없음	창피함
경계심	분함	외로움	만족감	못마땅함	충격적임	굴욕감
걱정스러움	보복심	서러움	웃김	거부감	놀람	자책감

언급한 모든 감정은 신체적인 느낌이 있다는 점을 기억하자. 감정에 대한 신체적 감각을 인지하는 일은 내부감각 수용인식의 기본적인 구성요소다. 위 표에서 언급한 각각의 감정을 참고하여 마지막으로 해당 감정을 느꼈을 때를 상상해보자. 그리고 몸의 어느 부분에서 신체적인 감각을 경험했는지 살펴보자. 자신의 감정을 알아차리는 것은 몸에서 감정을 어떻게 경험하는지에 익숙해지는 과정이다.

이어서 진행할 실천 연습은 감정에서 발생하는 신체적 느낌에 대한 인식을 높이는 것이 목적이다. 표에서 제시한 감정을 떠올려본 후, 이다음에 실제로 그 감정을 다시 느꼈을 때 표의 왼쪽 칸에 기록한다. 신체의 어떤 부분에서 그 감정이 나는지 집중해보고 해당되는 칸에 표시한다. 오른쪽의 마지막 세 열에는 몸의 전체적인 경험(즐거움, 불쾌함, 중립)을 표시한다. 몇 차례 반복해서 연습해보자. 감정이 몸 안에서 어떻게 느껴지는지 익숙해지는 일은 감정을 받아들이는 법을 배우는 첫 번째 단계가 될 수 있다.

◀ 감정의 신체적 느낌 인식 ▶

감정	머리			가슴			복부		사지		전체적인 경험		
	눈	입	목	어깨	심장	폐	위장	방광	팔	다리	즐거움	불쾌함	중립

© 2017 에블린 트리볼리 / 뉴 해빈저 출판사의 허가를 받아 수정 전재

몸을 의식하는 데 더 능숙해지려면 반복 연습이 필요하다. 감정의 신체적 느낌에 대한 실천 연습을 나중에도 다시 할 수 있도록 해당 양식을 웹사이트 gabooks.kr/board/intuitiveeatingwb 에서 다운로드할 수 있다.

이제 다음 항목을 사용하여 감정에 대처하는 방법과 삶에 대해 느끼는 감정을 평가하자. 표시한 항목이 더 많을수록 삶에 대처하기 위해 음식을 더 많이 이용할 가능성이 높다.

☐ 좌절하거나 스트레스를 받거나 속상할 때 먹는다.
☐ 문제를 회피하려고 먹는다.
☐ 삶에 대한 통제력이 없는 것 같다.
☐ 문제가 생겼을 때 해결책에 대한 계획을 세우고 실행하기가 힘들다.
☐ 필요할 때 거절하기가 어렵다.
☐ 당신에게 문제가 있을 때 가족들은 당신을 지지하지 않는다.
☐ 당신의 문제로 친구들에게 부담을 주고 싶지 않다.
☐ 감정을 말하는 데 어려움을 느낀다.
☐ 충동적인 경향이 있다.
☐ 다른 사람들이 당신을 어떻게 생각할지 걱정한다.
☐ 다른 사람들을 행복하게 해줘야 할 것 같다.

☐ 인생에서 안정감을 느끼지 못한다.
☐ 스트레스 상황에 대처하는 데 어려움을 느낀다.
☐ 부담스럽거나 스트레스를 받을 때 먹는 것을 통제할 수 없다는 기분이 든다.
☐ 음식에 대해서는 스스로를 믿지 않는다.
☐ 종종 절망감을 느낀다.
☐ 사람들의 비위를 잘 맞추는 경향이 있다.
☐ 배가 불러도 먹는 것을 멈추기가 힘들다.
☐ 인생이 통제가 되지 않는 것 같다.
☐ 주변에 아무도 없을 때 먹고 싶은 것(사탕 등)을 먹는다.

오지어 외 Ozier et al . 2007; ⓒ 2017 에브린 트리볼리 / 뉴 해빈저 출판사의 허가를 받아 수정 게재 답변을 검토해보자. 전반적으로 답변에 어떤 경향이 발견되는가?

_____
_____
_____
_____
_____
_____

이제 감정에 대처하는 새로운 방법을 배우고 연습할 것이다. 이 과정은 음식과 더 건강한 관계를 맺는 데 도움이 될 것이다.

감정적 섭식 치유

음식을 이용하지 않고 감정에 대처하는 법을 배우는 세 가지 방식은 다음과 같다.

- 자기 돌보기, 애정 어리게 보살피기, 동정심 갖기
- 감정과 공존하는 법 배우기
- 유용한 오락 활동 즐기기

자기 돌보기, 애정 어리게 보살피기, 동정심 갖기

자기 돌봄, 애정 어린 보살핌, 동정심은 음식을 이용하지 않고 감정에 대처할 수 있는 필수 요소다. 세 가지 요소는 다음 단계로 넘어가기 전에 확실하게 자리를 잡아야 한다. 이 과정에서는 자신이 감정적인 욕구를 갖고 있으며 그 욕구를 충족시킬 권리가 있다는 믿음을 가지는 것이 중요하다. 이러한 믿음과 자기 돌봄, 애정 어린 보살핌, 동정심이 없이는 계속 감정에 대처하기 위해 음식을 이용하기 쉽다.

자기 돌보기

사람들은 인간의 다양한 기본 욕구를 부정하곤 한다. 하지만 다음과 같은 기본 욕구는 자기 돌보기를 위해 필수다.

- 충분한 수면과 휴식
- 감각적인 쾌락
- 듣고 이해하고 수용하기 위해 감정을 표현하는 것
- 지적, 창조적 자극
- 위안과 따뜻한 감정

자신의 욕구는 무시하고 타인의 욕구에만 신경 쓰지는 않는가? 그럴 때 어떤 기분이 드는가? 좌절감을 느끼거나 분노하거나 지치지는 않는가?

애정 어리게 보살피기

스스로를 애정 어린 마음으로 보살피는 일은 자기 돌보기의 기본적인 수준을 넘어선다. 자신을 훨씬 더 따뜻하고 친절하게 대하는 것이다.

- 포옹을 요청한다.
- 애완동물과 함께 시간을 보낸다.
- 위로가 되거나 즐거운 음악을 듣는다.
- 즐거움을 위해 책을 읽는다.
- 자연에서 산책을 한다.
- 일몰을 본다.
- 나를 위한 꽃이나 작은 선물을 산다.
- 마사지를 받는다.
- 거품 목욕을 하거나 사우나를 간다.
- 명상을 한다.

자신을 돌보기 위해 얼마나 자주(거의 없음, 가끔, 꾸준히) 다음과 같은 일에 시간을 투자하는가?

_____

당신이 하는 애정 어린 자기 보살핌 활동이 있다면 적어보자. 돈이 없어도 할 수 있는 활동도 포함한다.

_____
_____
_____
_____

자신에 대한 애정 어린 보살핌을 더 많이 원하는가? 당신의 일상뿐만 아니라 전반적인 삶에 대해서도 생각해보자. 당신은 자신을 돌보기 위해 시간을 충분히 할애하는가? 아니면 정신없이 살아가는가? 지금 하고 있지는 않지만 나중에 경험하고 싶은 애정 어린 보살핌 활동을 적어보자.

_____
_____
_____

동정심 갖기

이 과정에서 스스로에 대한 동정심을 갖는 것은 반드시 필요하다. 4장 '음식 경찰에 반박하라'에서 언급한 '판단이 아닌 호기심에서 시작하자!'라는 문장을 기억하는가? 우리는 직관적 식사가 어떻게 나선형으로 흘러가는지 살펴보았다. 나선형으로 움직이는 이미지는 치유의 과정이 일직선으로 움직이기를 기대해서는 안 된다는 점을 상기시킨다. 때로 불가피하게 과거의 행동으로 되돌아가는 순간을 경험하겠지만, 이 현상을 퇴보라고 생각해서는 안 된다. 오랜 과거 패턴으로 돌아가는 움직임을 호기심 어린 시각으로 관찰하자. 고리모양(과거 행동으로의 회귀)의 움직임에서 당신이 지닌 믿음과 자기 대화를 다시 살펴보고, 자기를 돌보기 위해 어떤 것이 필요한지 파악하자. 자기 연민의 관점은 감정적 섭식을 치유하는 데 필수적이다. 자기 돌봄을 실천하고, 고유한 방식으로 스스로를 애정 어린 마음으로 보살피고, 동정심을 가지고 자신을 대하면 음식이 더 이상 해결책이 아니라는 사실을 알게 될 것이다.

상상해보기

앞에서 언급한 자기 보살핌의 형태들을 포함해 온전히 평온함을 느꼈던 장소를 상상하는 방법으로도 원할 때는 언제든 자신을 보살피는 경험을 만들어 낼 수 있다. 해변이 될 수도 있고 아름다운 산길이 될 수도 있다. 어쩌면 소파에 앉아 부드러운 담요를 덮고 음악을 듣는 것일 수도 있다. 극장에서 연극이나 영화를 보고 있다고 상상하는 것도 괜찮다.

이런 상황을 상상하면서 다음 질문을 해보자. 지금 내 기분은 어떤가? 긴장된 근육이 이완되는 것이 느껴지는가? 복잡한 마음이 좀 차분해졌는가?

――――――――――――――――――――
――――――――――――――――――――
――――――――――――――――――――

근사하고 평화로운 공간에 당신이 있는 모습을 상상하는 연습을 한다. 이미지와 함께 따뜻하고 편안한 감정을 불러내는 데 능숙해지면, 필요할 때마다 그 장면을 활용할 수 있다. 특히 배가 고프지 않은데도 음식이 절박한 상황에서 유용하다.

감정과 공존하는 법 배우기

어떤 이에게는 배가 고프지 않은데 먹고 싶을 때, 혹은 육체적인 배고픔을 충족시킬 만큼 충분히 먹었지만 맛있는 음식을 더 먹고 싶을 때 느끼는 감정을 의식하는 것이 어려울 수도 있다. 그러나 또 다른 이에게는 이러한 상황이 내면세계를 들여다보는 기회가 되기도 한다.

잠시 멈추는 시간

직관적 식사자가 되기 위한 비결 중 하나는 스스로 감정을 일으킨 요인을 파악하여, 먹는 행위가 감정과 연결되도록 하는 것이 아니라 배고픔이나 만족감과 연결되도록 만드는 것이다. 이를 위해서는 잠시 '멈추는 시간'을 갖는 것이 중요하다. 가끔은 배가 고프지 않거나 배가 부른데도 계속 먹을 때도 있을 것이다. 하지만 5분간 멈추는 시간을 가지면 산만해진 식사 경험을 의식적인 식사로 바꿀 수 있다.

배고프지 않은데도 여전히 무언가 먹고 싶을 때 다음 활동을 해보자. 음식을 입에 넣기 전에 5분 동안 타이머를 설정한다. 조용한 곳에서 앉든 눕든 편안한 자세를 잡는다. 그리고 다음과 같이 질문한다. 지금 먹고 싶은 욕구를 일으키는 것은 어떤 감정적 요인인가? 지금 내 기분은 어떤가?

_____

_____

_____

_____

자신에게 정말 필요한 것

타이머가 울려도 아직 먹고 싶은 욕구가 남아 있는지 살펴본다.

만약 여전히 무언가 먹고 싶다면, 현재 느끼는 감정에 대처하기 위해 나에게 필요한 것이 무엇인지 자문해보자. 배가 고프지 않기 때문에 음식은 필요하지 않다. 답이 생각나면 그 답을 의식하라. 절대 답을 판단하거나 원하는 것을 가질 수 없다고 확신하지 마라. 해답은 '배우자와 더 많은 시간을 함께 보냈으면 좋겠다'거나 '친한 친구와 더 자주 대화를 나누고 싶다'거나 '자신을 위한 차분한 시간이 필요하다'는 답변일지도 모른다.

_____

_____

_____

_____

_____

답변이 생각났다면 그 답변 이면에 당신이 원하는 감정은 무엇인지 파악해보자. 아마도 누군가와 연결된 느낌, 애정 어린 보살핌을 받는 느낌, 나만의 자유를 갖는 기분, 즐거움 등일 것이다.

_____

_____

_____

_____

이제 어떻게 하면 음식에 의지하지 않고 자신의 감정과 욕구를 충족시킬 수 있는지 살펴보자. 질문에 가능한 답변은 여러 가지가 있다.

- 누군가와 연결된 감정을 원한다면 배우자에게 더 많은 시간을 요청하거나 친구나 가족과 함께 시간을 보낸다.
- 애정 어린 보살핌을 원한다면 그림 그리기, 등산, 낮잠, 요가나 글쓰기처럼 자신을 위한 활동을 한다.
- 즐거움을 원한다면 영화나 연극을 보거나 콘서트에 갈 계획을 세운다.
- 혼자만의 시간을 원한다면 외출하는 대신 집에 머물며 가장 좋아하는 TV프로그램을 본다.

어떤 방법이 효과적인가?

_____

_____

_____

_____

잠시 멈추는 연습을 반복한 뒤 다음 두 가지 질문을 해보자. 지금 내 기분은 어떤가? 나에게 정말 필요한 것은 무엇인가?

이 과정은 직관적 식사가자 되기 위한 가장 귀중한 도구 중 하나가 될 것이다.

감정 근육

먹고 싶은 욕구를 감당할 수 없어 먹어야 한다면 얼마든지 그렇게 해도 좋다. 하지만 중요한 것은 어떠한 비판도 없이 먹는 것이다. 잠시 멈추는 시간을 가진 후에 또 음식을 먹었다고 해서 실패라고 생각하지 말자. 우리는 여전히 발전하는 과정 중에 있다. 잠시 멈추는 시간을 갖는 것 자체가 한 걸음 나아가는 것이다. 그다음에 음식을 먹기로 결정했다고 해도 이 역시 학습 과정의 일부분이다. 이전에는 불편한 감정이 나타나면 바로 음식을 찾았던 경험이 있을 것이다. 음식을 이용하지 않고 불편한 감정에 대처하기 위해 단 몇 분만이라도 잠시 멈추는 연습을 반복하여 자기 감정을 확인하고 감정과 공존하는 기회를 갖자.

다시 강조하지만 판단이 아닌 호기심에서 시작하는 것이 중요하다는 사실을 잊지 말자. 자신의 욕구와 감정을 섣불리 판단하지 말고 호기심을 가지자. 그리고 인내심을 가지자. 새로운 행동을 발전시키려면 당연히 시간이 걸린다. 결국 불편할 정도로 먹게 된다고 해도 자신을 친절하게 대하자. 감정이 사그라들듯이 육체적 불편도 줄어들 것이다. 배고픔 신호가 되돌아오면 몸이 음식을 원한다는 사실을 기억하자. 당신의 몸과 배고픔 신호를 존중하고, 만족감을 주는 식사를 해보자.

이 연습을 반복하면 감정 근육이 발달한다. 즉, 더 오래 감정과 공존할 수 있다. 배가 고프지 않은데도 음식에 의지하고 싶은 욕구는 서서히 줄어들고 사라질 것이다.

참고: 감정이 참을 수 없을 정도로 극심하다면 상담을 위해 심리치료를 받아 봐도 좋다. 이미 치료를 받고 있는 경우는 심리치료사에게 추가 상담 예약을 하자. 일부 심리치료사나 영양치료사는 환자가 곤경에 처했을 때를 대비해 이메일로 연락할 수 있도록 한다. 환자의 이메일에 항상 바로 응답할 수 있는 것은 아니지만, 감정을 공유하고 답변을 기다리는 것만으로도 충분히 위로가 될 수 있다.

우울한 감정 수용

잠시 멈추는 시간을 계속 연습하면 다시 배가 고플 때까지 기다린 후에 음식을 먹거나 만족스럽고 편안하게 배가 부를 때 먹는 것을 멈출 수 있을 것이다. 하지만 지금 당장 음식을 먹지 않기로 선택할 때 다소 우울한 감정이 나타나도 놀라지 마라. 즐거운 경험에 한계를 두어야 할 때 우울함을 느끼는 것은 흔히 있는 일이다. 그 감정을 수용하면 우울함은 몇 분 만에 지나갈 것이다. 특히 배고픔을 느낄 때 원하는 것은 무엇이든 먹을 수 있다는 점을 알고 있다면 우울함은 곧 사라진다. 우울함을 수용하고 인정한다면 그 감정은 우리를 지배하지 못한다.

다음 실천 연습은 편안하게 배가 부른 상태에서도 계속 먹고 싶은 욕구를 발견할 때 유용할 것이다. 음식을 더 먹고 싶은 이유가 감정 때문이 아닐 수도 있다. 단순히 특정 음식이 유난히 맛있거나 일상에서 벗어나 먹는 시간을 즐기고 있는 것일 수도 있다. 이럴 때는 먹는 것을 멈추고 음식량에 한계를 정하기가 힘들 수도 있다. 하지만 꾸준히 연습한다면 감정적으로 성장하는 계기를 맞을 것이다.

편안하게 포만감을 느끼는 상태에서 자신에게 다음 질문을 해보자.

신체적인 면과 맛에서 만족스러운 식사였는가?

과도한 배부름이 아니라 신체적으로 편안한 포만감을 느끼고 싶은가?
_____

식사가 끝났으니 먹는 것을 멈춰야 한다는 사실이 우울하게 느껴지는가?
_____

이제 다음 과정을 실행한다.

1. 잠시 동안, 맛있는 식사에 대한 감사와 함께 우울한 감정을 그대로 수용한다.
2. 심호흡을 몇 번 반복한다.
3. 이제 식탁에서 일어나 접시를 싱크대로 가져간다. 식당이라면 남은 음식을 포장할 봉투를 요청한다(포장이 가능한 음식이고 나중에 먹고 싶은 생각이 든다면 포장을 요청한다).
4. 집에 있으면 다른 방으로 들어가 다른 활동을 한다.
5. 우울한 감정이 얼마나 빨리 사라지는지 살펴본다.

이 연습을 꾸준히 하면 식사에서 더 깊은 만족감을 느끼고 자존감이 향상될 것이다. 또한 우리 내부의 직관적 식사자와 다시 연결되는 데 감사하면서 우울한 감정을 충분히 견딜 수 있다는 사실을 알게 될 것이다.

'한 번에 하나씩'

과식을 유발하는 가장 강력한 요인 중 하나는 삶에서 요구하는 바가 압도적으로 증가할 때 느끼는 불안감이다. 일터나 학교에서 요구하는 일, 넘쳐나는 이메일과 전화, 정리가 시급한 서류와 청구서, 집안일 등 일상에서 처리해야 할 모든 일이 한 번에 들이닥쳐 감당하기 어렵다고 느끼는 순간이 있다. 이때 가장 좋은 대처법은 눈앞에 닥친 모든 일을 한 번에 해결하려고 하지 말고 해야 할 일을 하나씩만 선택하는 것이다. 서류 정리하기, 기사 한 꼭지 읽기, 전화 한 통 처리하기 등 한 번에 하나씩 일을 해결하고, 한 가지 일이 끝나면 다음 일을 진행한다.

압박감에 휩싸일 때 이 연습을 반복해보자. 불안감이 좀 사그라드는가? 불안감을 없애려고 음식을 먹는 욕구가 좀 줄어드는가?
_____

이 연습을 꾸준히 반복하면 불필요한 음식을 먹는 것보다 하나씩 일을 해결해가는 데서 오는 신체적·정신적 만족감과 행복감이 훨씬 더 크다는 사실을 알게 될 것이다.

유용한 오락 활동 즐기기

음식을 이용하지 않고 감정에 대처하는 법을 다루는 내용에 '오락 활동'이란 단어가 왜 등장하는지 의구심이 들지도 모르겠다. 우리는 앞에서 자신을 보살피는 법을 배우면 삶의 여정에서 직면하는 여러 힘겨운 감정을 관리할 수 있는 힘과 용기를 얻는다는 내용을 살펴보았다. 또한 감정 근육을 발달시켜 감정을 수용하는 기술도 배웠다. 그렇다면 오락 활동은 왜 필요한 걸까? 바로 현실적인 이유에서다. 때로 우리는 단순히 고통에서 벗어나 휴식을 원한다. 그래서 힘겨운 감정의 대체재 역할을 하고 만족감, 즐거움, 웃음, 또는 휴식을 주는 파괴적이지 않은 활동을 찾아야 한다. 아픈 근육을 치유하려면 육체적 운동을 중단하고 휴식을 취해야 하는 것처럼 때로는 감정에서 벗어나 감정 근육이 치유될 수 있는 시간을 가져야 한다.

필요할 때 머리를 식힐 수 있는 여러 오락 활동이 있다. 다음 활동을 살펴보자.

- 집이나 영화관에서 영화를 본다.
- 음악을 틀고 춤을 춘다.
- 크로스 퍼즐이나 스도쿠를 한다.
- 몰입할 만한 책을 읽는다.
- 잡지를 본다.
- 컴퓨터 게임을 한다.

감정에 얽매이지 않고 몰입할 수 있는 활동을 허용하자. 복잡한 감정에서 벗어나고 싶을 때 어떤 활동을 즐길 수 있을까?

지금까지 감정적 섭식을 치유하는 세 가지 방식을 살펴보았다.

- 자기 돌보기, 애정 어리게 보살피기, 동정심 갖기
- 감정과 공존하는 법 배우기
- 유용한 오락 활동 즐기기

음식은 삶의 도전에 대처할 수 있는 다른 방법을 몰랐을 때 도움이 되었다는 점을 기억하자. 이번 장의 실천 연습에서 새로운 대처 방법을 개발하고 강화하는 일의 중요성을 깨달았다. 이 과정은 음식의 본래 목적이 감정에 대처하기 위함이 아니라 영양과 만족감을 주는 것이라는 사실을 일깨운다. 당신이 음식을 이용하여 감정에 대처하려 했어도 너그럽고 동정심 넘치는 마음을 잃지 말자. 그 방법은 당시 당신이 취할 수 있었던 방법 중 최선이었다!

예방책

여기까지 왔다면 어떤 요인이 감정적 섭식을 일으키는지 알 것이다. 이제 심리적으로 취약한 시기(잠재적으로 스트레스를 주는 사회적 관계 등)에 감정적인 섭식의 위험을 낮추는 방법을 알아보자. 미리 대비해두면 방심하지 않게 된다.

준비해두기

스트레스를 주는 행사에 참석해야 한다고 가정해보자. 그 행사는 가족의 결혼식, 파티, 회사 행사, 친구들과의 휴가일 수도 있다. 특정 사람들이나 가족과 함께 있을 때 흔하게 일어나는 일을 예상하면 불안감이 닥쳐오기 시작한다. 사실 이런 불안감은 어린 시절부터 스스로를 진정시키기 위해 음식을 이용하기 시작하게 만든 계기가 되었을지도 모른다. 스트레스를 주는 모임에 미리 대비할 수 있는 방법을 살펴보자.

여러 행사 때문에 집을 떠나는 경우 다음 방법을 써보자.

- 혼자 호텔에 머물며 개인적인 시간을 마련한다.
- 파티를 위해 누군가의 집에 방문한다면, 좋아하는 음식을 가져가도 괜찮은지 물어본다. 타인의 판단은 신경 쓰지 마라. 많은 사람이 알레르기나 특정 음식에 대한 민감성을 가지고 있으므로 파티 주최자는 충분히 이해할 것이다. 이 때 견과류나 말린 과일 등 상하지 않는 음식을 가져가는 게 좋다.
- 행사 중간에 잠시 휴식을 취하고 산책하러 나갈 수 있도록 운동화를 챙긴다.
- 감정을 기록할 수 있도록 (디지털기기나 종이) 일기장을 가져간다.
- 외부에서도 요가 앱을 활용하여 진정효과를 느껴본다.

어디에 있든 기본적으로 도움이 되는 몇 가지 추가 전략을 살펴보자.

- 힘든 감정을 느낄 때 가까운 친구나 치료사 또는 영양사에게 연락해도 되는지 미리 물어본다. 실제로 자기 감정을 털어놓지 않아도 상관없다. 이메일이나 문자를 남길 수 있다는 사실을 아는 것만으로도 충분히 진정 효과가 있다.
- 어디에 있든 위안을 주는 안전한 사람을 찾는다.
- 꾸준히 시간을 내어 심호흡을 한다.
- 자신의 요구를 충족시키기 위해 의견을 명확하게 말하는 연습을 하고, 사람들의 불편한 요구에 대비해 한계를 설정하는 연습을 한다.
- 스트레스를 주는 상황을 대비하거나 개인적 공간이 필요한 경우를 대비해 미리 계획을 세워둔다. 예를 들어, 직장에서 급한 일이 생겨서 가야 한다고 말할 수 있다.

감정적인 섭식을 유발할 만한 잠재적인 스트레스 상황을 몇 가지 떠올려보자.

_____
_____
_____

각 상황에 사용할 수 있는 전략을 적어보자.
_____
_____
_____

리허설하기와 시각화하기

미래에 성취하고 싶은 행동을 시각화할 때, 우리는 정신적인 에너지를 집중한다. 집중하는 행동은 실제로 더 강력한 신경망을 형성하고 뇌를 변화시킨다. 운동선수를 예로 들면, 그들은 경기력을 향상시키기 위해 득점을 하거나 골을 차는 장면을 시각화하는 연습을 꾸준히 한다. 이 기법은 먹는 것에도 활용할 수 있다. 다가올 행사를 시각화하여 미리 리허설을 해볼 수 있다. 앞에서 언급한 스트레스 상황 중 하나를 활용해보자.

걱정을 유발하는 상황에 처했다고 상상해보자. 음식이 나오는 장면을 시각화해보고, 행사에 대한 명확한 이미지가 떠오르면 다음 질문을 살펴보자.

1. 어떤 감정과 신체 감각을 느끼는가? 과식이나 음식을 제한하려는 충동을 유발하는 요소는 무엇인가? 가족과의 대화인가? 장거리 여행으로 스트레스를 받은 건 아닐까? 다른 활동 없이 한가한 시간이 너무 많지는 않은가?
_____
_____
_____

2. 행사에서 음식을 먹는 장면을 시각화할 때 어떤 감정이 드는가?
_____
_____
_____

3. 감정을 관리하기 어려울 것 같다면 과식이나 음식 제한 말고 어떤 전략을 쓸 수 있을까?

_____
_____
_____

4. 음식을 과도하게 먹거나 제한하면 어떤 기분이 들까?

_____
_____
_____

5. 이제 몸이 보내는 신호에 귀기울여 배가 고플 때만 먹는 기분이 어떨지 상상한다. 과식이나 음식 제한으로 감정을 억누르지 않아도 감정적인 고통에 빠지는 상황이 올까? 감정을 누그러뜨리기 위해서는 어떤 조치가 필요할까?

_____
_____
_____

6. 음식을 이용하거나 제한하지 않고 스트레스를 주는 일에 대처하게 되면 어떤 긍정적인 감정이 생길까?

_____
_____
_____

어쩌면 견디기 어려운 감정을 누그러뜨리려고 여러 해 동안 감정적으로 식사를 했는지도 모른다. 너무 오랜 기간 주로 앉아서 지낸 사람이 장시간 마라톤을 뛸 수 있을 거라고 기대하지 않는 것처럼 이런 상황에서 힘든 감정을 쉽게 견딜 수 있다고 기대하는 것은 무리일 것이다. 운동선수들이 육체의 근육을 단련하는 것처럼 우리는 감정 근육을 발달시켜야 한다.

마무리

감정적으로 먹고 있었다면 '잠시 멈추는 시간'이라는 뜻밖의 선물을 받을지도 모른다. 배가 고프지 않은데도 음식을 원한다는 사실을 알게 되면(몸이 영양분을 원해도 음식을 제한하고 싶을 때도 마찬가지다), 이러한 충동이 실제로 내부에서 나오는 목소리인지 알아채기 위해 잠시 멈추는 시간을 갖는다. 이 행동은 스스로에게 주의를 요하는 감정이나 욕구가 있다는 점을 알려주는 신호다. 당신의 감정이나 욕구를 살펴보고 몸의 지혜가 주는 메시지에 귀를 기울이자. 감정이나 욕구에 적합한 해답을 발견할 수 있을 것이다.

이번 장의 실천 연습을 반복하면 음식과 관련된 감정 유발 요인을 확인하기가 더 쉬워지고 보다 유용한 기술을 익힐 수 있을 것이다. 규칙적인 연습을 통해 인생 경험이 전반적으로 확장되는 긍정적인 결과도 얻을 수 있다. 그리고 먹는 것은 영양의 원천이자 삶의 가장 기본적인 즐거움의 하나라는 제 목적을 찾게 될 것이다.

다음 장에서는 몸에 대한 감사와 함께 우리 몸을 존중하는 방법을 살펴보자.

Chapter 08

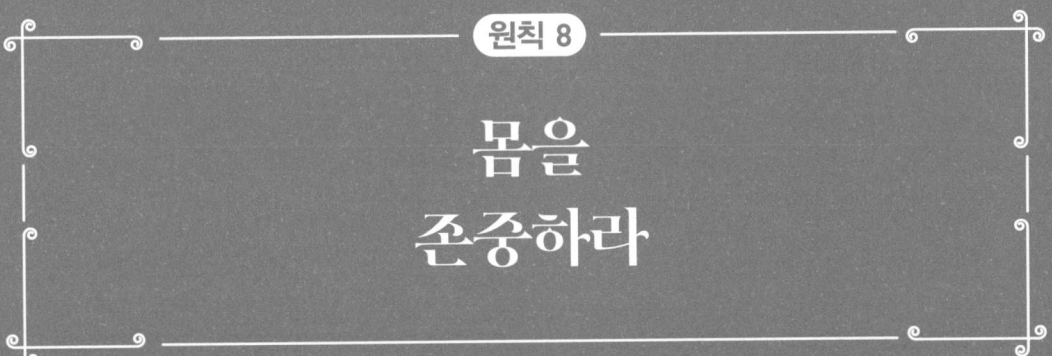

원칙 8

몸을 존중하라

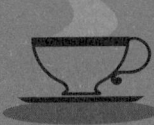

유전자를 인정하라. 발 크기가 245인 사람이 230 사이즈 신발에 발을 구겨 넣을 수 없듯이 신체 사이즈에 비슷한 기대를 하는 것도 헛된 (그리고 불편한) 일이다. 자신의 몸을 존중해야 자신감이 올라간다. 자신의 몸에 대해 비현실적인 기대를 품거나 지나치게 부정적이면 다이어트 사고방식에서 헤어나기 어렵다.

'존중'이란 단어의 사전적 정의에는 존경, 배려, 감탄, 정중함, 예의, 공손함, 자존감과 같은 의미가 들어 있다. 하지만 안타깝게도 우리는 사람들이 자신의 몸을 이런 방식으로 표현하는 것을 거의 보지 못한다. 빠르고 단기적인 다이어트 프로그램과 소셜 미디어, 건강이라는 미명하에 사람들을 괴롭히고 혹사시키는 TV프로그램의 확산 탓에 우리는 몸을 비난하고 수치심을 느끼는 문화 속에서 살고 있다. 마치 인간의 몸을 마음대로 빚어내 다른 모양이나 크기로 만들 수 있다는 듯이!

만성적으로 다이어트를 하는 사람이 자신의 몸을 경멸하는 현상은 너무나도 흔하다. 그러나 자기 몸은 평생 자신의 손과 발이 되어주는 고마운 존재라는 점을 기억하자. 몸이 있어 원하는 곳으로 이동할 수 있고, 포옹으로 사랑하는 사람을 위로할 수 있으며, 여러 감각적인 즐거움도 느낄 수 있다. 아이를 낳고 돌보는 역할도 마찬가지다.

자기 몸을 존중한다는 말은 몸이 요구하는 기본적인 욕구를 충족시키는 것뿐만 아니라 몸에 대해 예의를 갖추고 친절하게 대하는 것을 의미한다. 이번 장의 연습은 다음 목록을 실천하는 데 도움이 될 것이다.

- 신체의 유전적 청사진을 받아들인다.
- 몸에 대해 감사의 마음을 갖는다.
- 몸을 존중하는 행동을 실천한다.
- 자기 몸을 다른 사람과 비교하지 않는다.
- 몸에 대해 말할 때 사용하는 언어를 바꾼다.

자연의 섭리를 거스르려는 시도!

사람들은 발 크기부터 눈동자 색깔까지 각기 다른 고유한 특성을 지니고 태어난다. 잠재적인 키나 몸무게, 건강을 결정하는 유전적 청사진은 사람마다 정해져 태어난다. 우리 몸이 배고픔과 배부름 신호에 적응하고 규칙적인 움직임과 활동을 유지할 때 신체는 더 큰 잠재력을 유지하고 보존할 수 있다. 그러나 주변의 여러 환경적 요인은 몸이 가진 잠재력을 발휘하는 능력에 영향을 미치거나 잠재력을 파괴하기도 한다. 예를 들어, 어린 시절에 겪은 기아는 뼈와 치아 성장에 영구적으로 영향을 미친다. 영양실조는 신체 내부의 장기에 손상을 주고 감염, 전염병, 심지어 사망의 위험을 증가시키기도 한다.

기아와 영양실조는 대부분 가난과 전쟁, 학대로 인해 발생하지만, 자연의 섭리를 거스르려 시도해도 마찬가지의 해로운 결과가 나타나기도 한다. 현대 사회의 문화에서 비롯된 영향력 역시 커다란 혼란을 일으킬 수 있다. 과거 중국에서는 작은 발을 가진 여성에 대한 문화적 이상 때문에 많은 사람들이 어린 딸의 발을 묶어서 기형적인 작은 형태로 만들었다. 근본적으로 정상적인 발에 심각한 손상을 준 것이나 다름없었다. 그 시대에는 여성이 지위를 얻고 제대로 된 가정과 혼사를 이루기 위해서는 발이 작아야 한다고 믿었다. 현대 사회에서 우리는 피상적인 문화적 이상을 가지고 살아간다. 이러한 문화적 이상이 미디어의 이미지에서 나오든 패션이나 뷰티 산업에서 나오든 가족의 압박에서 나오든, 우리는 살을 빼고 체형을 바꾸고 성취나 유지가 불가능한 이미지를 창조하려는 끈질긴 욕망과 마주하며 살아간다. 이러한 문화적 상황에 비만이 야기하는 영향이 더해지면 사람들은 신체에 커다란 불만을 갖는다.

거식증과 같은 섭식장애에 걸리면 체중을 빠르게(위험하게) 줄일 수 있다. 이 증상을 제대로 치료하지 않으면 기아 상태와 유사한 건강상의 악영향을 초래한다. 다이어트를 하면 일시적으로 살을 뺄 수 있지만 앞에서 여러 차례 설명했듯이, 다이어트는 살을 빼는 데 효과가 없다. 더 최악은 다이어트가 이전의 몸무게를 넘어 체중 증가를 촉진한다는 점이다. 이는 어린이와 청소년, 성인에게 두루 증명된 바 있다. 그럼에도 불구하고 사람들은 계속해서 환상 속에서 만들어진 완벽한 체형을 갈망하고 유지할 수 있다고 믿으며 자연의 섭리를 거스르려고 한다.

우리 몸을 존중하는 첫 번째 단계는 자기 몸이 가진 유전적 청사진을 수용하는 것이다. 다이어트를 시작한 지 얼마 지나지 않아 포기하는 사람들 중 일부는 운 좋게도 초기의 유전적 청사진으로 되돌아가 다시 회복력 있는 몸이 된다. 그러나 대부분은 신진대사가 느려지고 지방량이 증가하고 원래 자신의 몸을 위해 설계된 유전적 몸무게와 거리가 먼 체중을 감수하면서 일생 동안 계속해서 다이어트를 시도한다. "10대 (아니면 20대나 심지어 50대) 시절의 제 몸을 혐오했었는데 지금 와서 보니 그 몸만 되찾을 수 있다면 무슨 짓이든 할 수 있을 것 같아요!" 주변에서 자신의 젊은 시절 사진을 보며 이렇게 말하는 사람이 많지 않은가?

속상해 하지 말자. 자연의 섭리를 거스르려 하지 말자! 자기 몸의 유전적 특질을 수용하자. 당신의 몸을 사랑하고 존중하고 돌보며 건강하고 즐거운 마음으로 대하자. 그 결과로 당신이 진정으로 성취하고 유지할 수 있는 삶의 목표에 집중할 수 있는 자유를 얻게 될 것이다.

몸에 대한 부정이 없는 삶 생각해보기

불행히도 우리의 주변에 있는 가치 있고 흥미롭고 친절하고 아름다운 수많은 사람들은 자신에 대한 긍정적인 측면을 보지 못할 정도로 몸에 대해 부정적인 시각을 지니고 있다.

당신은 몸에 대해 어떤 부정적인 견해를 지니고 있는가?
_____
_____
_____
_____
_____

몸에 대한 부정적인 시각을 버리고 변화한다면 삶이 어떻게 될지 상상해보자. 몸에 대한 걱정에서 자유로워지는 것은 어떤 느낌일까? 삶에서 어떤 새로운 변화가 일어날 수 있을까?

_____
_____
_____
_____

몸에 대한 부정적인 이미지를 버리고 대자연의 청사진을 받아들이면 어떤 감정이 느껴질까?

_____
_____
_____
_____

몸을 존중하는 방법

자기 몸의 유전적 청사진을 수용할 준비가 되어 있지 않거나 몸이 마음에 들지 않더라도 다음의 여러 방법을 사용해 자신의 몸을 존중하고 따뜻한 시각으로 바라볼 수 있다.

감사하기

감사함을 느끼는 행동이 신체적·심리적 행복에 미치는 영향을 연구한 바에 따르면, 삶에서 감사함을 느끼는 요소에 의식적으로 집중하면 감정 면에서 이점이 있고 대인관계에도 이점이 있는 것은 물론이고 긍정적인 기분을 불러온다. Emmons and McCullough 2003

또 다른 연구Wood et al. 2008 에서는 감사함을 느끼는 행동이 스트레스와 우울증으로부터 사람들을 보호한다는 사실을 발견했다.

오랜 기간 자신의 몸을 존중하지 않고 열등감을 느껴온 사람들에게 무턱대고 몸에 대한 감사함을 가지라고 말하는 것은 어쩌면 터무니없게 들릴지도 모른다. 하지만 감사함을 느끼는 마음가짐을 어렵게만 생각하지 말고 열린 마음으로 접근해보자. 대부분의 사람들은 다음과 같은 능력을 지니고 있기 때문에 자기 몸에 대한 감사의 마음을 쉽게 가질 수 있다.

- 걸을 수 있는 능력(다리가 부러지거나 부상을 입은 후라면 더욱 와 닿을 것이다.)
- 스포츠나 여가 활동에 참여하는 능력
- 마사지를 받거나 가려운 곳을 긁을 때 즐거움을 느낄 수 있는 능력
- 여성의 경우 건강한 아기를 출산할 수 있는 능력
- 아기와 함께 놀아 줄 수 있는 능력

당신의 몸은 어떤 능력을 갖고 있는가? 갖고 있는 능력에 대해 감사함을 느끼는가?

자기 돌보기

자기 돌보기라는 개념은 직관적 식사 원칙의 많은 부분을 관통하는 줄기 역할을 한다. 어렵게 생각하지 말자. 간단한 방법으로 자기 몸을 일상적으로 돌보는 행동이 곧 몸에 대한 존중을 나타내는 것이다.

- 규칙적인 샤워, 세수, 머리 감기
- 이 닦기와 치실질하기
- 활기찬 신체 활동을 통해 몸 움직이기
- 영양가 있는 음식 섭취하기
- 활력을 회복하기 위한 충분한 수면 취하기

이러한 자기 돌봄의 기본적인 요소를 지속적으로 실천하지 않는다면, 일주일 동안 개선해야 할 행동을 선택해 연습해보자. 한 영역을 개선하고 나면 다음으로 넘어가고 자기 돌봄의 기본 요소를 모두 실천할 때까지 반복해서 연습하자.

이 연습을 얼마나 자주 실천할 수 있는가?
___
___
___

체중계 없애기

자기 몸을 존중하는 가장 빠른 방법 가운데 하나는 체중 재는 행위를 멈추는 것이다. 체중계에 올라가는 행동에는 하루를 망칠 수 있는 강력한 힘이 있다. 때로 일시적인 기쁨을 주기도 하지만 금세 사라지고 만다. 사실 체중은 만족스러운 음식을 먹고 배고픔을 존중하고 편안하게 배가 부를 때 먹는 것을 멈추는 것처럼 진정으로 중요한 것에 비하면 의미 없는 수치에 불과하다. 체중계에 나타나는 숫자는 또다시 날씬한 몸을 숭배하도록 당신을 꼬드긴다. 날씬한 몸과 함께 찾아올 모든 환상과 영원히 체형을 바꿀 수 있다는 망상도 마찬가지다. 이러한 착각은 당신을 중요하고 실질적이고 의미 있는 삶에서 단절시킨다. 다음 연습을 통해 체중계의 악영향에서 벗어나자.

마지막으로 체중계에 올라갔을 때를 시각화하는 것부터 시작하자.

1. 체중계에 오르기 전에 기분이 어땠는가? 불안하거나 희망적이거나 두려움에 가득 차 있었는가?
___
___
___

2. 몸무게를 본 후 기분이 어떻게 변했는가? 자신에 대한 느낌은 어땠는가?
___
___
___

3. 체중계에 찍힌 숫자가 그날의 식사에 영향을 미쳤는가? 더 적게 먹어야 한다고 생각했는가? 아니면 예상보다 몸무게가 적게 나가서 더 많이 먹어도 된다고 느꼈는가?

___

이 연습을 마친 후에도 다시 체중을 재고 싶은 충동을 느낀다면 체중 측정으로 인해 발생하는 부정적인 영향을 인식하기 위해 위 세 가지 질문하기를 반복한다. 연습 중에 자기 생각과 감정을 확인하는 것이 중요하다. 그래도 몸무게를 잰다면 다음 질문에 답해보자.

1. 몸무게를 재기 전후 자신의 감정에 대해 써본다.

___

2. 부정적인 감정을 떠올리며 이 경험을 계속 지속하고 싶은지 생각해본다.

___

3. 체중계를 버릴 의향이 있는가? 그렇지 않다면, 체중을 자주 재지 않기 위한 첫 번째 해결책은 무엇인가?

___

많은 사람들이 체중계 버리기를 주저하고 이를 실행에 옮길 때 흥분과 두려움을 동시에 경험한다. 이처럼 적극적인 행동은 체중에서 벗어나 몸의 지혜에서 오는 신호에 적응하려는 의지를 확고히 한다. 처음에는 두려울지 모르지만, 궁극적으로는 해방감을 느낄 것이다.

때로 사람들은 체중을 재는 일에 대한 불안감 때문에 아플 때도 병원에 가는 것을 꺼리곤 한다. 그들은 의사뿐만 아니라 스스로의 비판도 두려워한다. 단호하게 자기 의견을 밝히고 체중계에 오르기를 거부하자. 실제로 체중이 건강 측정에 영향을 미치는 상황은 많지 않다. 임신, 특정 약물 측정, 울혈성 심부전 등의 상황에서는 체중 측정이 필요할 것이다. 정 체중을 재는 일이 불편하다면 의사에게 감정을 털어놓고 체중계의 숫자가 표시되지 않도록 요청할 수 있다.

끊임없는 체형 확인 멈추기

체중계를 버리는 데 성공했다면 축하한다! 이 과정은 부정적인 자기평가 습관을 바꾸는 첫걸음이다. 자기 몸을 존중하는 것은 체형이나 몸무게와 무관하게 애정 어린 보살핌으로 몸을 대하는 것을 의미한다. 불행히도 사람들은 자신의 상태가 만족스러운지 측정하기 위해 여러 방법으로 체형을 끊임없이 확인하려고 한다.

예를 들어, 어떤 사람은 몸무게 변화를 '측정'하기 위해 바지 한 벌을 옷장에 보관해두고 바지를 입을 때마다 체형을 확인한다. 바지가 평소보다 몸에 더 붙으면 어떤 기분이 들까? 마치 체중계 숫자가 올라가는 것을 봤을 때처럼 부정적인 감정이 생긴다. 매일 다른 옷을 입으면 이런 상황을 피해갈 수 있다. 즉, 바지 한 벌에서 오는 자기 몸에 대한 기억을 차단할 수 있다.

어떤 이들은 엘리베이터, 탈의실, 체육관 등 어딜 가든 거울을 찾는다. 거울로 자신을 점검하는 행동은 자기 몸이 완벽한 이상적인 몸매에 대한 환상에 부응하는지 끊임없이 판단하고 비판하게 한다. 어렸을 때 봤던 일그러진 마법의 거울을 기억하는가? 물론 대부분의 거울은 왜곡되어 있지 않지만, 확실한 건 거울을 보는 사람에 대한 정확한 시각을 알려주지 않는다는 점이다. 외모에 대한 과도한 관심은 당신 자신에 대한 폭넓은 관점을 좁히고 전체적인 가치를 왜곡할 뿐이다.

오래된 옷 처분하기

다이어트를 연상시키는 몸에 맞지 않는 옷을 정리하는 일도 또 다른 치유 경험을 선사한다. 아직 옷을 버리거나 누군가에게 나눠주고 싶지 않다면(특히 옷에 감정적인 가치가 있는 경우), 옷을 상자에 넣고 옷장 안쪽에 넣어두는 것도 방법이다. 나중에 준비되었다고 느낄 때 옷을 버리면 된다. 살을 빼려고 할 때 생각 없이 옷을 샀기 때문에 그 옷은 건강한 활동을 통해 유지되는 정상적인 신체 사이즈에 맞지 않을 가능성이 높다. 이 과정은 다이어트 사고방식을 없애는 것을 목표로 한다. 몸에 맞지 않는 옷을 계속 붙들고 있으면 새로운 다이어트와 함께 나타나는 또 다른 환상에 사로잡히게 된다. 옷을 놓아버리면 해방될 일이다. 옷장 문을 열고 몸에 맞지 않는 옷을 볼 때 느끼는 절망감도 사라질 것이다.

편안한 옷 입기

몸에 맞지 않는 옷을 버리면 몸에 잘 맞고 어울리는 옷만 남게 되고 필요하다면 새 옷을 살 수 있다는 장점이 생긴다. 너무 꽉 끼는 옷을 입으면 당연히 몸이 불편해진다. 이것은 몸을 존중하지 않는 행동이다. 속옷도 마찬가지다. 꽉 끼는 속옷은 마치 강압복을 입은 것 같을 수 있다. 꽉 끼는 옷은 몸이 갇혀 있는 느낌을 주고 때로는 호흡을 불편하게 만들기도 한다.

당신의 옷장을 점검해보자. 버려야 할 옷이 있는가? 더 이상 당신에게 어울리지 않는 옷은 없는가? 옷을 갖춰 입는 즐거움을 되찾는 데 필요한 일을 하는 것은 자기 몸을 존중하는 행동이다.

옷장을 살펴보며 다음과 같은 옷을 정리하는 것부터 시작해보자.

- 옷을 봤을 때 미소가 지어지지 않는다.
- 다이어트나 질병으로 인해 지나치게 저체중이 되었을 때만 맞을 법한 옷이다.
- 옷은 맞지만 어울리지 않거나 낡았다.

옷장을 정리하고 나니 기분이 어떤가?
_____
_____
_____

새 옷 사기

불편한 옷을 처분했으니 새 옷을 사야 할 때가 왔다. 쇼핑을 잘하기 위해 도움이 될 만한 절차를 살펴보자.

- 감정이 중립적이거나 긍정적인 날에 쇼핑을 한다.
- 다양한 사이즈의 옷을 입어보는 것부터 시작한다(예: 청바지).
- 탈의실에서는 자기 몸이 거울을 향하지 않도록 등을 돌린다.
- 고른 청바지 중 하나를 입는다.
- 이리저리 늘려보고, 움직여보고, 앉았다 일어나 본다.
- 청바지가 불편하면 거울을 보지 않고 벗은 후 다른 브랜드나 다른 사이즈를 입어본다.
- 옷이 편안하게 느껴지면 거울을 보고 옷이 당신의 취향에 맞

는지 확인한다.

- 옷이 몸에 잘 맞고 당신의 취향이라면 바로 구매한다.

옷을 입었을 때 드는 편안함을 확인하고 옷을 사는 것이 핵심이다. 보기에는 어울릴지 몰라도 몸이 불편한 옷을 구매할 필요는 없다.

비교하기 멈추기

자신의 가치에 대해 주체적으로 느낄 수 있다면 자존감은 강력한 존재감을 드러낸다. 자신에게 주어진 선물인 무수한 가치에 감사하자. 타고난 재능을 실천하고 발전시켜 자신이 이룩한 일을 가치 있게 여기는 모든 데서 개인의 자존감이 드러난다. 자신의 능력을 타인과 비교하는 것은 불필요한 고통을 유발하며, 불필요한 우월감이나 시기의 감정을 낳는다. 비교하기를 중단하고 자신이 지닌 고유한 자질에 감사함을 느껴보자.

개인적 자질

자신에 대해 특히 감사함을 느끼는 점을 떠올려보자. 신체나 외모와는 상관없는 특징이나 매력, 가치관에 대해 생각해보자. 다음 목록과 같이 지능도 좋고, 노래나 춤 실력 같은 개인적인 재능도 좋다. 학업이나 직업적인 경력처럼 성취하기 위해 열심히 노력한 결과나 우정, 성공적인 가족생활 등 여러 요소가 있을 것이다.

- 지능
- 유머감각
- 동정심
- 경청하는 능력
- 좋은 배우자, 부모, 친구
- 참을성
- 열심히 일하는 자질
- 예술적, 음악적 재능
- 다정함
- 관대함
- 배려심

자신이 가진 자질을 차분하게 떠올려보자.

_____

_____

_____

_____

타인과의 비교

사람들은 자신을 독특하게 만드는 여러 자질과 특징에 감사하는 일은 꺼리는 편이지만 다른 사람이 자신을 어떻게 평가하는지 판단하기 위해 끊임없이 비교한다. '사라가 학기 말 레포트에서 나보다 더 좋은 점수를 받았을까? 내가 마이클보다 더 빨리 월급이 인상되거나 승진할 수 있을까? 주변 친구들만큼 데이트 신청을 받고 있는 걸까? 동료들과 비교해 내 논문이나 블로그 글 게재 실적은 어느 정도일까?' 이렇게 비교하기는 끝이 없다.

자신을 주변 친구나 동료와 비교하기 시작하면 타인의 몸매나 외모에도 신경을 쓰게 된다. 좋은 머릿결, 매끄러운 피부, 탄탄한 근육, 긴 다리, 가는 허리 사이즈 등 비교 목록에도 끝이 없다. 사람들은 매일같이 친구, 친척, 배우나 모델, 하다못해 길거리에서 지나치는 수많은 사람들을 끊임없이 확인하면서 자신의 몸과 비교하고 판단을 내린다. 기억하자. 타인에 대한 지나친 관심은 자기가 지닌 고유의 자질을 잃는 가장 확실한 방법이다. 또한 외적인 것에만 초점을 맞추다 보면 인생의 진정한 의미에서도 멀어지게 된다.

다른 사람의 몸매를 관찰하고 비교하면 그 사람의 몸매가 만들어진 과정을 마음대로 추측하게 된다. 늘씬한 몸매를 가진 사람이 심각한 체중 감량을 일으키는 질병에 시달리고 있는지 섭식장애를 앓고 있는지 단순히 신진대사가 남들보다 월등히 높은지는 알 수 없다. 자기가 그 사람과 같은 체형을 만들 수 있다고 결론짓는다면 이는 추측에 근거가 없다는 사실과 자신의 유전적 청사진을 깡그리 무시하는 일이나 다름없다. 결국 자신을 다른 사람과 비교하는 것은 자신의 기분을 상하게 할 뿐이다.

비교하는 습관을 파악하기 위해 다음을 살펴보자.

1. 다른 사람의 외모, 옷, 신체 사이즈 등 외부 요소를 얼마나 자주 확인하는가? 당신이 주변에서 자주 비교하는 사람이 있다면 적어보자.

_____

2. 당신 자신을 다른 사람과 비교할 때 어떤 기분을 느끼는지 알아보자. 열등감, 슬픔, 절망을 느끼는가? 혹은 외적으로 상대보다 당신이 더 낫다고 생각하며 우월감이나 거만함을 느끼는가? 보통 느끼는 감정은 무엇인가?

3. 남과 비교를 일삼다가 결국 '당신이 남보다 열등하다'고 느꼈던 최근의 경험을 떠올려보자. 그때 기분을 살펴보고 그 순간 느꼈던 모든 감정을 받아들여 본다. 이제 앞에서 당신이 지닌 개인적 자질과 가치에 대해 느꼈던 감사함의 목록으로 돌아가자. 당신은 어떤 사람이며 당신이 지닌 고유한 재능과 자질은 무엇인지 숙고해보자. 당신이 지닌 긍정적인 자질에 집중하면 기분이 어떻게 변하는가?

'그리고' 연습

이 연습은 자기 몸에 대해 느끼는 불편함을 인정하는 일에서 시작한다. 하지만 여기서 중요한 것은 몸에 대한 불편한 느낌에 갇혀 있기보다는 겉모습과는 무관한 다른 자질을 떠올리는 일이다.

- 중립적이고 판단을 배제한 관점으로 당신의 몸에 대해 느끼는 신체적인 감각을 떠올려본다. 심하게 몸이 부은 것 같다거나 군살이 축 늘어진 것 같다와 같은 도덕적 판단이 들어간 과장된 단어는 사용하지 않는다. 대신 신체적 감각을 수용하는 '불편함'이나 '도전'과 같은 단어를 사용한다. 예를 들어, '오늘 내 몸은 힘든 하루를 보내고 있다', 혹은 '오늘 내 몸은 육체적으로 불편하다' 등과 같다.

- 위 설명에 '그리고'를 덧붙여 자신을 칭찬하는 세 가지 요소를 추가한다(필요하다면 앞에서 나온 개인적 자질 목록을 참조하라). 예를 들어, '오늘 내 몸이 힘든 하루를 보내고 있다'. '그리고' '나는 상대의 말을 주의 깊게 듣는 훌륭한 선생님이자 열심히 일하는 사람이다.'처럼 자신의 장점을 추가한다.

당신의 몸이 힘든 하루를 보낼 때 자신에게 말할 수 있는 문장을 만들어 보자.

_____

_____

_____

부러움

부러움은 인간이 느끼는 정상적인 감정이다. 이 감정은 자기가 갖고 있지 않은 것을 가진 사람을 볼 때 발생한다. 그리고 지금 자신에게 없는 무언가를 소유하게 되면 삶이 훨씬 나아질 것이라고 믿는 데서 온다. 부러움은 아마도 인간이 가장 견디기 어려워하는 감정 중 하나일 것이다. 자신을 타인과 비교할 때 사람들은 흔히 상대에게서 비판할 수 있는 무언가를 찾기를 바란다. 상대를 나보다 열등하다고 생각할 때 사람들은 일시적으로 우월감을 느낀다. 그리고 상대에게 느끼는 시기심을 순간적으로 피할 수 있다. 하지만 역설적이게도, 감정의 전환은 빠르게 일어난다. 사람들은 다시 상대가 가진 다른 부러움의 대상에 집중하기 시작한다. 시기하는 마음은 곧바로 나타나는데 상대방이 실제로 자신보다 더 낫거나 더 많은 것을 소유하고 있다고 판단하면 더 심한 절망감을 느끼게 된다.

연습을 위해 먼저 부러움의 감정에 집중한다. 당신은 타인의 인생이나 몸매에 대한 부러움을 얼마나 자주 느끼는가? 자주? 가끔? 드물게?

_____

부러움을 느낄 때, 그 감정을 그대로 받아들일 수 있는가? 아니면 당신이 다른 사람들보다 낫다고 믿을 수 있는 방법을 찾으려고 노력하는가? 이 방법이 당신의 기분을 어떻게 변화시키는지 살펴보자.

_____

_____

_____
_____
_____

다른 사람들보다 당신이 우월하다는 감정은 얼마나 빨리 반대의 감정으로 전환되는가? 자신을 완벽하게 만들고 싶은 욕구를 느끼는가?

_____
_____

어떻게 느끼든 부러움은 정상적인 감정이라는 점을 기억하자. 이 감정을 받아들이는 일이 편안해지면 억지로 자기를 치켜세우려고 상대방을 깎아내리는 방식의 대응은 줄어들 것이다. 물론 즉시 나타나는 우월한 감정은 사라지겠지만, 그 감정이 급격하게 추락할 가능성 역시 피할 수 있다. 다시 한번 당신에게 주어진 재능과 가치에 대한 감사의 마음을 떠올리자.

몸에 대한 공격

자기 몸을 존중하지 않는 가장 최악의 행동 가운데 하나는 몸에 대한 부정적인 말이나 공격을 일삼는 것이다. 누군가가 자신의 외모, 체형, 몸무게, 사이즈, 키를 비난하는 말을 듣는 것은 고통스럽고 슬픈 일이다. 주변 사람에게 결코 나쁜 말을 하지 않는 사람조차 스스로에게는 이따금씩 끔찍한 말을 하곤 한다. (참고: 부모, 형제자매, 혹은 배우자에게 모욕을 당하고 비난을 받는 고객도 있다. 이는 명백한 정서적 학대로 정신적 외상 치료사와 상담이 필요하다.)

이 연습은 자기 자신을 학대하고 몸을 공격하는 발언을 알아차리고 인정하고 멈추는 데 도움이 될 것이다.

1. 몸에 대한 비판적인 생각을 알아차리자. 당신의 몸을 확인할 때 내부에서 일어나는 자기 대화에 주의를 기울여보자.

- 샤워할 때

- 옷 입을 때

- 거울에 비친 자신의 모습을 볼 때

2. 자기 대화에서 비롯된 부정적인 생각이 그 순간 어떤 기분을 느끼게 하는지 살펴보자. 불안감, 수치심, 슬픔 등 느끼는 감정을 그대로 수용하자. 예.'이런 생각들은 나에게 전혀 도움이 되지 않아. 스스로를 비참하게 할 뿐이야.'

3. 몸을 비난하고 공격하는 자신을 발견했을 때, 주변 환경과 보고 듣는 것을 묘사해보자(내면의 독백도 좋고 큰 소리로 말해도 좋다. 둘 중 편안한 쪽을 고른다). 근처 건물의 거울이나 창문에 비친 자신의 모습을 보고, 몸을 공격하는 생각을 하기 시작한다고 해보자. '내 다리는 너무 두꺼워, 내 모습이 혐오스럽다.' 이런 행동을 하는 자신을 발견하면 다음 단계를 따른다.

- 멈춘다.
- 주변을 묘사한다. 중립적이고 건조한 목소리로 보거나 들은 내용을 그대로 묘사한다. 예를 들어, '거리에 주차된 네 대의 차가 보인다. 한 대는 노란색이다. 나는 아이들이 웃는 소리를 듣는다. 아, 도무지 내 두꺼운 다리를 참을 수가 없다.'
- 몸을 공격하는 거슬리는 생각이 슬금슬금 되살아나는 것을 알아챈다. 그 생각을 비판하지 말고 차분하게 당신의 마음이 제 위치에서 벗어났다는 점을 인정한다. 그리고 지금 듣거나 보는 것에 대해 다시 부드럽게 설명을 이어간다. '다시 몸을 공격하는 생각이 떠오르네. 다시 집중해서 계속 주변을 묘사해야지. 은색 차가 보인다. 까마귀가 꽥꽥거리는 소리가 들린다.'

이런 방식으로 주변 환경을 묘사하는 연습을 하고, 부정적인 생각이 떠오르면 그 생각을 인정하고 넘어간다.

_____
_____
_____

이 연습은 부정적인 생각에서 벗어나 다른 것에 집중하도록 마음을 훈련시키는 과정이다. 시간이 흐르면 주변 환경에 일부러 집중하지 않아도 비판적인 생각을 멈출 수 있을 것이다. 자기비판과 씨름할 때 주변 환경에 대한 묘사는 마음을 다시 집중하는 데 도움을 주는 훈련 과정의 수레바퀴 역할을 한다. 연습을 반복하면 이 과정은 더 이상 필요하지 않을 것이다.

이번 주에는 하루에 한 번씩 이 기술을 연습하자. 연습은 탄탄한 기초를 쌓는 데 도움이 될 것이다. 특히 감정적인 충동이 없을 때도 우리 마음은 언제나 방황하는 경향이 있다는 것을 알게 될 것이다. 운전을 하고 버스를 타고 약속을 기다리는 동안 어떤 것에 대해서든 묘사할 수 있다. 도중에 산만해졌다는 사실을 알게 되더라도 그것을 인정하고 부드럽게 이야기를 계속 이어간다. 여기서 핵심은 반복 연습이다. 마음이 얼마나 자주 방황하고 산만해지는지는 중요하지 않다. 연습의 핵심은 방황하는 생각을 알아채고 다시 집중하는 법을 배우는 것이다.

연습을 통해 겪은 경험에 대해 써보자. 얼마나 자주 생각을 전환해야 했는가? 몸을 공격하는 생각은 없었는가? 만약 있었다면 부정적인 생각을 떠올릴 때마다 기분이 어땠는가? 그리고 다시 자기비판에서 벗어나 주변 환경에 대한 묘사로 돌아왔을 때 어떤 기분을 느꼈는가?

_____
_____
_____
_____
_____
_____
_____

몸에 대한 부정적인 대화

친구들과 대화를 할 때 얼마나 자주 다이어트나 팻토크fat talk, 여성들 사이의 몸매에 대한 부정적이고 자기 비하적인 대화 - 옮긴이로 화제가 전환되는가? 우리는 나이, 교육 수준, 직업과는 상관없이 다이어트나 몸매에 과도하게 집착하는 사회에 살고 있다. 그리고 이런 현상은 우리 사회에 이미 만연해 있다. 날씨에 대한 가벼운 인사와는 달리, 이런 주제의 대화는 사람들에게 체중 낙인을 유발하고 몸에 대한 수치심을 강화시키기 때문에 부정적인 영향을 미친다. 이런 상황에서 목소리를 높이려면 용기가 필요하다. 한 사람의 가치는 신체 사이즈나 몸매가 아닌 삶의 목적, 타인에 대한 친절함, 가치관 등에서 비롯된다. 대화에 참여하지 않는 것부터 자신의 의견을 주장하거나 대화 주제를 바꾸는 것까지 상황에 따라 대화를 풀어가는 방법에는 여러 가지가 있다.

- 자신이나 타인의 신체에 대해 이야기하는 것을 중단한다(애초에 관련 주제를 꺼내지도 않는다).

- 사람들이 타인을 비판하는 말을 인지하도록 목소리를 높이고 정중하게 반박한다. 이미 우리 문화에 만연한 문제지만, 현실에서는 체중에 대한 편견을 인식하지 못하는 사람들이 많다. 그들은 누군가의 날씬함이나 체중 감량에 대한 무분별한 칭찬이 이에 부합하지 않는 모든 사람들에 대한 비판을 뜻하고 있다는 사실을 알지 못한다. 다음과 같이 말 할 수도 있다.
  - "외모 때문에 사람들이 자신을 비하하는 말을 들으면 안타까워."
  - "체중에만 집착하지 마. 체중 말고도 훨씬 더 가치 있는 게 너한테는 많잖아. 정치, 연극, 책에 대한 니 의견을 들으면 정말 재밌어. 체형과는 아무 상관없이."

- 여행, 연극이나 영화, 또는 이러한 가학적인 대화를 유발하지 않는 주제로 대화를 전환한다.
  - 몸에 대한 부정적인 대화: "해변에서 도저히 수영복을 입을 수가 없었어. 몸이 너무 뚱뚱해 보여!"
  - 대화 전환: "지난 주말에 바닷가 근처에 있다가 정말 아름다운 일몰을 봤어. 저녁에 그곳에 갈 기회가 생긴다면 그 광경이 얼마나 믿기 힘들 정도로 근사한지 알게 될 거야."
  - 몸에 대한 부정적인 대화: "얼마나 살이 쪘는지 믿을 수 없을 정도야. 오늘 저녁엔 빵이나 디저트는 없어."
  - 대화 전환: "디저트 얘기가 나오니 말인데, 지난 주말에 수지의 결혼식에서 정말 맛있는 케이크를 한 조각 먹었어. 어떤 빵집에서 샀는지 알아봐야겠어."

다음 실천 연습을 위해 여러 사람과 함께하는 약속을 잡는다. 만약 누군가가 최근의 다이어트 또는 자신이나 다른 사람의 몸매에 대해 조롱하거나 비판적인 말을 한다면 어떤 반응을 할지 생각해둔다. 예상했던 주제가 나왔을 때 어떻게 대처했는가? 주제를 전환하거나 직접 반박하기 위해 어떤 말을 했는가? 대화가 진행될 때와 그 후에 기분이 어땠는가?

_____
_____
_____
_____

사람들이 당신의 의견을 수용하지 않는다면 같은 상황이 왔을 때 어떤 전략을 짜야 할까?(일부 사람들은 당신의 관점을 인정하지 못한다는 사실을 받아들이고 감정적인 에너지를 어디에 쏟을지 결정해야 한다.)

_____
_____
_____
_____

팻토크와 다이어트 대화를 중단시키기 위한 적극적인 행동은 이런 대화로 인해 발생하는 피해를 깨닫지 못하는 사람들의 의식을 깨우는 계기가 된다. 한 사람의 작은 실천이 세상을 바꾸는 시작이 될 수도 있다는 점을 기억하고 자랑스럽게 생각하자!

긍정적인 신체 이미지

지금까지 진행된 신체 이미지에 대한 연구는 대부분 몸에 대한 수치심이나 불만족과 같은 부정적인 측면에 초점을 맞춰왔다. 다행히도, 최근에 진행된 여러 연구에서는 자기 몸에 감사하는 일의 이점에 집중하는 추세다. 틸카와 우드 바칼로Tylka and Wood-Barcalow, 2015는 몸에 감사하기에 대한 다음의 세 가지 주요 특성을 정의하고 검증하는 '신체 감사 척도Body Appreciation Scale'를 개발했다.

- 신체 사이즈나 결점에 관계없이 있는 그대로의 자기 몸을 인정한다.
- 건강을 개선하는 행동으로 자기 몸을 존중하고 관리한다.
- 각종 미디어에서 비롯된 비현실적인 미의 기준에 저항하고

자기 몸을 보호한다.

신체 감사 척도

다음은 업데이트된 신체 감사 척도를 간소화한 버전이다. 이 척도는 몸에 대한 감사와 긍정적인 신체 이미지에 대한 유효한 판단 기준을 제공한다. 자기 몸을 존중하는 정도를 알아보기 위해 각 항목 옆에 '예'나 '아니오'를 표기한다.

- 내 몸을 존중한다. 예 _____ 아니오 _____
- 내 몸을 보면 기분이 좋다. 예 _____ 아니오 _____
- 내 몸이 적어도 몇 가지 장점은 가지고 있는 것 같다.
  예 _____ 아니오 _____
- 내 몸에 대해 긍정적인 관점을 갖고 있다. 예 _____ 아니오 _____
- 내 몸의 요구에 주의를 기울인다. 예 _____ 아니오 _____
- 내 몸에 대한 애정이 있다. 예 _____ 아니오 _____
- 내 몸의 다양하고 독특한 특징에 감사한다. 예 _____ 아니오 _____
- 내 행동은 몸에 대한 긍정적인 태도를 드러낸다. 예를 들어, 나는 고개를 높이 들고 미소를 지으며 걷는다.
  예 _____ 아니오 _____
- 내 몸을 편안하게 느낀다. 예 _____ 아니오 _____
- 매력적인 사람들(예: 모델, 배우 / 연기자)의 이미지와는 다르지만 내 자신을 아름답다고 느낀다. 예 _____ 아니오 _____

각 항목을 평가한 후 '예'라고 표기한 응답이 얼마나 많은지 살펴본다. '예'라고 표기한 응답이 많을수록 몸에 대한 감사 척도가 높음을 나타낸다.

'아니오'라는 응답이 많더라도 자신을 섣불리 비판하지 않는다. 우리는 몸에 대한 긍정적인 태도를 배우는 여정을 함께 하고 있다. 완벽을 추구하기보다는 몸에 대해 감사한 태도를 조금씩 높여가는 것이 중요하다.

당신의 몸을 존중하고 받아들이고 사랑하기 위해서는 무엇이 필요한가?

_____
_____
_____

비현실적인 이미지처럼 몸매를 바꿀 수 있다는 환상을 포기할 준비가 되었는가? 이를 실천하기 위해 계획한 방법을 적어보자. 다음과 같은 방법을 참고한다.

- 자기 몸에 대해 친절하게 말한다.
- 규칙적인 식사를 하고 활기찬 신체 활동을 한다.
- 체중계를 버리고 사이즈에 맞지 않는 헌 옷을 처분한다.

아직 환상을 버릴 준비가 되지 않았다면, 이를 실천하기 위해 무엇이 필요한지 생각해보자.

_____
_____
_____

실천할 수 있는 긍정적인 행동(몸에 대한 긍정적인 자기 대화 포함)을 최대한 많이 적어보자.

_____

_____
_____

앞으로 몇 달 동안 매주 신체 감사 척도를 사용하여 당신의 행동을 측정하고 평가해보자. 시간이 지남에 따라 몸에 대해 감사함을 느끼는 정도가 어떻게 변화하는지 주목한다. 또한 다른 장에 있는 실천 연습 활동이 신체 감사 척도에 영향을 미치는지도 확인해보자.

마무리

다음 장에서는 운동과 신체 활동과의 관계 및 운동에 대한 거부감에 대해 살펴보자.

모든 사람은 사이즈와 체형이 제각각이다. 현재 우리가 살아가는 문화권에서는 타고난 발 크기를 받아들이고 이를 억지로 바꾸려고 하지 않는다. 우리 몸에도 같은 태도가 적용되어야 한다. 당신의 사이즈와 체형을 인정하고, 있는 그대로의 자기 몸을 존중하자. 어떤 다이어트도 음식 제한도 운동요법도 유전적으로 결정된 체형을 바꿀 수 없다는 사실을 인정할 때 진정으로 자신의 몸을 존중하고 아끼고 사랑하는 태도를 가질 수 있다. 당신의 몸이 당신을 위해 기능하는 수많은 역할에 감사함을 느끼자. 당신의 몸을 아끼고 사랑하자. 세상의 모든 아름다움에 감사하는 것처럼 당신의 몸에 대해서도 같은 태도를 가지자.

Chapter 09

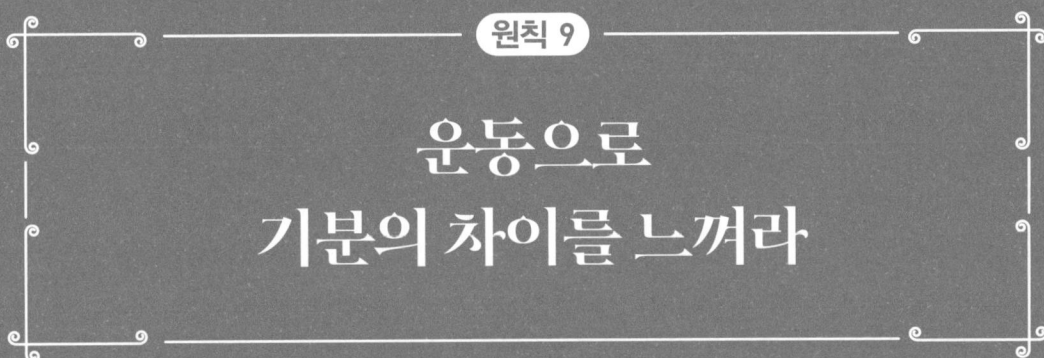

원칙 9

운동으로
기분의 차이를 느껴라

전투적인 운동은 잊어버리고 그저 활기차게 생활하면서 그 차이를 느낀다. 칼로리 소모 효과가 아니라 몸을 움직일 때의 느낌에 집중한다. 기운을 돋우는 활동이 주는 느낌에 집중하면 아침에 알람 소리 없이도 곧장 일어나 산책을 나가는 변화가 일어난다. 아침에 일어나야 하는 이유가 체중 감량뿐이라면 동기부여에 별로 도움이 되지 않는다.

스트레스 감소에서 만성 질환 예방에 이르기까지 운동은 우리 삶의 수많은 건강 문제에 유익한 혜택을 제공한다. 문제는 대부분의 사람들이 꾸준히 운동하는 것에 어려움을 느낀다는 점이다. 특히 만성 다이어터는 올바른 운동을 선택하는 데 어려움을 겪는다. 칼로리 소모량에 따라 운동을 선택하면 즐거움을 전혀 느낄 수 없기 때문이다.

운동의 본질적인 즐거움이 아니라 성취할 수 없는 미학적 측면에만 초점을 둔다면 실망을 자초하는 일이나 다름없다. 더 최악은 운동이 다이어트 사고방식의 일부가 되고, 극도의 피로를 불러오는 힘들고 의무적인 일이 된다는 점이다. 결과적으로, 다이어트를 중단하면 운동도 그만두게 된다. 다이어트를 위해 운동을 하거나 충분한 음식을 섭취하지 않으며 운동을 한다면 운동이 기분 좋은 활동이라는 사실을 깨닫지 못하게 된다.

'운동'이라는 단어를 '몸의 움직임'과 '신체 활동'이라는 용어와 혼용하여 사용한다는 점에 유의하자. 세계보건기구는 신체 활동이 운동이나 스포츠만을 의미하는 것은 아니라고 강조한다.2010 사실 운동이나 스포츠는 모두 신체 활동이라는 범주에 속하는데 놀이, 정원 가꾸기, 집안일, 춤추기, 여가 활동과 같은 것도 신체 활동이다.

신체 활동과 건강에는 두 가지 중요한 요소가 있다. 하나는 매일 앉아 있는 시간을 줄이는 것이고, 다른 하나는 신체 활동 시간을 늘리는 것이다. 많은 연구 단체에서 지나치게 오랜 시간 앉아 있는 것과 운동을 너무 적게 하는 것이 같지는 않다고 밝혔다.Henson et al. 2016; Cheval, Sarrazin, and Pelletier 2014; Craft et al. 2012 꾸준히 운동을 한다고 해도 과도하게 오래 앉아 있을 때의 부작용은 피하기 어렵다는 연구 결과가 있다. 이번 장에서는 언급한 두 가지 주제를 모두 살펴보겠다.

그리고 다음 목록을 실천해볼 것이다.

- 앉아 있는 시간을 줄이고 신체 활동을 증가시키는 방법을 배운다.
- 몸과의 연결에 집중하는 의식적인 운동의 특성을 탐구한다.
- 운동이 주는 이점과 운동을 하는 이유를 확인한다.
- 운동의 장벽을 무너뜨리는 방법을 찾는다.
- 자신이 좋아하는 신체 활동을 찾는다.

앉아 있는 시간

오늘날 사람들은 의자에 편안하게 앉아서 먹고 일하고 쇼핑하고 은행을 이용하고 사람들과 어울릴 수 있다. Henson et al. 2016

기술과 도시화 덕분에 사람들은 평균적으로 수면시간보다 앉아서 보내는 시간이 더 많다. Craft et al. 2012 장시간 앉아서 생활하는 방식은 오늘날 건강의 적신호로 인식되며 심장질환이나 제2형 당뇨병과 같은 만성 질환의 발생 위험을 증가시킨다. Henson et al. 2016 장시간(한 시간 이상) 앉아 있으면 생리학적 정체 작용이 나타나며, 이는 신진대사 건강과 직결된다.

이것이 바로 일반적인 운동 지침으로는 충분하지 않은 이유다 (운동 지침의 중요성에 관해서는 이후 다시 설명하겠다). 연구에 따르면, 꾸준히 운동하는 많은 사람들 역시 너무 오랜 시간 앉아서 생활하고 몸을 많이 움직이지 않는 것으로 나타났다. 사람들은 직장이나 학교, 집에 있을 때도 대부분 앉아서 지내며 심지어 여행을 하거나 여가시간을 보낼 때에도 앉아서 보내기 일쑤다.

- 앉거나 누워서 텔레비전을 보거나 비디오 게임을 한다.
- 여행을 할 때도 앉아서 운전을 하거나 비행기, 기차, 버스에 장시간 앉아 있다.
- 책을 읽거나 공부하거나 글을 쓰거나 일을 할 때 책상이나 컴퓨터 앞에 앉아 있거나 누워 있다.

결과적으로, 공중 보건 프로그램에서는 꼭 열심히 땀을 낼 필요는 없지만 전체적으로 앉아 있는 시간을 줄이고, 장시간 앉아 있을 때에도 중간에 갖는 휴식 횟수를 늘릴 수 있는 방법을 찾는 것을 목표로 한다. 의자에서 일어나서 팔벌려뛰기를 꼭 해야 한다는 뜻이 아니라는 말이다. 자리에서 일어나 굳은 몸의 정적을 깨라는 뜻으로, 전화 통화를 할 때만이라도 일어나라는 말이다. 이런 활동을 '비운동성 활동 열생성 NEAT, Non-Exercise Activity Thermogenesis'이라고 분류한다. Cheval, Sarrazin, and Pelletier 2014 일상적인 활동, 꼼지락거리기, 즉흥적 근육 운동, 바른 자세 유지 등 다양한 범위의 저강도 활동이 이에 해당한다. 이렇게 평범해 보이는 활동이 신진대사와 심혈관 건강에 중요한 역할을 한다는 사실을 과소평가하지 마라! 하다못해 쓰레기를 버리러 가는 등 일상생활의 가장 부수적인 일조차도 건강상의 이익을 많이 제공한다. Rezende et al. 2016

건강 상태가 좋지 않다면, 새로운 운동요법을 시작하기보다는 앉아 있는 시간을 줄이거나 '비운동성 활동 열생성' 등 수시로 몸을 움직이는 것이 훨씬 더 수월할 것이다.

앉아 있는 시간 파악하기

마감 일자에 쫓기고 자잘한 일에 너무 많은 시간을 쓰는 일상을 보내다 보면 활동적으로 생활하고 있다고 착각하기 쉽다. 그러나 사람들은 대부분의 일을 책상에 앉아서 처리하거나, 운전을 하며 앉아 있거나, 앉은 채 스마트폰을 본다.

우선, 판단을 배제하고 평소 자기가 앉아서 생활하는 방식을 살펴보자. 하루에 얼마나 많은 시간을 앉아서 생활하는지 파악하고 변화를 줄 수 있는 부분이 어디인지 찾아보기 위해서다. 일주일 중 이틀을 정한다(평일과 주말 각각 하루씩). 다음 표에서 주말과 평일에 앉아 있는 시간을 파악하여 적고 오른쪽 열에 가장 오래 앉아 있는 시간을 기록한다. 예를 들어, 3시간짜리 영화를 보기 위해 계속 앉아 있었다면, '3시간'을 기록하면 된다. 하지만 영화 중반쯤에 일어나 잠시 주방에 갔었다면, 기록 시간은 '1시간 30분'이 될 것이다.

◀ 앉아 있는 시간 ▶

앉아 있는 시간 추적	총 시간		소비한 시간
	평일	주말	가장 장시간 앉아 있었던 시간 (중간에 일어나지 않음)
운전을 하거나 자동차, 비행기, 기차에 앉아 있었던 시간			
의자에 앉아 있었던 시간			
앉아서 TV를 보거나 영화를 보는 시간			
앉아서 인터넷 서핑을 하는 시간			
앉아서 비디오 게임을 하는 시간			
앉아서 책을 읽는 시간			
앉아서 휴대폰으로 문자를 보내거나 전화를 하거나 소셜 미디어를 하는 시간			
앉아서 휴식을 취하거나 게으름을 피우는 시간			
총 시간			

앉아 있는 시간 줄이기, 장시간 앉아 있기 피하기

평일과 주말 동안 앉아 있었던 시간을 파악한 후 다음 질문에 답하자.

얼마나 많은 시간을 앉거나 누워서 보내는가?

평일 _____

주말 _____

가장 오랫동안 일어나지 않고 앉아 있었던 시간은 얼마나 되는가? 흔히 일어나는 일인가?

_____

_____

아래 목록은 앉아 있는 것을 피하는 방법들이다. 목록을 읽어보고 일상생활에 적용할 수 있는 활동에 표시한다.

일반적인 방법

☐ 스트레칭, 자리에서 일어나기, 몸 돌리기, 구부리기 등으로 장시간 앉아 있던 몸을 움직인다.

☐ 45~60분 이상 앉아 있으면 자리에서 일어나도록 스마트폰 앱을 이용하여 알람을 설정한다.

☐ 기마 자세처럼 앉아 있으면서도 운동이 되는 자세를 취하는 방법을 활용한다.

집에서 할 수 있는 방법

☐ (핸드폰) 알람을 매시간 울리도록 설정하고 일어나서 움직인다. 스트레칭, 우편물 정리하기, 주변 정리, 손빨래하기, 쓰레기 치우기 등 움직이는 활동을 한다.

☐ 휴대폰으로 통화할 때는 앉아 있지 않고 서서 돌아다닌다.

☐ 앉아서 책을 읽을 때는 주기적으로 일어나서 휴식을 취한다.

☐ 한 시간에 한 번씩 일어서서 독서하는 자리를 바꾼다.

사무실 또는 책상에서 할 수 있는 방법

☐ 점심 시간에는 책상 앞에 있지 않는다.

☐ 업무와 관련된 문서를 읽을 때는 서서 읽는다.

- 전화 통화는 걸어 다니거나 서서 한다. 이어폰을 사용하면 더 쉽게 자주 움직일 수 있다.
- 가능하다면 회의에서 앉지 말고 서 있는다.
- 한두 명과의 소규모 미팅은 걸으면서 하는 회의를 제안한다.
- 쓰레기통을 책상에서 멀리 치운다. 쓰레기를 버리기 위해 일어날 수 있다.
- 일어서서 더 자주 움직이도록 알람을 설정한다.
- 앉은 자세에서 서 있는 자세까지 각기 다른 높이로 작업할 수 있는 높이 조절 책상을 구비한다.

교통편을 이용할 때 할 수 있는 방법

- 비행기를 타면 한 시간마다 자리에서 일어나 스트레칭을 하거나 통로를 걷는다.
- 지하철이나 버스에서는 가능하다면 목적지보다 한 정거장 일찍 내려서 걷는다.
- 우버나 택시 등을 이용하면 목적지보다 한 블록 먼저 내린다.

신체 활동으로 얻는 즐거움

점점 더 많은 연구결과에서 운동의 빈도, 강도, 지속시간 등의 전통적인 운동 처방에만 집중하는 것보다 '신체 활동으로 얻는 즐거움'이 꾸준히 운동을 지속하는 가장 중요한 요소 중 하나라는 사실을 밝혔다. Parfitt, Evans, and Eston 2012; Ekkekakis, Parfitt, and Petruzzello 2012; Petruzzello 2012; Segar, Eccles, and Richardson 2011 사람들에게 에너지를 주고 기분을 좋게 하는 활동에 참여하는 개념은 '동기의 쾌락론 Hedonic Theory of Motivation'에 근거한다. 이 이론의 기본 전제는 사람들이 기분을 좋게 하는 활동에 반복적으로 참여한다는 점이다. 반대로 사람들은 몸의 통증이나 불편함을 유발하는 활동은 피하려고 한다. 이 이론은 건강 때문에 반드시 육체적인 활동을 해야 한다는 일반적인 통념을 반박하는 환영할 만한 연구다.

사람들은 '무조건 참아라' '고통 없이는 얻는 것도 없다'와 같은 말로 몸이 보내는 경고 메시지를 무시하곤 한다. 하지만 이러한 현상은 오히려 몸의 고통을 유발하고 몸이 보내는 메시지의 중요성을 떨어뜨리기 때문에 몸과의 단절로 이어질 수 있다. 다이어트는 몸이 원하고 요구하는 것을 무시하라고 지시한다. 전통적인 운동 패턴은 몸의 지혜와 단절될 뿐이다. 오직 자신만이 자기 몸이 어떻게 느끼는지 알 수 있다는 점을 잊지 말자.

몸의 지시 따르기

운동 중과 운동 후에 몸이 어떻게 느끼는지에 집중하는 것은 즐거운 신체 활동을 발견하는 중요한 방법이다. 의식적인 운동mindful exercise 은 판단, 비교, 경쟁 없이 몸이 어떻게 느끼는지에 주의를 기울이는 것에 가치를 둔다. 이 운동은 다음 네 가지 요소를 포함해 몸에 귀 기울이는 능력을 강화한다. Calogero and Pedrotty 2007

- 에너지를 바닥나게 하는 게 아니라 활기를 되찾게 한다.
- 몸과 마음의 연결을 강화한다.
- 스트레스를 증폭시키지 않고 완화한다.
- 진정한 즐거움과 기쁨을 준다.

신체 활동 중에 일어나는 몸의 느낌에 더 많이 집중할수록(느낌에 대해 생각하는 것이 아니라 실제로 느끼는 것), 내부감각 수용인식(신체 내부에서 느끼는 육체적 감각에 대한 인식)을 향상시키는 데 도움이 된다. 운동하는 동안 느끼는 감각에는 호흡의 세기와 속도, 심장 박동의 속도와 강도, 근육의 긴장과 이완 등 전반적으로 인식하는 모든 감각적인 활동을 포함한다. 몸에 귀기울일수록 몸이 보내는 메시지를 '듣는' 능력은 더 높아진다. 즉, 배고픔과 배부름 신호를 포착하는 다른 영역에서도 내부감각 수용인식이 발달하는 것이다. 이 활동을 몸과 마음의 연결을 위한 일종의 교차 훈련이라고 생각하라. 모든 것은 서로 연결되어 있고 상호의존적이다.

즐거운 신체 활동이 미치는 영향 탐색하기

1. 즐거움을 위해 신체 활동을 추구하는 것은 활동 욕구, 활동 종류, 운동 환경 선택에 어떤 영향을 미칠까?

    A. 활동하고자 하는 욕구

    _____
    _____
    _____
    _____

    B. 몸이 불편하다고 느끼는 경우, 참여하는 활동의 종류

    _____
    _____
    _____
    _____

    C. 운동 환경 선택: 사람들과 함께 혹은 혼자, 공공장소, 사적인 장소, 야외 혹은 체육관

    _____

_____
_____
_____

2. 즐거운 신체 활동은 운동 중과 운동 후에 어떤 기분을 느끼게 하는가?

    _____
    _____
    _____
    _____

3. 지나치게 에너지를 소모하지 않고 활력을 주는 신체 활동에 집중하는 것은 운동 의지와 빈도에 어떤 영향을 미치는가?

    _____
    _____
    _____
    _____

신체 활동의 이점과 장벽

질병이나 증상	
☐ 인지력 저하	☐ 인슐린 저항성
☐ 대장암	☐ 폐암
☐ 우울증	☐ 골다공증 및 골절
☐ 자궁내막암	☐ 조기사망
☐ 심장병	☐ 뇌졸중
☐ 고혈압	☐ 제2형 당뇨병

대부분의 사람들은 운동을 통해 얻는 여러 건강상의 이점을 알고 있다. 하지만 너무 흔한 얘기라서 자신에게 적용할 수 있다는 생각을 대체로 하지 못한다. 따라서 여기서는 신체 활동의 이점을 질병의 위험 감소와 삶의 질 향상이라는 두 가지 측면에서 자신에게 어떻게 적용할 지에 대해 살펴보도록 하겠다.

신체 활동의 이점

먼저 첫 번째 표를 살펴보고 위험을 감소시킬 수 있는 질병이나 증상이 있는지 살펴보자. 특히, 가족력이 있는 것에 표시한다.

다음으로 삶의 질 향상과 관련 있는 신체 활동의 이점을 살펴보자.

시간이 소요되는 장기적인 것	일상에서 느끼는 단기적인 것
• 골밀도	• 활력
• 뇌 회백질	• 균형
• 인지력과 기억력	• 기분
• 장내미생물군	• 근력
• 포만감 신호	• 식욕 조절
• 무지방 신체질량	• 스트레스 내성
• 심혈관계 순환	• 수면의 질

위 표의 정보를 사용하여 다음 질문에 답해보자.

표에서 당신이 원하는 신체 활동의 이점 두 가지를 적어보자.

_____

_____

_____

활력, 기분, 근력, 수면의 질이 향상되는 것과 같이 당신이 실제로 느끼는 이점에 따라 운동을 선택하는 것은 일상생활의 질에 어떤 영향을 미치는가? 예를 들어, 운동 후에 얼마나 더 활력이 넘치는지 생각해본다.

_____

_____

_____

_____

운동의 장벽

신체 활동의 여러 건강상의 이점에도 불구하고, 운동 부족은 전 세계적으로 증가하고 있는 문제다. 세계보건기구2010년에 따르면, 운동 부족은 사망 원인 가운데 네 번째 순위를 차지하며, 매년 약 320만 명이 불충분한 운동으로 인해 사망에 이른다.

개인적으로 운동의 이점을 중시하고 활동적으로 운동을 하려는 열망이 있을 때도 극복해야 할 장애물은 존재한다. 예를 들면, 어린 시절 놀이나 스포츠를 어떻게 경험했는지에 따라 운동 장벽이 형성되기도 한다. 운동 때문에 놀림이나 괴롭힘을 당한 과거의 경험이 성인이 되어 운동에 대한 거부감을 안겨줄 수도 있고, 학교나 자녀, 직장 문제 등 빡빡한 일정 문제로 운동에 장벽이 생길 수도 있다. 운동에 대한 장벽을 이해하고 이를 극복하기 위한 전략을 세우는 일은 신체 활동을 삶의 규칙적인 일부분으로 만드는 데 도움이 될 수 있다.

운동 장벽 찾기

질문을 살펴보고 당신에게 해당하는 항목에 표시한다.

그렇다	질문
놀림, 처벌, 압박	
	1. 학창 시절에 운동이 처벌 방법으로 사용된 적이 있는가?(잘못된 행동 때문에 운동장을 돌거나 팔굽혀펴기를 하는 등)
	2. 몸이 둔해서 놀림을 받은 적이 있는가?
	3. 운동팀을 짤 때 다들 팀원으로 뽑기를 꺼리는 학생이었는가?
	4. 체중 감량을 위해 억지로 운동을 한 적이 있는가?
다이어트 사고방식과 엄격한 규칙	
	5. 디저트 등 특정 음식을 먹는 것에 대한 보상으로 운동을 하는가?
	6. 운동을 하기 위해서는 적당한 사이즈나 몸무게가 필요하다고 생각하는가?
	7. 땀을 흘리고 칼로리를 많이 소모해야만 운동이라고 생각하는가?
	8. 살을 빼는 것이 운동의 주된 목적인가?
	9. 새로운 다이어트를 시작할 때만 운동을 자주 하는가?
	10. 신체 활동을 포기할 수밖에 없는 비현실적인 운동 목표를 세우는가?
시간, 일정, 날씨 문제	
	11. 운동할 시간이 부족하다고 느끼는가?
	12. 직업상 출장이 잦은가?
	13. 자유시간이 거의 없을 만큼 가족에 대한 부양 의무가 큰가?
	14. 야외 운동을 할 때 날씨가 얼마나 영향을 미치는가?
자신감, 조건, 운동 장비	
	15. 육체적으로 운동하는 능력에 대한 자신감이 부족한가?
	16. 평소 즐겨 하던 운동을 못 하게 된 이유(부상이나 나이 등)가 있는가?
	17. 운동 중에 다치는 것이 두려운가?
	18. 운동하기엔 너무 피곤한가?
	19. 운동할 때 착용하기 편한 옷이 없다고 느끼는가?

운동 장벽 해결하기

신체 활동에 가장 큰 장벽이 되는 요소를 찾았다면 각각의 장벽을 극복하기 위한 해결책은 무엇인지 고민해보자.

첫 번째 장벽

_____

_____

해결책

_____

_____

_____

_____

두 번째 장벽

_____

_____

해결책

_____

_____

_____

_____

_____

일상에서 신체 활동을 우선순위에 두려면 무엇이 필요한가? 자기 돌봄과 한계 설정은 어떻게 하고 있는지 생각해보자.

_____

_____

_____

_____

_____

새로운 운동이나 체력 단련을 혼자 하는 것이 불편하다면 자격을 갖춘 개인 트레이너나 단체로 하는 운동에 참여해도 좋다. 하지만 많은 사람들이 단체 운동에 참여하면서 소외감을 느끼고 환영받지 못한다고 느낀다. 또한 일부 트레이너나 운동 단체는 운동에서 얻는 즐거움, 근력 향상, 활력 증진 보다는 체중 감량에만 초점을 두는 경향이 있다.

다행히도, 오늘날 피트니스 산업에서는 '자기 몸 긍정주의body positivity'의 중요성에 대한 인식이 빠르게 증가하고 있다. 자기 몸 긍정주의는 자기 몸 긍정주의 피트니스 연합회Body Positive Fitness Alliance, BPFA에서 그 중요성을 인증받은 바 있다. BPFA는 신체 활동을 보다 편안하고 접근가능하고 즐겁게 만들기 위해 소속 회원과 기업에게 자기 몸 긍정주의 피트니스의 일곱 가지 기본 축을 교육하고 이를 준수하게 한다. 또한 연합회는 커뮤니티 활동을 장려하고, 온전한 건강과 자기 몸에 대한 긍정주의에 초점을 맞춘 운동 전문가가 훈련 과정 범위 내에서 조언한다. 우리는 BPFA가 만든 일곱 가지 기본 축이 혁신적이라고 생각한다. 그래서 피트니스 환경이나 트레이너를 선택할 때 이러한 자질을 적극 고려할 것을 추천한다.

자기 몸 긍정주의 피트니스 연합회 Body Positive Fitness Alliance 의 일곱 가지 기본 축

1. **접근성**. 어느 계층에서든 누구나 자신의 몸매나 겉모습을 신경 쓰지 않고 운동에 참여하고 몸을 움직일 수 있는 환경을 제공한다.

2. **친근함**. 운동 공간에는 모든 강압적인 요소를 제거한다. 강압적인 것과 도전적인 것의 차이를 이해한다.

3. **즐거움**. 사람들이 자기가 가진 최고의 기량을 뽐내고 즐거운 시간을 보낼 수 있는 공동체에 속해 있다고 느낄 때 동기부여가 된다는 사실을 인지한다.

4. **공동체**. 에고ego가 없는 충만한 공동체를 추구한다. 그리고 회원들에게 '건강'은 외모와 상관없다고 교육한다. 공동체에 참여하는 사람은 누구나 가족의 일원이다. 우리는 서로의 성공을 축하하고, 우울할 때 서로에게 힘을 주며, 타인에 대한 비판을 거부한다.

5. **훈련 범위**. 피트니스 전문가라고 해서 반드시 영양 전문가, 정신 건강 전문가, 보건 전문가가 되는 것은 아니다. 고객의 요구가 훈련 범위 밖에 있을 때 외부에 있는 적절한 전문가를

찾고, 증거에 기반한 과학을 가치 있게 여기므로 과학적으로 연구되고 입증된 방법을 활용한다.

6. **온전한 건강.** 건강은 정신, 육체, 감정과 동등하다고 믿는다. 건강의 핵심은 세 가지의 균형에서 비롯되며, 그중 하나라도 제대로 작용하지 않으면 온전한 건강을 이룰 수 없다고 여긴다.

7. **자기 몸 긍정주의.** 겉모습이 아닌 개인이 가진 능력을 칭찬하고 축하한다. 보다 작은 사이즈에 대한 추종으로 사람들이 입게 되는 피해를 이해하며, 모든 사람들은 고유의 체형과 사이즈를 갖고 있다고 믿는다. 그리고 체형이나 사이즈가 반드시 근력, 지구력, 전반적인 건강을 나타내지는 않는다는 사실에 공감한다. 행복은 작은 사이즈에 집착하지 않는 것이며 건강에는 이상적으로 정해진 '형태'가 없다는 점을 이해한다.

좋아하는 신체 활동

여기서는 즐거움에 중점을 두고, 최적의 운동 빈도와 지속 시간을 배우고, 몸에 대해 어떻게 느끼는지를 관찰하기 위해 신체 활동을 탐구해본다.

좋아하는 운동/ 신체 활동 선택하기

신체 활동을 인생의 즐거움으로 만들기 위해, 다음 요소를 고려해보자.

1. 어떤 방식을 선호하는가?
   ☐ 혼자 운동하기
   ☐ 단체로 운동하기
   ☐ 실내 운동
   ☐ 실외 운동

2. 현재 건강 상태는 어떤가?

_____

3. 현재의 건강 상태를 고려할 때, 시도할 수 있는 가장 즐거운 운동은 무엇인가?

_____
_____

4. 신체 활동을 한 후 어떤 기분을 느끼고 싶은가? 차분한 기분? 활기찬 기분?

_____
_____

신체 활동 탐색

다음 신체 활동 목록을 살펴보자. 다섯 개의 칸은 운동을 게임 형태로 하는지, 혼자하는지 단체로 하는지(혹은 둘 다인지), 실내인지 실외인지(둘 다인지)에 따라 구분한다. 가장 오른쪽 칸에는 각각의 운동에 대한 관심도를 0부터 10까지 점수로 평가한다. 0은 전혀 관심이 없는 상태를 말하고, 10은 매우 흥미가 있는 상태다.

운동	게임	혼자	단체	실내	실외	관심도 (0-10)
배드민턴	✓		✓	✓	✓	
농구	✓		✓	✓	✓	
자전거		✓	✓	✓	✓	
서핑		✓	✓		✓	
스키		✓	✓		✓	
춤				✓		
발레	✓	✓	✓			
사교댄스			✓	✓		
클럽댄스			✓	✓		
힙합			✓	✓		
재즈			✓	✓		
폴댄스			✓	✓		
줌바			✓	✓		

운동	게임	혼자	단체	실내	실외	관심도 (0-10)
피구	✓		✓		✓	
플래그 풋볼 flag football	✓		✓		✓	
지오캐싱(보물찾기) geocaching	✓				✓	
체조				✓		
아크로바틱				✓		
에어리얼 후프				✓		
텀블링				✓		
자이로토닉스 Gyrotonics		✓	✓	✓		
핸드볼	✓		✓	✓	✓	
하이킹		✓	✓		✓	
훌라후프		✓		✓	✓	
아이스 스케이팅		✓	✓	✓	✓	
줄넘기		✓	✓	✓	✓	
서바이벌게임	✓		✓			
카약		✓	✓		✓	
킥복싱			✓	✓		
무술(카포에이라) Capoeira		✓	✓	✓		
가라테		✓	✓	✓		
쿵후		✓	✓	✓		
주짓수		✓	✓	✓		
호신술		✓	✓	✓		
태권도		✓	✓	✓		
태극권		✓	✓	✓		
페인트볼	✓		✓		✓	
필라테스		✓	✓	✓		
탁구	✓		✓	✓	✓	
암벽타기		✓	✓	✓	✓	
요트타기		✓	✓		✓	
스케이트보드		✓	✓	✓	✓	
축구	✓		✓		✓	
패들보드 Stand-up paddleboard		✓	✓		✓	
수영		✓	✓	✓	✓	
테니스	✓		✓		✓	
트램펄린		✓	✓	✓	✓	
배구	✓		✓	✓	✓	
웨이크보드		✓	✓		✓	
웨이트 트레이닝		✓	✓	✓		
바디펌프		✓		✓		
순환웨이트		✓		✓		
덤벨		✓		✓		
요가		✓	✓	✓	✓	
정원 가꾸기		✓			✓	
개와 함께 놀아주기		✓		✓	✓	
아이와 함께 놀아주기	✓		✓	✓	✓	
피구	✓		✓		✓	
숨바꼭질	✓		✓	✓	✓	

운동	게임	혼자	단체	실내	실외	관심도 (0-10)
사방치기	✓		✓		✓	
술래잡기	✓		✓		✓	
롤러스케이트나 롤러블레이드		✓	✓	✓	✓	
달리기		✓	✓	✓	✓	
걷기		✓	✓	✓	✓	
홈게임	✓	✓	✓	✓		
댄스댄스 레볼루션	✓	✓	✓	✓		
위 핏	✓	✓	✓	✓		
위 테니스	✓	✓	✓	✓		
저스트 댄스	✓	✓	✓	✓		
기타	✓					

1. 흥미 있는 활동을 찾기 위해 7점 이상을 부여한 신체 활동을 적어보자. 그다음 시도하고 싶은 3개 활동을 적어보자(만약 표의 어떤 활동도 7점 이상을 받을 만큼 매력적이지 않다면, 원하는 다른 활동을 적는다).

2. 운동을 시작하려면 무엇이 필요한가? 스케줄, 편안한 옷, 편안한 신발, 운동장비, 병원 검진 등을 고려한다.

3. 특히 새로운 운동을 시도하거나 운동 기술을 연마하는 데 연습이 필요한 경우 기대치를 현실적으로 유지하기 위해서는 무엇이 필요한가?

운동 빈도와 강도 살펴보기

어떤 운동이라도 하는 것이 아무것도 하지 않는 것보다 낫다.

— 세계보건기구

이제 일주일 동안 어느 정도의 운동량이 적합한지 살펴보겠다. 그 전에 세계보건기구의 조언처럼 어떤 운동도 아예 활동이 없는 것보다는 낫다는 점을 명심하자. 신체 활동이 주는 건강상의 이점을 고려하면, 10분간의 짧은 신체 활동도 심혈관 건강에 도움이 된다. 세계보건기구 2010 자신의 건강 상태나 체력이 미국 신체 활동 지침 Physical Activity Guidelines for Americans 의 기준을 맞추기에 역부족이라면 아래에서 추천하는 운동 목표를 무리하게 따르지 않길 바란다. 자신의 상태와 능력을 파악한 뒤에 시작하는 것이 가장 좋다.

운동 빈도

세계보건기구와 미국 신체 활동 지침은 모두 18세에서 64세 사이의 성인에게 다음과 같은 운동 목표를 권고한다.

- 운동 강도가 보통인지 격렬한지에 따라 주당 75분~150분의 신체 활동을 목표로 한다. 자세한 내용은 운동 강도 부분을 참조
- 신체 활동을 하는 총 시간 중 일주일에 최소 두 번은 근육 강화 운동을 실시한다(요가나 역기 운동 등).

만 65세 이상이라도 위 지침을 따르면 된다. 단, 몸이 불편한 사람은 추가 권고사항을 따른다: 주 3일 이상 균형 감각을 높이고 낙상을 예방하기 위한 운동을 실시한다.

운동 강도

일반적으로 운동 강도는 운동에 얼마나 많은 노력을 기울이는지를 가리키며 사람마다 차이가 있다. 운동에 들어가는 노력을 측정하는 방법은 0에서 10까지의 운동 강도 등급을 사용하는 것이다. 점수는 가만히 앉아 있는 0점부터 운동에 가장 큰 노력을 기울이는 10점까지 분포되어 있다.

중간 강도의 신체 활동은 평균 강도의 노력을 요구하며 운동 강도 척도에서는 약 5 또는 6에 속한다. 이 강도에서는 호흡수와 심박수가 눈에 띄게 증가한다. 이 유형의 활동으로는 일반적인 정원 가꾸기나 산책이 있다. 약 150분을 목표로 한다.

격렬한 운동은 약 7~8 정도에 속한다. 이 활동은 호흡과 심박수가 크게 증가하고 땀을 배출한다. 테니스, 조깅, 등산을 예로 들 수 있다. 격렬한 운동은 일주일에 적어도 75분을 목표로 한다.

일반적으로 중간 강도의 운동 2분은 격렬한 강도의 운동 1분과 같다고 한다.USDHHS 2008 따라서 중간 강도의 운동 30분은 격렬한 강도의 운동 15분과 거의 동일하다.

신체 활동 계획 수립과 관찰

일주일에 75~150분 정도 운동은 누구나 실행 가능한 수준이다. 정기적인 업무나 생활방식을 고려하여 다음 주간 계획표에 현실적인 운동 목표를 세워보자.

그리고 운동 중과 후에 느끼는 감정에 주의를 기울이는 것이 중요하다. 이는 부상을 예방하고 운동 중 즐거움과 건강상의 이점(활력, 기분)에 집중할 수 있도록 도와준다. 신체 활동표는 운동을 하면서 느끼는 여러 요소를 관찰하는 유용한 도구다. 날짜, 운동, 지속 기간을 적고 운동을 하는 동안과 이후의 느낌을 기록한다. 운동 중에는 호흡의 강도, 근육의 감각(이완, 긴장, 통증 등), 전반적인 운동 강도 인식에 주의를 기울인다. 그런 다음 운동이 즐거웠는지 불쾌했는지 중립적으로 느껴졌는지 파악한다.

운동이 끝난 후에는 주의력, 기분, 스트레스 수준이 향상되었는지 살펴보자. 그 효과는 보통 바로 느낄 수 있지만 일부는 나중에 느낄 수도 있다. 효과는 오래 지속되거나 그렇지 않은 경우로 나뉜다. 맨 오른쪽 칸에는 신체 활동에 대해 자유롭게 의견을 적는다.

◀ 주간 계획표 ▶

	주간 목표 시간	월요일	화요일	수요일	목요일	금요일	토요일	일요일
중간 강도	150		10분 산책	10분 산책	10분 산책		60분 요가	60분 정원 가꾸기
격렬한 강도	75	20분 달리기		20분 경보		20분 등산		15분 근력 운동
1주								
2주								
3주								
4주								

◀ 신체 활동표 ▶

날짜	운동	지속 기간(분)	기분이 어땠는가?						코멘트
			운동하는 중			운동 이후			
			기분 좋음	불쾌함	중립적	주의력	기분	스트레스	

원칙 9 운동으로 기분의 차이를 느껴라

신체 활동표 고찰

며칠 동안 신체 활동표를 완료한 후 다음 질문에 답해보자.

운동하는 동안 느낀 운동의 강도와 호흡의 강도는 운동에서 얻는 전체적인 즐거움에 어떤 영향을 미쳤는가?

_____
_____
_____

운동하면서 느낌에 어떤 차이가 생겼는가?

_____
_____
_____

운동이 불쾌하게 느껴진다면 즐거움을 느끼기 위해 어떤 조치를 취할 수 있을까? (노력의 강도, 기대치, 경쟁심 등의 요소를 고려해보자. 또한 전날 밤에 충분한 수면을 취했는지 평소 운동 빈도는 어땠는지 운동 환경에 문제는 없었는지 확인한다.)

_____
_____
_____

운동 후에 전반적인 기분, 주의력, 스트레스 정도가 어땠는가?

_____
_____
_____

활력을 느끼거나 수면의 질이 향상되는 등 운동에서 얻는 이점을 발견했는가?

_____
_____
_____

처음에는 운동에서 얻는 전반적인 이점을 전혀 눈치채지 못할 수도 있다. 꾸준히 몸을 움직여 생리적 효과를 얻는 데는 약 12주가 걸린다는 점을 명심하자.

과도한 운동

지금까지는 대체적으로 운동량이 과도하게 부족할 때 이를 극복하는 방법에 대해 살펴봤다. 하지만 건강을 해치는 강박적인 운동을 하는 것도 섭식장애의 징후가 될 수 있다. 아래 표에는 과도한 운동과 관련된 경고 신호를 표기했다. 적용되는 항목에 표시해보자.

그렇다	신호
	몸이 아플 때도 운동을 한다.
	하루라도 운동을 거르면 마음이 불편하다.
	친구들과 함께 자전거를 타거나 산책을 하는 등 가벼운 운동을 하는 것이 시간 낭비라고 생각한다(즉, 운동이라고 할 만큼 강도가 격렬하지 않다고 생각한다).
	과식을 하거나 고칼로리 음식을 먹었다고 생각하면 운동량을 늘린다.
	하루라도 운동을 쉬거나 운동량을 줄이면 불안을 느끼거나 짜증을 낸다.
	계획보다 더 오랜 시간 운동한다.
	친구와 가족들에게 운동 시간을 속인다.
	운동을 오래할수록 기분이 좋아진다.
	약속이나 다른 활동에 참여하는 것보다 운동을 선택한다.
	운동을 하지 않으면 약간의 불안감이나 우울감이 생긴다.
	한번 운동을 중단하면 다시 운동을 시작하기 어려울 것 같다.
	운동의 이점을 얻으려면 고통을 감내해야 한다고 생각한다('고통 없이는 얻는 것도 없다'고 생각한다).
	몸의 상태보다는 살을 빼는 게 더 중요하다고 생각한다.

운동을 과도하게 하고 있다는 사실을 알게 되면, 자기가 정한 운동 규칙보다는 몸에 주의를 기울이는 것이 중요하다. 잠시 운동을 쉬고 몸이 회복되도록 휴식을 취하는 것을 의미할지도 모른다. 운동을 몇 번 하지 않는다고 해서 몸이 망가질 리는 없다. 하지만 제때 휴식을 취하지 않으면 몸이 상하거나 운동 중에 다칠 수도 있다는 점을 명심하자. 과도한 운동에서 회복하는 과정은 다이어트 사고방식에서 회복하는 과정과 비슷하다. 필요하다면 섭식장애 전문가에게 상담을 받는 것도 좋은 방법이다.

마무리

　꾸준히 몸을 움직이고 장시간 앉아 있는 자세를 피하는 것도 중요하지만, 가장 중요한 것은 몸이 보내는 메시지에 귀를 기울이는 것이다. 이는 몸이 아프거나 다치거나 수면 부족에 시달릴 때 적당한 휴식을 취하는 것을 의미한다. 휴식은 우리를 건강하게 하고 인생 전반에서 중요한 역할을 하는 꾸준한 운동을 가능하게 하는 핵심 요소다.

Chapter 10

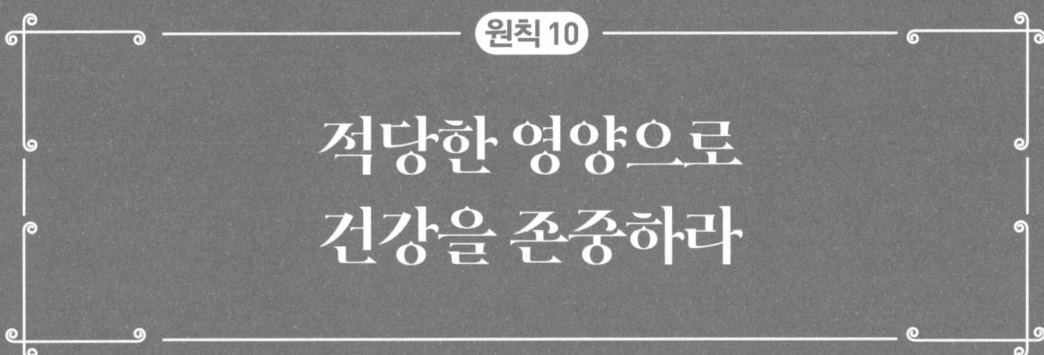

원칙 10

적당한 영양으로
건강을 존중하라

건강과 미각을 존중하면서도 기분을 좋게 해주는 음식을 선택한다. 꼭 완벽해야만 건강한 식단이 아니라는 사실을 기억하자. 어떤 음식을 한 입, 한 끼, 하루 먹었다고 갑자기 영양 부족 상태가 되거나 살이 찌지는 않는다. 오랫동안 꾸준히 무엇을 먹는지가 중요하다. 완벽이 아니라 진전을 목표로 삼자.

이 책의 마지막 장까지 온 것은 대단한 성과다! 우리는 지금까지 다이어트에 관한 오래된 믿음과 가설, 환상을 거부하고 반박하는 법을 배웠다. 그리고 스스로의 행동과 생각, 감정을 관찰했다. 음식과 화해하고 다시는 무분별한 다이어트에 빠지지 않겠다고 다짐했으며 배가 고프지 않은 상태에서 음식이 먹고 싶을 때 필요한 것이 무엇인지 알아내는 법을 배웠다. 또한 몸이 보내는 배고픔과 배부름 신호를 존중하는 연습을 했다. 맛있는 식사를 멈추어야 할 때 잠시 드는 우울한 느낌도 지나가도록 했고, 감정을 수용하기 위해 감정 근육도 강화했다. 그리고 자기 몸을 존중하고 몸이 할 수 있는 모든 기능에 감사함을 느끼는 법을 배웠다. 우리는 즐겁고 건강한 방법으로 운동을 시작하는 방법도 익혔다. 지금까지 당신이 한 모든 일에 자부심을 느끼길 바란다!

이제 마지막 과제가 남았다. 끊임없이 변화하는 영양의 세계를 마주하고 삶에서 효과적으로 영양을 적용하는 방법을 배우는 일이다. 열 번째이자 마지막 원칙을 영양과 관련된 주제로 삼은 이유가 있다. 처음부터 영양에 집중하면 '좋은' 음식과 '나쁜' 음식이라는 개념에서 벗어나는 데 걸림돌이 될 수 있기 때문이다. 어떤 음식이 가장 만족을 주고 몸을 기분 좋게 하는지 진정으로 이해하기 위해 음식을 감정적으로 동등하게 보는 법을 배운 것도 중요하다. 이제 건강한 몸을 위해 어떤 영양소가 있는 음식을 먹을 것인지 살펴보자.

일반적으로, 영양가 있는 음식을 먹고자 하는 욕구는 다른 원칙을 익히면서 자연스럽게 일어난다. 처음 다이어트 사고방식을 거부하고 음식과 화해를 시도할 때 사람들은 다이어트를 하면서 흔히 먹었던 음식에 대한 강한 거부감을 느꼈다고 말한다. 샐러드, 사과, 코티지 치즈, 브로콜리, 껍질이 없는 닭가슴살구이 등의 음식은 쳐다도 보기 싫을 정도였다고. 하지만 음식과 화해하고 앞으로 새로운 다이어트는 절대 하지 않을 것이라는 점을 알고 나면 신기한 현상이 나타난다. 솜사탕이나 감자칩, 사탕에 대한 환상 대신 불과 몇 달 전에는 먹기 싫었던 샐러드나 사과를 진정으로 갈망하기 시작한다는 사실이다!

이유가 뭘까? 이 현상은 직관적 식사의 역설적인 측면을 보여준다. 음식에 대한 완전한 허락, 습관화, 감각 특정적 포만감의 결과로 금지했거나 제한한 음식을 먹을 때 오는 흥분이 사라진다. 이전에는 죄책감을 느끼거나 무분별하게 먹었던 음식이 습관화 단계에 도달하지 못했고, 우리의 미각은 음식이 처음처럼 맛있지 않다는 사실을 전혀 눈치채지 못했다. 하지만 음식에 대해 완전히 허락을 하고 나면 이전에 금지했던 음식은 큰 문제가 되지 않는다. 금지 음식은 더 이상 손을 뻗쳐 잡으려고 애쓰는 회전목마의 놋쇠 반지가 아니다.

이번 장에서는 다음 활동을 살펴볼 것이다.

- 몸과 음식 선택의 조화를 알아보고 현 상태를 평가한다.
- 음식이 영양가 있게 균형이 잡혀 있는지 평가하고, 음식을 즐길 수 있도록 도와준다.
- 영양이 건강과 음식 선택에 미치는 영향을 살펴본다.
- 진정한 건강의 의미와 실천 가능성을 알아본다.
- 음식 지혜를 탐구한다.
- 활력과 행복감을 위해 충분한 양의 음식을 섭취할 수 있는 능력을 키운다.
- 영양과 만족도 사이의 상관관계를 탐구한다.

몸과 음식 선택의 조화

직관적 식사의 열 번째 원칙은 먼저 직관적 식사의 아홉 가지 원칙을 수용한 이후에 실천해야 그 효과를 볼 수 있다. 몸과 음식 선택의 조화는 적당한 영양 원칙을 반영하지만, 내부감각 수용인식의 한 형태라는 점이 중요한 특성이다. 몸과 음식 선택의 조화는 업데이트된 직관적 식사 척도Tylka and Kroon Van Diest 2013 에도 추가되었을 정도로 중요한 구성요소다. 내부감각 수용인식은 몸에서 음식을 어떻게 느끼는지에 대한 것이다. 다시 말해, 특정 음식을 먹을 때 느끼는 기분을 나타낸다. 이러한 내부 인식은 미각 측면에서 원하는 것을 넘어서 자신이 어떤 음식을 먹을지 결정하는 방법에 변화를 일으킨다. 음식을 선택할 때 우리가 존중하는 신체 부위는 혀의 미각뿐만이 아니라는 뜻이다.

이 과정은 적당한 영양소를 몸에 제공하여 자신을 더 잘 돌볼 수 있는 발판을 마련해준다. 다시 말해, 음식을 선택할 때 즐거움뿐만 아니라 건강과 신체 기능까지 고려할 수 있게 된다는 뜻으로, 기분이 좋아지고 활력과 신체 능력을 높이기 위해 음식을 선택하는 것도 몸과 음식 선택의 조화에 해당한다. 이 과정은 결코 미각을 무시하는 일이 아니다. 앞에서 강조했다시피, 만족감은 직관적 식사를 이끄는 엔진 역할을 한다. 입맛을 돋우고 즐거움을 주는 음식을 선택해야만 음식을 먹는 만족감과 즐거움이라는 목적지에 도착할 수 있다. 단지 만족감이 유일한 고려 대상이 아니라는 점을 알아두자. 음식을 선택할 때 자기 몸이 어떻게 느끼고 작용하는지도 똑같이 중요하다. 사실 우리는 기분이 좋으면 음식에서 훨씬 더 많은 만족감을 얻는다. 만약 음식을 먹고 나서 불쾌한 기분을 느낀다면 음식의 맛이 얼마나 훌륭한 지와는 상관없이 식사의 긍정적인 경험과 만족감은 하락한다.

아래 문장에서처럼 몸과 음식 선택에 조화가 생기도록 해보자.

- 활력이 더 생기길 원한다.
- 임신을 원한다. 아기에게 알맞은 성장과 건강을 위해 필요한

모든 음식을 제대로 섭취하고 있는지 알고 싶다.
- 때로 너무 빨리 배가 고프다. 선택하는 음식을 바꾸어 포만감을 더 오래 유지하고 싶다.
- 영양가 있는 음식을 충분히 섭취하지 않는 것 같다.
- 오랫동안 샐러드를 먹지 않았는데, 지금은 샐러드가 매우 먹고 싶다.
- 기분이 나아지면 좋겠다.

다음은 몸과 음식 선택의 조화를 이룰 준비가 되었을 때 물어볼 수 있는 질문이다. 약간 배가 고픈 상태에서 무엇을 먹을지 고민할 때 다음 연습을 해보자. 끌리는 음식을 고려할 때 다음 질문을 한다.

이전에 끌리는 음식을 먹는 동안 어떤 느낌이 났는가?
_____
_____
_____
_____

그 느낌이 좋았는가?
_____
_____
_____
_____

해당 음식을 먹고 나서는 어떤 느낌이 났는가?
_____
_____
_____
_____

다시 그 음식을 선택하겠는가?
_____
_____
_____
_____

해당 음식은 포만감이 지속되었고 충분한 에너지가 들어 있었는가?
_____

몸이 보내는 메시지에 귀기울이기

선택한 음식을 먹고 난 후 몸의 느낌에 집중한다. 몸은 어떤 음식이 당신에게 긍정적인 효과를 주는지 말해줄 것이다. 겉보기에는 맛있어 보이지만 먹고 나면 졸음을 유발하거나 속을 불편하게 하고 혈당을 빨리 떨어뜨리는 음식도 있다. 단순히 미각의 욕구에 따르지 않고 여러 요소를 따져보는 것이 중요하다. 식사를 마친 후 다음 질문을 살펴보자.

음식을 먹고 난 후 어떤 느낌이 들었는가?

예를 들어, 배에 가스가 차거나 복부가 팽창했는가? 복통, 두통, 피곤함 등 음식에서 오는 부정적인 영향이 있었는가?

식사를 하고 난 후 에너지가 충전되었는가?

식사 후에 충분한 포만감을 느꼈는가?

당신의 식습관에서 조절해야 할 부분이 있는가?

직관적 식사는 본능과 감정, 이성적 사고의 역동적인 상호작용이다. 필요하다면 이성적인 사고를 통해 배고픔 신호의 변화나 질병, 감정으로 인한 음식 선택과 같은 식습관의 결함을 극복하자. 한 가지 유념할 점은 항상 유연한 사고방식으로 접근해야 한다는 것이다. 배고픔 신호, 여러 가지 욕구, 그 밖에 다른 신체 신호의 변화는 언제든 일어날 수 있는 현상이다. 그러한 요소를 무시하지 않고 변화에 맞춰 행동하는 것이 좋다. 이 과정은 모두 직관적 식사자가 되는 과정의 일부다!

플레이 푸드 vs. 영양가 있는 음식

사람들은 열등하다고 생각하는 음식을 언급할 때 '정크 푸드'라는 단어를 사용한다. '정크(쓰레기)'라는 단어를 생각하면 무엇이 떠오르는가? 쓰레기통에 버려야 마땅한 가치 없는 것이 떠오른다. 직관적 식사자로서 우리는 정크 푸드라는 용어를 '플레이 푸드play food'로 바꿔 부르려고 한다. 유희 혹은 기분풀이를 뜻하는 '플레이paly'라는 단어를 생각하면 무엇이 떠오르는가? 이 단어를 들으면 어떤 기분이 드는가?

_____

_____

아이들이 주말마다 학교에 가지 않는 이유는 무엇인가? 왜 휴가를 가거나 일요일이면 해변에 갈까? 우리가 하는 모든 활동이 공부나 일이라면 사람들은 금세 지치고 말 것이다. 휴식은 누구에게나 필요하며 삶의 균형을 위해 적당히 즐기는 시간을 가져야 한다. 식사에도 같은 원칙이 적용된다. 항상 엄격하게 건강에 좋은 음식만 챙겨 먹어도 몸에 이상이 생길 위험은 늘 도사리고 있다. 스스로 건강할 것이라고 믿는 음식에 대한 강한 집착은 오소렉시아orthorexia, 건강음식강박증 - 옮긴이 라고 부르는 장애를 일으킨다. 균형 잡힌 식사와는 전혀 거리가 먼 증상 같지 않은가? 이것이 바로 우리가 정크 푸드라는 용어를 플레이 푸드로 대체하자고 제안하는 이유다. 플레이 푸드는 칼로리가 있는 단순한 에너지원으로 구성된 음식이며 보통 비타민, 미네랄, 단백질, 또는 섬유질이 매우 부족하다. 과자나 칩은 언제든 맛있게 먹어도 좋다. 음식과 온전히 화해했다면 플레이 푸드가 당신이 원하는 음식의 전부가 아니라는 사실을 잘 알고 있을 것이다. 당신의 식단에는 영양가 있는 다양한 음식도 있을 것이기 때문이다.

음식 선택에 영양 고려하기

이 부분에서는 음식과의 관계에 몸과 음식 선택의 조화를 적용할 준비가 되었는지 평가한다. 이 과정은 건강에 좋은 음식을 선택하는 것이 진정한 치유와 신뢰에서 오는지 아니면 여전히 음식과 화해하기 위해 더 노력해야 하는지를 파악하는 데 도움이 될 것이다.

음식을 선택하는 동기 파악하기

음식 선택에 대한 동기를 결정하는 첫 번째 단계는 당신의 의도를 살펴보는 일이다. 음식을 선택할 때 영양가 있는 음식에 대한 진짜 욕구에 근거하는가? 아니면 음식을 섭취할 때 의식적으로 더 많은 영양소를 얻고 싶다고 생각해서인가? 혹은 이전의 음식 규칙에 근거하고 있지는 않은가? 실제로 배가 고픈 상태에서 음식을 선택할 때 다음 질문에 답해보자. 깊게 고민하지 말고 직감적으로 응답한다.

1. 배고픔을 알아차리고 무엇을 먹을지 결정해야 할 때 음식의 영양적 가치만을 고려하는가?

___

만약 영양적 가치만을 고려하는 게 맞다면, 당신이 선천적으로 영양가 있는 음식을 즐기는지 아니면 그 선택이 더 건강하게 먹어야 한다는 수년간의 가르침에 근거한 것인지 생각해보자. 이 질문은 이분법적인 답을 바라는 것이 아니다. 어떤 사람들은 샐러드, 야채, 과일, 생선, 콩 등에 함유된 풍부한 영양소를 알면서도 원래부터 즐겨 먹기도 한다. 가장 진실된 답을 찾기 위해 차분하게 당신의 경험에 대해 생각해보자. 그리고 영양가 있는 음식과 당신의 관계는 어떤지 설명해보자.

___
___
___

만약 영양가와 무관하게 원하는 음식을 먹는다면 그 음식이 당신의 몸에서 어떻게 느껴지는지, 그리고 소화가 시작된 후에 음식이 몸에 어떤 영향을 미칠지 생각해보자.

_____

_____

만약 대부분 영양가에 따라 음식을 선택하지만 때로는 맛있다는 이유만으로 음식을 선택한다면 그 결정에 대한 감정적 반응에 대해 생각해보자. 이런 결정이 당신에게 잘 맞는 것 같은가?

_____

_____

2. 플레이 푸드와의 정서적 관계를 살펴본다. 플레이 푸드를 먹을 때 어떤 감정이 드는가?

_____

_____

_____

_____

얼마나 자주 플레이 푸드를 먹고 싶은가? 하루에 여러 번? 매일? 매주? 드물게?

_____

신체적으로 좋은 느낌을 유지할 수 있는 플레이 푸드의 양은 얼마나 되는가? 아주 조금? 중간 정도? 많이? (이 질문은 주관적이다. 직감적으로 대답하는 것을 잊지 말자.)

_____

몸이 감당할 수 있는 것보다 얼마나 자주 플레이 푸드를 먹는가? 즉, 메스꺼움이 느껴지고 약간 속이 불편하고 더부룩하고 피곤함을 느끼는데도 플레이 푸드를 먹는가? 하루에 여러 번? 매일? 매주?

_____

음식의 영양 성분에 대한 전반적인 접근방법을 결정하기 위해 앞에서 답변한 내용을 참고하여 다음 중 어느 항목에 동의하는지 표시해보자.(해당하는 항목은 모두 선택한다.)

1. 영양가 있는 음식은 반드시 먹어야 한다고 생각하기 때문에 선택한다.
　　예 ＿＿＿＿ 아니오 ＿＿＿＿

2. 음식의 맛이 좋아서 영양가 있는 음식을 즐겨 먹는다.
　　예 ＿＿＿＿ 아니오 ＿＿＿＿

3. 영양가 있는 음식이 건강에도 도움이 되는 점을 높이 평가한다.
　　예 ＿＿＿＿ 아니오 ＿＿＿＿

4. 먹고 난 뒤에 몸이 불편하지 않으면 원할 때 플레이 푸드를 먹는다.
　　예 ＿＿＿＿ 아니오 ＿＿＿＿

5. 영양이나 몸의 반응을 고려하지 않으며, 영양가 있는 음식보다 플레이 푸드를 더 선호한다. 예 ＿＿＿＿ 아니오 ＿＿＿＿

2번부터 4번까지 질문에 그렇다고 대답했다면, 음식 선택에 대한 동기는 신체적인 건강을 위해 영양가 있는 음식을 먹는 것과 동시에 맛있는 음식을 먹고자 하는 선택권을 가지려는 욕구의 조합에서 비롯되었을 것이다. 만족스러운 식사 경험뿐 아니라 자기 몸의 느낌도 고려한다는 의미다. 영양이 부족한 음식을 먹는다고 해도 판단을 배제하고 섭취하는 음식의 양에 당신의 몸이 어떻게 반응하는지 파악하고 있다면 적당한 영양을 섭취할 준비가 된 것이다!

진정한 건강

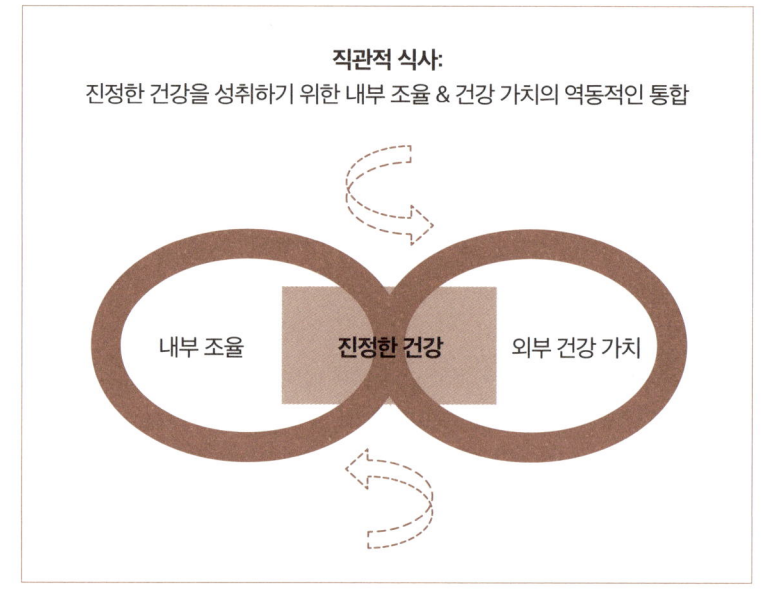

<그림 10-1> 진정한 건강
에블린 트리볼리와 엘리스 레시 2012 / 세인트 마틴 출판사의 허가로 전재

건강한 식사자는 섭취하는 음식의 균형을 위해 노력할 뿐만 아니라 음식과 건강한 관계를 맺는 사람을 말한다. 건강한 식사자는 도덕적 우월감이나 열등감과는 무관하게 음식을 선택한다. 먹는 행위와 자신의 가치를 연관시키지도 않는다. 또한 적절한 정보원에서 지식을 얻고 삶에서 건강상의 균형을 느끼기 위해 그 정보를 통합하는 데 중립적인 접근법을 취한다. 이 과정이 진정한 건강을 가져오는 방법이다.

진정한 건강은 몸과 정신의 내부 세계에서 온 메시지를 외부 세계(미국농무부, 국립보건원, 미국식품의약국, 미국보건복지부 등)의 타당한 출처에서 오는 영양 및 운동에 관한 건강 지침과 통합함으로써 달성할 수 있다. 우리의 내부 세계는 본능과 감정, 이성적 사고의 역동적인 상호작용을 제공한다. 본능은 뇌의 원시적인 생존 담당 부위에 의해 지배된다. 생존을 담당하는 뇌 부위에서 배가 고프면 음식을 먹는 본능을 작동시키고 배가 부르면 이를 멈추게 한다.

하지만 안타깝게도 본능이 항상 제대로 작동하는 것은 아니다. 때로 질병이 배고픔 신호에서 우리를 단절시킨다. 다양한 감정 역시 몸이 보내는 배고픔과 배부름 신호를 방해할 수 있다. 어떤 사람들은 불안하거나 화를 내는 감정 상태에서 배고픔 신호를 느끼지 못한다. 또 어떤 이들은 자신의 감정을 위로하거나 무감각하게 만들려고 배가 부른 상태에서도 계속 음식을 먹기도 한다. 다행히 두뇌의 신피질을 포함하는 가장 높은 수준의 뇌 기능은 잠재적인 신체적 또는 감정적 간섭을 무시하기 위해 합리적인 사고를 이용한다. 이렇게 다양한 요소가 역동적으로 상호작용을 함으로써 우리의 내부 세계는 신체적·감정적인 요구에 점차 적응하게 된다.

앞에서 말했듯이 진정한 건강은 과학적인 연구와 공감대를 바탕으로 전문가가 처방하는 외부 건강 지침을 따르는 동시에 우리 몸에서 보내는 메시지에 적절히 대응함으로써 달성할 수 있다. 외부 지침은 생태계와 환경에 대한 주의와 같은 철학적인 선호 사항도 포함될 수 있다. 또한 환경, 공중 보건, 인간 공동체, 동물 복지를 보호하는 농업기술을 사용하는 지속 가능한 농업, 음식, 섬유, 그 밖에 여러 식물이나 동물 제품의 생산에 관심을 갖는 것도 마찬가지다. 토양과 물의 보존을 장려하고, 오염을 줄이고, 인공 살충제의 필요성을 없애기 위해 고안한 농법으로 재배한 유기농 식품에 초점을 둘 수도 있다. 잠재적 건강상의 이점 때문이든 개인적 이유 때문이든 일반적인 채식이나 훨씬 엄격한 채식주의를 추구하기로 선택할 수도 있다.

만약 이러한 철학적 선택이나 건강 정책을 고려해야 한다면, 외부 세계에 관심을 기울이는 동시에 내부 세계에서 오는 메시지를 존중하는 것이 중요하다. 당신이 이러한 새로운 관점에 대해 경직된 사고방식을 지니고 있었다고 생각하면 음식과의 관계를 재평가할 필요성을 일깨우는 기회로 삼아 책에 나온 연습법을 반복해서 실천할 것을 추천한다.

다음 질문을 읽고 진정한 건강을 달성하고 있는지 살펴보자.

소셜 미디어, 잡지, 친구, 가족 등 외부로부터 받은 영양 정보를 비판적으로 평가하는가? 그 정보를 뒷받침할 과학적 근거를 찾는 편인가? 아니면 가족이나 친구들 사이에 퍼진 정보를 그냥 받아들이는 편인가? 혹은 들은 것에 대해 직감에 따라 반응하는가?

_____
_____
_____
_____

만약 과학적으로 타당해 보이는 정보를 얻고 그 정보를 당신의 식습관에 적용한다면, 신체적으로나 감정적으로 당신이 어떻게 느낄지 평가하는가? 박탈감을 느끼거나 통제당한다고 느끼는가? 아니면 감사함을 느끼고 식습관을 바꾸기 위해 기꺼이 희생을 감수하는가? 혹은 해당 방식으로 먹지 않는 사람들과 비교해 우월감을 느끼는가?

_____
_____
_____
_____

과학적 정보를 식습관에도 적용했는데 불안하다면 이러한 변화가 최선인지 재평가하는가?

보통은 그렇다 _____ / 가끔 그렇다 _____ / 절대 그렇지 않다 _____

글루텐이나 유전자 변형 식품 또는 설탕 섭취를 피하는 것과 같은 최근 유행에 대해 들었을 때, 이 현상이 음식과 마음, 몸과의 관계에 잠재적으로 악영향을 준다고 생각하는가?

보통은 그렇다 _____ / 가끔 그렇다 _____ / 절대 그렇지 않다 _____

만약 이런 유행을 거부한다면, 다른 사람들과 그 현상에 대해 대화를 나눌 때 소외감을 느끼는가?

보통은 그렇다 _____ / 가끔 그렇다 _____ / 절대 그렇지 않다 _____

스트레스를 받고 스스로 취약하다고 느낄 때 삶에 대한 힘과 통제력을 얻으려고 유행에 눈을 돌리는가?

보통은 그렇다 _____ / 가끔 그렇다 _____ / 절대 그렇지 않다 _____

음식 선택에 대해 엄격해지지 않고도 철학적 선호(환경 문제 고려 등)를 존중할 수 있는가?

보통은 그렇다 _____ / 가끔 그렇다 _____ / 절대 그렇지 않다 _____

이제 다음 사항을 실천한다면 진정한 건강을 얻을 수 있을 것이다.

- 외부 세계에서 얻은 영양 지침의 과학적 타당성을 평가한다.
- 불안감을 유발하거나 삶에 대한 잘못된 통제력이나 타인에 대한 우월감 없이 외부 건강 정보를 일상에 자연스럽게 통합한다.
- 허기, 포만감, 만족감을 느끼는 것을 비롯해 신체적인 편안함과 행복감을 존중한다.

음식 지혜

식생활에 더 풍부한 영양소를 가져올 준비가 되었다면, 이제 직관적 식사가 제공하는 음식 지혜를 배우고 연습할 때다. 만일 이 정보를 읽는 데서 박탈감이나 두려움, 불안감이 생긴다면, 아직 준비가 덜 된 상태일 것이다. 이 부분은 직관적 식사의 세계가 좀 더 안정적으로 자리 잡으면 나중에 다시 읽어봐도 좋다.

다양성, 적당함, 균형에 대해 살펴보기

건강한 식습관을 위한 가장 기본적이지만 중요한 개념에 대한 몇 가지 질문부터 살펴보자(이 문장을 읽고 눈알을 굴리기 시작했다면,

아직 질문에 답할 준비가 되지 않았다는 신호일지도 모른다).

다양성이라는 단어를 들으면 가장 먼저 무엇이 떠오르는가? 건강 측면에서 달성하기 힘든 목표처럼 들리는가? 아니면 다양한 음식을 먹는다는 생각이 먼저 떠오르는가?

_____

_____

_____

이제 적당함이라는 단어를 떠올려보자. 지루함이 연상되는가? 아니면 단순히 먹는 방법을 설명하는 것인가?

_____

_____

_____

균형은 어떤가? 균형이라는 단어를 들으면 끼니마다 완벽하게 균형을 유지해야 한다는 걱정이 앞서는가? 아니면 균형에 대해 좀 더 넓은 관점에서 생각하는가?

_____

_____

_____

다양성부터 살펴보자. 일반적으로 우리는 식사를 하면서 즐거움을 얻기 위해 음식의 다양성을 추구한다(감각 특정적 포만감 탓에 특정 음식에 대한 쾌감은 몇 분이 지나면 감소한다는 점을 떠올려보자). 또한 하루에 섭취하는 음식이 다양할수록 음식이 제공하는 풍부한 영양소(단백질, 지방, 탄수화물, 섬유질, 비타민, 미네랄, 파이토케미컬 phytochemical 등)를 섭취할 기회는 더 많아진다. 매일 같은 음식을 먹는다면 풍부한 영양소 섭취 기회를 제한하는 것이나 다름없다.

다이어트는 음식의 다양성을 제한하고 때로는 특정 음식을 식단에서 배제한다. 저탄수화물과 고단백 식단이 인기를 끌었던 때가 있었고, 고탄수화물과 저단백 식단을 선호하던 시기가 그 뒤를 이었으며, 극단적으로 낮은 지방을 추구하던 시기도 있었다. 다이어트 식단은 이렇게 끊임없이 달라졌다.

만약 허용된 특정 음식만을 먹는 습관이 있거나 일상적으로 같은 메뉴만 먹는다면 음식의 다양성은 어떻게 증가시킬 수 있을까?

우리는 직관적 식사자로서 배고픔과 배부름 신호를 존중하고 모든 음식과 화해했다. 따라서 꾸준히 적당하게 먹는 것이 가장 좋다는 사실을 이미 알고 있다. 또한 7장 '음식을 이용하지 않고 감정에 대처하라'에서 감정적인 섭식에 대한 연습을 마친 후 더 이상 과식을 하지 않게 되었다. 그러나 일부 독자들은 아직까지 자신이 꾸준히 적당한 식사를 하고 있는지 의문이 들지도 모른다. 어떤 날에는 쉬울 수도 있지만, 또 어떤 날에는 어려울 수 있다.

만약 당신이 적당히 먹고 있지 않다고 느낀다면, 직관적 식사의 어떤 원칙을 더 연습해야 할까?

마지막으로, 균형에 대해 알아보자. 어떤 사람은 균형 잡힌 식사의 개념을 매 끼니마다 골고루 영양분을 섭취해야 한다고 해석한다. 하지만 이 생각은 현실적이지도 않고 필요하지도 않다. 유아를 대상으로 일주일간 다양한 종류의 음식을 제한 없이 자유롭게 먹을 수 있도록 하는 연구를 실행한 결과, 아이들은 영양 건강을 위해 필요한 모든 영양분을 골고루 섭취하는 것으로 나타났다. 건강을 유지하는 데 필요한 영양 분포와 비율대로 단백질, 탄수화물, 지방, 비타민, 미네랄, 섬유질을 모두 알맞게 섭취했다.Birch et al. 1991 성인이 되면 우리는 가족과 지인, 각종 미디어 등에 따른 다이어트의 강력한 영향으로 직관적 지혜와 단절된다. 하지만 우리 몸의 지혜는 언제든 되찾을 수 있다.

한 주의 식단을 생각해보자. 그 주에 당신이 필요로 하는 균형을 얻었다고 생각하는가? 한 주 동안 영양학적 균형을 맞추기 위해 주의가 필요한 부분이 있는가?

영양소 살펴보기

미국 보건 후생부와 미국 농무부는 5년마다 〈미국 식생활 지침 US Dietary Guidelines〉을 공동 발표한다.USDHHS and USDA 2015 이 지침은 오늘날 영양학 단체에서 나온 여러 연구 결과를 반영하고 있으며 미국 전역의 영양 정책과 프로그램의 토대가 된다. 식생활 지침을 참고할 때 과학은 계속 진화하고 있다는 사실을 인지하고 새로운 연구 결과는 언제나 기존의 결과를 대체할 수 있다는 점을 기억하자. 이런 이유로 일부 권고안은 과거의 지침과 상충되기도 해서 일반 대중뿐만 아니라 영양학자에게도 혼란을 줄 수 있다. 우리가 다양성, 적당함, 균형을 위해 노력해야 하는 또 다른 이유는 끊임없이 변하는 지침 사이에서 허우적대지 않도록 해주기 때문이다.

여기서는 〈2015-2020 식생활 지침〉의 5대 사항을 강조하여 살펴보겠다. 지침을 읽을 때 주의할 점은 당신이 지닌 지혜와 직감을 가장 중요하게 생각하는 것이다. 지침의 개요에는 다음 안내가 표기되어 있다. "이 지침은 건강한 식습관에 대한 엄격한 처방전이 아니며, 개인적, 문화적, 전통적 기호에 맞게 음식을 즐길 수 있는 참고용이다".USDHHS and USDA 2015, xi 이는 과거의 지침과 비교하여 놀라운 변화이자 발전이다.

지침을 살펴보기 전에 미리 알아두면 좋은 일부 영양 정보를 간단히 소개하겠다. 에너지는 주로 탄수화물, 단백질, 지방에서 섭취한다. 그리고 비타민, 미네랄, 섬유질은 과일, 야채, 곡물, 콩, 견과류 등에서 섭취한다.

- 탄수화물은 특히 두뇌에 꼭 필요한 에너지원으로 우리 몸에도 주요한 에너지를 제공한다. 필수 에너지원인 탄수화물을 충분히 섭취하지 않으면 우리 몸은 근육의 단백질을 아미노산으로 분해하고 포도당으로 전환하기 때문에 근육량이 줄어든다.이 과정은 '새로운 혈당의 생성'을 의미하는 포도당신생합성(gluconeogenesis)이라고 한다

- 단백질은 근육, 장기, 머리카락, 손톱, 효소, 호르몬 등의 구성요소다. 충분하게 단백질을 섭취하지 않으면 우리 몸은 먹는 음식뿐만 아니라 몸에 있는 단백질을 사용한다. 금전적인 측면과 몸이 받는 악영향을 감안할 때 단백질은 매우 소중한 에너지원이다.

- 지방은 꼭 필요하다. 지용성 비타민 흡수, 신경을 보호하는 미엘린 수초myelin sheaths 의 생성, 뇌 속의 신경 전달 물질 수용체 작용, 음식의 포만감과 만족감 제공, 장기 보호와 체온 유지를 위한 보호막 형성 등 다양한 역할을 한다.
- 비타민과 미네랄은 음식물을 에너지로 전환하고, 세포 손상을 복구하며, 뼈를 튼튼하게 하고, 상처를 치료하고, 면역 체계를 강화하는 데 도움을 준다. 그리고 혈액 세포, 호르몬, 감정 및 인식과 관련된 신경전달물질의 생산에 관여한다.
- 섬유질은 소화를 돕고 위장이 건강하게 기능하도록 하기 위해 필요하다.

2015-2020년 식생활 지침의 주요 5대 사항

다음 권장 사항을 살펴보자.

1. "일생 동안 건강한 식습관을 지켜라." 한 사람의 식사 패턴은 평생 먹는 음식과 음료의 조합이다. 이는 앞에서 언급한 다양성의 중요성을 일깨운다. 건강한 식생활 패턴은 다음 항목들을 포함한다.

- 다양한 색깔의 야채, 콩류, 전분성 야채, 잎채소
- 과일, 특히 주스보다는 통과일
- 곡물, 적어도 절반 이상이 통곡물로 구성된 곡물
- 우유, 요구르트, 치즈, 두유 음료를 포함한 유제품
- 해산물, 지방이 적은 고기와 가금류, 달걀, 콩과 식물, 콩 가공물, 견과류와 씨앗류을 포함한 다양한 단백질 식품
- 오일, 식물 및 견과류, 씨앗, 해산물, 올리브 및 아보카도에서 자연적으로 추출한 오일

2. "음식의 다양성, 영양소 밀도, 음식량에 집중하라." 모든 음식은 고유의 영양소가 있다. 다양한 음식을 선택할수록 더 풍부한 기초 영양소를 섭취할 수 있다. 영양소 밀도는 간단히 온스당 더 많은 영양분과 에너지를 함유하는 음식을 선택하여 그만큼의 효과를 얻는 것을 의미한다. 영양소가 풍부한 음식에는 견과류와 씨앗, 콩, 아보카도, 연어, 케일, 블루베리, 계란 노른자 등이 포함된다.

3. "첨가당을 제한하고 나트륨을 줄여라." 첨가당은 가공 중에 또는 직접 음식을 조리할 때 첨가하는 당분과 물엿을 말한다.

커피나 차에 한 스푼씩 넣는 설탕이나 꿀과 같은 감미료 대부분도 마찬가지로 첨가당이다. 여기서 감미료는 우유나 과일, 일부 야채에서 자연적으로 발생하는 당분을 가리키는 것이 아니라 내부 포만감과 보상 신호를 단절시키는 것으로 알려진 인공 감미료인데, 우리는 이를 권장하지 않는다.

통조림 수프, 크래커, 샌드위치 고기 등 많은 고가공 식품은 특히 나트륨 함량이 높다.

4. "**건강한 음식과 음료를 선택하라.**" 이 권고안은 더 많은 영양학적 가치를 제공하는 음식과 음료를 선택하라는 뜻이다. 예를 들어, 탄산음료보다는 우유나 신선한 주스를 선택하고, 통조림 야채나 시럽에 절인 과일보다는 신선한 통과일과 야채를 선택하고, 많이 가공된 음식보다는 무첨가 식품을 선택하라는 말이다.

5. "**건강한 식습관을 지지하라.**" 이 목표는 접근하기 쉽고 문화적으로 적절하고 이용 가능한 수단을 통해 가정, 학교, 직장, 지역사회로 건강한 식습관을 확대하는 것을 뜻한다.

너무 많이 먹지도 너무 적게 먹지도 않기

지나친 과식

책에는 음식과 관련해 1인분에 해당하는 양을 표기하지 않았다. 산만한 상태에서 음식을 먹거나 혹은 음식을 제한하며 먹거나 무분별하게 식사를 하는 사람이라면 정해진 1인 분량이 신경 쓰이겠지만 직관적 식사자는 그렇지 않다. 우리는 포만감 및 만족감과 깊이 연결되어 있기 때문이다. 〈2015-2020년 식생활 지침〉은 "개별 영양소나 단일 식품이 아니라 평소에 먹고 마시는 다양한 음식, 즉 전체적으로 건강한 식생활 패턴에 초점을 맞추는 것이 중요하다"라고 강조한다. 하지만 이 지침에서 제공하는 칼로리 목표치는 다이어트 사고방식을 강화하기 때문에 문제가 될 수 있다는 점을 유념하자.

지나친 소식

앞에서 살펴봤듯이 다양한 음식을 충분히 먹는 것은 전반적인 건강에 중요한 영양소를 얻기 위해 반드시 필요하다. 하지만 생각보다 많은 이들이 영양 섭취를 충분히 못하는 경우가 많다. 예를 들어, 신선한 과일과 야채를 충분히 먹지 않아서 필수 비타민이 부족한 상태처럼 말이다. 아래에 이를 해결하기 위해 고려해야 할 몇 가지 항목을 소개한다. 섭취 권고 식품은 일정 기간의 평균적인 목표일 뿐이며 엄격한 준수사항이 아님을 명심하자. 다음 추천 식품이 내키지 않으면 넘어가도 좋다.

- 과일과 채소 – 진한 녹색 잎이 무성한 야채, 빨간색과 오렌지색 등 다양한 색상의 과일과 야채를 섭취한다.
- 생선 – 일주일에 두 번 섭취한다.
- 탄수화물 – 대부분의 성인과 청소년은 하루에 최소 130그램을 섭취한다. 임신 중인 여성은 175그램, 수유 중인 여성은 210그램 이상을 섭취한다. 사람들은 탄수화물 섭취를 부정적으로 생각하는 경향이 있는데, 탄수화물은 뇌에 꼭 필요한 연료 역할을 한다는 점을 기억하자.
- 영양소 밀도가 높은 식품
- 단백질이 풍부한 식품– 콩, 생선, 가금류, 고기, 계란, 유제품, 견과류를 포함한 단백질이 풍부한 식품을 섭취한다. 사실 현대인은 필요량보다 더 많은 단백질을 섭취하는 경향이 있지만, 일부는 단백질이 부족한 경우도 있다.
- 양질의 지방 – 해산물, 생선 오일, 해조류와 해초에서 추출한 오메가3 지방과 올리브 오일, 아보카도, 견과류, 씨앗, 아마씨, 카놀라에서 추출한 오일을 섭취한다.
- 무첨가 식품 – 가공하지 않은 섬유질, 비타민, 미네랄이 보존된 식품을 섭취한다.

개인에게 필요한 영양 섭취 정보를 원한다면 직관적 식사 원칙을 교육받은 영양사에게 연락하는 것도 좋은 방법이다. 책의 마지막에 관련 정보를 소개해 두었으니 참고하자.

언급한 음식 가운데 불충분하게 먹고 있는 영양분이 있는지 살펴보기 위해 일상적으로 먹는 음식의 범위를 고찰해보자. 당신이 간과한 영양소가 있는가? 만약 그렇다면, 영양소를 보강할 방법은 무엇인가?

- 장을 더 자주 보러 가야 할까?
- 자주 가는 식당의 종류를 넓혀야 할까?
- 집에서 요리를 더 자주 해야 할까?

_____
_____
_____
_____
_____

　다시 말하지만, 직관적 식사는 본능과 감정, 이성적 사고의 역동적인 상호작용이라는 점을 기억하자. 필요하다면 때로는 이성적인 사고를 이용해 식생활에서 발견하는 문제를 극복하자. 즉, 질병, 스트레스, 다양한 감정으로 인한 배고픔 신호나 음식 선택의 변화를 극복하기 위해 이성적으로 사고하는 것이다. 또한, 질병이 의심된다면 의학적인 영양 치료를 받기 위해 직관적 식사를 훈련한 영양 전문가와 반드시 상의하는 것이 좋다. 의학적 요구와 직관적 식사를 바탕으로 한 식습관 선택은 결코 양립할 수 없는 것이 아니다.

　우리는 몸에 올바른 영양을 공급하기 위해 필요한 음식을 먹는 본능을 가지고 태어났다. 직관적 식사는 당신을 타고난 본능으로 다시 안내하고, 제한적인 생각과 감정적인 섭식에서 벗어나게 한

다. 이 장에서 소개한 영양 지침을 새로운 다이어트 규칙이나 제한 사항으로 받아들이지 않아야 한다는 점을 확실히 하고 넘어가자. 당신의 몸은 다양성, 적당함, 균형을 얻기 위해 진정으로 필요한 음식을 알려줄 것이다. 이를 명심하면서 영양 지침에 포함된 정보를 활용하길 추천한다.

영양과 만족감

　6장 '만족 요인을 찾아라'에서 우리는 가장 만족스러운 음식을 찾으려고 많은 연습을 했다. 그리고 이제 식생활에서 만족을 추구할 때 한 가지 더 고려할 사항인 영양소를 추가했다. 어떤 사람들은 이러한 영양 정보에서 과거에 선택하거나 제한해야 했던 음식에 대한 오래된 감정을 떠올리기도 한다. 이러한 생각은 마음속에 아직 다이어트 사고방식이 남아 있다는 증거다.

당신에게도 해당하는지 확인하고 그 생각을 극복해보자.
_____
_____
_____
_____

만족감이 직관적 식사의 원동력임을 떠올려보자. 만족감이라는 목표를 마음속에서 꾸준히 떠올린다면, 직관적 식사의 모든 원칙을 존중하는 것뿐만 아니라 당신 몸의 건강을 존중하기 위해 음식을 선택할 때 충분한 영양소가 함유된 음식을 포함시키려 할 것이다. 영양가 높은 음식에 더 만족감을 느낀다면 그렇게 하자. 약간의 플레이 푸드와 영양가 있는 음식의 균형을 유지하는 것은 식사에 대한 만족감을 평생 가져가기 위한 최고의 방법이다. 음식을 선택할 때 몸이 보내는 메시지에 귀 기울이고, 영양이 부족한 음식을 먹더라도 절대 판단하지 말아야 한다는 점을 잊지 말자.

마무리

완벽할 필요는 없다.

때로는 원하는 것을 얻을 수 있는 선택권이 없을 때도 있다. 친구나 친척 집에서 식사를 하기로 했을 때, 요리에 서툰 사람이 음식을 준비할 때도 있다. 또는 음식이 입맛에 맞지 않거나 당신이 선호하는 신선하고 영양가 있는 음식을 구할 수 없는 나라로 여행을 갈 수도 있다. 아니면 예상치 못하게 즐겨 먹는 음식이 없는 환경에 처해 다른 음식만으로 버텨야 하는 상황이 올지도 모른다. 하지만 우리 인생에는 앞으로 수많은 식사가 남아 있다는 사실을 기억하자.

하루에 서너 시간마다 한 끼씩 먹어야 한다. 따라서 우리에게는 영양적 선호에 맞는 음식의 종류와 만족감을 찾을 기회가 많이 남아 있다. 한 끼 식사나 여행 중에 먹는 몇 주간의 식사는 전반적인 영양에 큰 영향을 미치지 않는다. 직관적 식사는 완벽함을 추구하는 것이 아니다. 음식과 편안한 관계를 맺기 위한 지침을 제공하는 것이 핵심이다.

그러니 안심하라. '대부분'이라는 개념은 그래서 특히 더 중요하다. 식습관에서 백퍼센트 완벽을 따르는 게 아닌 대체적이고 전반적인 의미로 다양성, 적당함, 균형에 힘쓴다. 그리고 영양가 있는 음식과 플레이 푸드를 모두 즐긴다. '대체로' 만족스러운 식사를 추구한다. 음식에 대해 느끼는 신뢰는 내면의 지혜와 완벽주의에 대한 거부를 토대로 먹는 것에 대한 평생의 자유와 기쁨을 선사할 것이다!

지금까지 직관적 식사의 10가지 원칙과 관련된 많은 연습법을 직접 실천해보았다. 우리는 당신이 직관적 식사의 진정한 의미를 더 깊이 이해하고, 몸과 내면의 지혜가 보내는 모든 메시지를 주의 깊게 들을 수 있기를 바란다. 이를 통해 무엇을 먹어야 하는지 언제 먹어야 하는지 얼마나 먹어야 하는지를 발견하게 될 것이라는 강한 믿음을 갖기를 바란다. 직관적 식사에 능숙해지려면 책에 나온 연습법을 여러 번 반복해서 실천해야 할 수도 있다. 더 많이 연습할수록 다이어트 없이 즐거운 식사를 하고 자존감을 키우고 자부심으로 가득한 세상에 한 발짝 더 가까워진다는 사실을 알게 될 것이다!

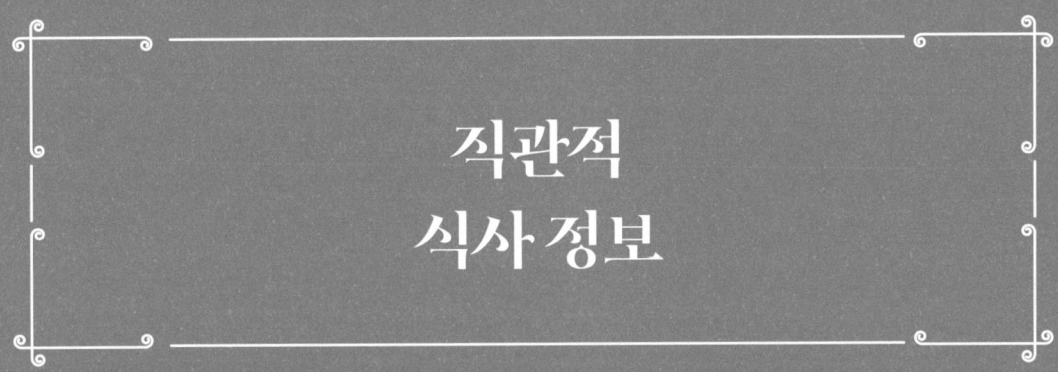

직관적
식사 정보

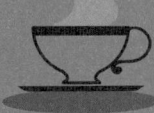

직관적 식사 도서

에블린 트리볼리, 엘리스 레시, 2012.《다이어트 말고 직관적 식사》제3판. 세인트 마틴스 출판: 뉴욕

직관적 식사 오디오 CD

4장의 오디오 CD 세트는 책의 훌륭한 짝꿍으로서 직관적 식사를 적용하는 실용적인 방법에 초점을 둔다. 단순히 책을 읽어주는 오디오 CD가 아닌 토론 형식으로 구성되어 있다.

직관적 식사 공식 웹사이트

www.intuitiveeating.org

블로그와 이벤트 달력에서 최신 뉴스를 확인할 수 있다. 직관적 식사에 대한 기사, 연구, 인터뷰 및 일반적인 정보도 열람이 가능하다.

상담과 지원

- 직관적 식사 전문 상담사 목록

www.intuitiveeatingcounselordirectory.org

목록에는 직관적 식사 과정에 대한 교육과 인증을 받은 건강 전문가가 소개되어 있다. 평소 지역의 직관적 식사 건강 전문가들에게 많은 도움 요청을 받는다. 우리는 이들과의 정보 격차를 해소하기 위해 건강 전문가들에게 인증 자격을 제공하고 있다. 건강 전문가는 영양사, 심리치료사, 내과의사, 물리치료사, 간호사, 척추 지압사, 치과의사, 직업치료사, 자격인증 마사지치료사, 헬스 트레이너, 건강교육 전문가, 건강 코치, 그 외 자기 분야에서 직관적 식사를 지지하는 전문가 등을 포함한다.

- 직관적 식사 온라인 커뮤니티

www.intuitiveeatingcommunity.org

사이트에서 영감을 받고, 이야기를 공유하고, 직관적 식사 여정에 힘을 실어주는 다양한 활동에 참여해보자. 만 명이 넘는 회원들이 활동하는 커뮤니티이며, 회원가입 후 이용가능하다.

전문가 정보

- 직관적 식사 전문 상담사가 되는 방법

우리는 직관적 식사 상담 자격을 갖춘 건강 전문가들을 통해 직

관적 식사의 메시지를 대중에게 널리 알리고자 한다. 인증 교육은 다음 세 가지 단계를 거친다.

1. 헴 퍼블리싱 Helm Publishing(www.helmpublishing.com)이 시행하는 자체 학습 프로그램
2. 직관적 식사 PRO 원격 세미나 교육(에블린 트리볼리 주최)
3. 엘리스 레시 / 에블린 트리볼리의 개별 교육

인증 요건이 충족되면 다음 과정을 밟는다.
1. 공인된 직관적 식사 전문 상담사 커뮤니티에 가입한다.
2. 직관적 식사 웹사이트 www.intuitiveeating.org 에 전문 상담사로 등록된다.

더 상세한 정보는 아래 웹사이트를 참고 바란다.

www.evelyntribole.com

www.elyseresch.com

www.intuitiveeatingprotraining.com

www.helmpublishing.com

- 링크드인 직관적 식사 전문가 커뮤니티

http://bit.ly/LinkedIn-IEPro

4천 명에 가까운 건강 전문가들로 구성된 그룹으로 직관적 식사와 관련된 뉴스나 다양한 관점, 참고자료를 공유한다.

참고 문헌

- Adams, C., and M. Leary. 2007. "Promoting Self-Compassionate Attitudes Toward Eating Among Restrictive and Guilty Eaters." Journal of Social and Clinical Psychology 26 (10):1120--44.

- Albertson, E., K. Neff, and K. Dill-Shackleford. 2015. "Self-Compassion and Body Dissatisfaction in Women: A Randomized Controlled Trial of a Brief Meditation Intervention." Mindfulness. 6 (3): 444--54.

- Avalos, L., T. Tylka, and N. Wood-Barcalow. 2005. "The Body Appreciation Scale: Development and Psychometric Evaluation." Journal of Body Image 2: 285--297.

- Bacon, L., and L. Aphramor. 2011. "Weight Science: Evaluating the Evidence for a Paradigm Shift." Nutrition Journal 10: 9. DOI: 10.1186/1475--2891--10--9.

- Barnes, R., and S. Tantleff-Dunn. 2010. "Food for Thought: Examining the Relationship Between Food Thought Suppression and Weight-Related Outcomes." Eating Behaviors 11(3): 175--79.

- Barnett, J., K. Baker, N. Elman, and G. Schoener. 2007. "In Pursuit of Wellness: The Self-Care Imperative." Professional Psychology: Research and Practice 38 (6): 603--12.

- Birch, L. L. and M. Deysher. 1986. "Calorie Compensation and Sensory Specific Satiety: Evidence for Self-Regulation of Food Intake by Young Children." Appetite 7 (4): 323--31.

- Birch, L. L., S. L. Johnson, G, Andresen, J. C. Peters, M. C. Schulte. 1991. "The Variability of Young Children''s Energy Intake." New England Journal of Medicine 324 (4): 232--23. DOI: 10.1056/NEJM199101243240405.

- Brunstrom, J., and G. Mitchell. 2006. "Effects of Distraction on the Development of Satiety." British Journal of Nutrition. 96 (4): 761--69.

- Calogero, R., and K. Pedrotty. 2007. "Daily Practices for Mindful Exercise." In Handbook of Low-Cost Preventive Interventions for Physical and Mental Health: Theory, Research, and Practice, edited by L. L''Abate, D. Embry, and M. Baggett, 141--60. New York: Springer-Verlag.

- Cameron, J., G. Goldfield, G. Finlayson, J. Blundell, and E. Doucet. 2014. "Fasting for 24 Hours Heightens Reward from Food and Food-Related Cues." PLoS ONE 9 (1): e85970. DOI: 10.1371/journal.pone.0085970.

- Carr, K. 2011. "Food Scarcity, Neuroadaptations, and the Pathogenic Potential of Dieting in an Unnatural Ecology: Binge Eating and Drug Abuse." Physiology and Behavior 104: 162--67.

- Cheval, B., P. Sarrazin, and L. Pelletier. 2014. "Impulsive Approach Tendencies Towards Physical Activity and Sedentary Behaviors, but Not Reflective Intentions, Prospectively Predict Non-Exercise Activity Thermogenesis." PLoS ONE 9 (12): e115238. DOI: 10.1371/journal. pone.0115238.

- Cook-Cottone, C. 2015. Mindfulness and Yoga for Self-Regulation: A Primer for Mental Health Professionals. New York: Springer Publishing Company.

- Cook-Cottone, C., E. Tribole, and T. Tylka. 2013. Healthy Eating in Schools. Washington, D.C.: American Psychological Association.

- Cornil, Y. and P. Chandon. 2015. "Pleasure as an Ally of Healthy Eating? Contrasting Visceral and Epicurean Eating Pleasure and Their Association with Portion Size Preferences and Well-Being." Appetite 104: 52--9. DOI: 10.1016/j.appet.2015.08.045.

- Craft, L., T. Zderic, S. Gapstur, E. VanIterson, D. Thomas, J. Siddique, and M. Hamilton. 2012. "Evidence That Women Meeting Physical Activity Guidelines Do Not Sit Less: An Observational Inclinometry Study." The International Journal of Behavioral Nutrition and Physical Activity 9: 122. http://doi.org/10.1186/1479--5868--9-122.

- De Witt Huberts, J., C. Evers, and D. de Ridder. 2013. "Double Trouble: Restrained Eaters Do Not Eat Less and Feel Worse." Psychology and Health 28 (6): 686--700.

- Dulloo, A., J. Jacquet, and J. Montani. 2012. "How Dieting Makes Some Fatter: From a Perspective of Human Body Composition Autoregulation." Proceedings of the Nutrition Society 71: 379--89.

- Ekkekakis, P., G. Parfitt, and S. Petruzzello. 2012. "The Pleasure and Displeasure People Feel When They Exercise at Different Intensities Decennial Update and Progress Towards a Tripartite Rationale for Exercise Intensity Prescription." Sports Medicine 41 (8): 641--71.

- Emmons, R., and E. McCullough. 2003. "Counting Blessings Versus Burdens: An Experimental Investigation of Gratitude and Subjective Well-Being in Daily Life." Journal of Personality and Social Psychology. 84 (2): 377--89.

- Epstein, L., J. Temple, J. Roemmich, and M. Bouton. 2009. "Habituation as a Determinant of Human Food Intake." Psychological Review 116 (2): 384--407. DOI: 10.1037/a0015074.

- Field, A., S. Austin, C. Taylor, S. Malspeis, B. Rosner, H. Rockett, and G. Colditz. 2003. "Relation Between Dieting and Weight Change Among Preadolescents and Adolescents." Pediatrics 112: 900--906.

- Fothergill, E., J. Guo, L. Howard, J. Kerns, N. Knuth, R.Brychta, K. Chen, M. Skarulis, M. Walter, P. Walter, and K. Hall. 2016. "Persistent Metabolic Adaptation 6 Years After ''The Biggest Loser'' Competition." Obesity Biology and Integrated Physiology 24 (8): 1612--9. http://dx.doi.org/10.1002/oby.21538.

- Friedemann Smith C., C. Heneghan, and A. Ward. 2015. "Moving Focus from Weight to Health. What Are the Components Used in Interventions to Improve Cardiovascular Health in Children?" PLOS One 10 (8): e0135115. http://dx.doi.org/10.1371/journal. pone.0135115.

- Galloway A., C. Farrow, and D. Martz. 2010. "Retrospective Reports of Child

Feeding Practices, Current Eating Behaviors and BMI in College Students." Obesity 18: 1330––35.

- Gearhardt, A., W. Corbin, and K. Brownell. 2009. "Preliminary Validation of the Yale Food Addiction Scale." Appetite 52: 430––36.

- Grecucci, A., E. Pappaianni, R. Siugzdaite, A. Theuninck, and R. Job. 2015. "Mindful Emotion Regulation: Exploring the Neurocognitive Mechanisms Behind Mindfulness." BioMed Research International 670724. http://doi.org/10.1155/2015/670724.

- Hainer, V., and I. Aldhoon-Hainerova. 2013. "Obesity Paradox Does Exist." Diabetes Care 36(Suppl 2): S276––S281.

- Hallowell, E. 2007. CrazyBusy: Overstretched, Overbooked, and About to Snap! Strategies for Handling Your Fast-Paced Life. New York, NY: Ballantine Books.

- Hamilton, M., D. Hamilton, and T. Zderic. 2004. "Exercise Physiology Versus Inactivity Physiology: An Essential Concept for Understanding Lipoprotein Lipase Regulation." Exercise and Sport Sciences Reviews 32 (4): 161––66.

- Harned, M., L. Dimeff, E. Woodcock, T. Kelly, J. Zavertnik, I. Contreras, and S. Danner. 2014. "Exposing Clinicians to Exposure: A Randomized Controlled Dissemination Trial of Exposure Therapy for Anxiety Disorders." Behavior Therapy 45 (6): 731––44.

- Harrington, M., S. Gibson, and R. Cottrell. 2009. "A Review and Meta-Analysis of the Effect of Weight Loss on All-Cause Mortality Risk." Nutrition Research Reviews 22 (01): 93––108.

- Hetherington, M., B. J. Rolls, and J. Burley. 1989. "The Time Course of Sensory-Specific Satiety." Appetite 12 (1): 57––68.

- Henson, J., D. Dunstan, M. Davies, and T. Yates. 2016. "Sedentary Behaviour As a New Behavioural Target in the Prevention and Treatment of Type 2 Diabetes." Diabetes/Metabolism Research and Reviews 32 (Suppl. 1): 213––20.

- Herbert, B., J. Blechert, M. Hautzinger, E. Matthias, and C. Herbert. 2013. "Intuitive Eating Is Associated with Interoceptive Sensitivity. Effects on Body Mass Index." Appetite 70:22––30.

- Herbert, B., E. Muth, O. Pollatos, and C. Herbert. 2012. "Interoception Across Modalities: On the Relationship Between Cardiac Awareness and the Sensitivity for Gastric Functions."PLOS One 7 (5): e36646.

- Herman, C., and J. Polivy. 1984. "A Boundary Model for the Regulation of Eating." In Eating and Its Disorders, edited by A. Stunkard and E. Stellar, 151. New York, NY: Raven Press.

- Holmes, M., M. Fuller-Tyszkiewicz, H. Skouteris, and J. Broadbent. 2014. "Improving Prediction of Binge Episodes by Modelling Chronicity of Dietary Restriction." European Eating Disorders Review 22: 405––11.

- Ihuoma, U. E., P. A. Crum, and T. L. Tylka. 2008. "The Trust Model: A Different Feeding Paradigm for Managing Childhood Obesity." Obesity 16 (10) 2197––204. DOI: 10.1038/oby.2008.378.

- Jansen, E., S. Mulkens, and A. Jansen. 2007. "Do Not Eat the Red Food!

Prohibition of Snacks Leads to Their Relatively Higher Consumption in Children." Appetite 49: 572‑‑77.

- Jansen, E., S. Mulkens, A. Emond, and A. Jansen. 2008. "From the Garden of Eden to the Land of Plenty. Restriction of Fruit and Sweets Intake Leads to Increased Fruit and Sweets Consumption in Children." Appetite 51 (3): 570‑‑75.

- Keeler, C., R. Mattes, and S. Tan. 2015. "Anticipatory and Reactive Responses to Chocolate Restriction in Frequent Chocolate Consumers." Obesity 23 (6): 1130‑‑35.

- Køster-Rasmussen, R., M. Simonsen, V. Siersma, J. Henriksen, B. Heitmann, and N. Olivarius. 2016. "Intentional Weight Loss and Longevity in Overweight Patients with Type 2 Diabetes: A Population-Based Cohort Study." PLOS One 11 (1): e0146889. http://dx.doi.org/10.1371/journal.pone.014688.

- Kristeller, J., and R. Wolever. 2011. "Mindfulness-Based Eating Awareness Training for Treating Binge Eating Disorder: The Conceptual Foundation." Eating Disorders 19 (1): 49‑‑61.

- Lavie, C. 2014. The Obesity Paradox: When Thinner Means Sicker and Heavier Means Healthier. New York: Hudson Street Press.

- Levine, J., M. Vander Weg, J. Hill, and R. Klesges. 2006. "Non-Exercise Activity Thermogenesis: The Crouching Tiger Hidden Dragon of Societal Weight Gain." Arteriosclerosis, Thrombosis, and Vascular Biology 26: 729‑‑36.

- Long, C., J. Blundell, and G. Finlayson. 2015. "A Systematic Review of the Application and Correlates of YFAS-Diagnosed ''Food Addiction'' in Humans: Are Eating-Related ''Addictions'' a Cause for Concern or Empty Concepts?" European Journal of Obesity 3: 386‑‑401.

- Mann, T. 2015. Secrets From the Eating Lab. New York: Harper Collins.

- Massey, A. and A. Hill. 2012. "Dieting and Food Craving. A Descriptive, Quasi-Prospective Study." Appetite 58 (3): 781‑‑85.

- Neal, D., W. Wood, M. Wu, and D. Kurlander. 2011. "The Pull of the Past: When Do Habits Persist Despite Conflict with Motives?" Personality and Social Psychology Bulletin 37 (11): 1428‑‑37.

- Neff, K. 2003. "Self-Compassion: An Alternative Conceptualization of a Healthy Attitude Toward Oneself." Self and Identity 2: 85‑‑101.

- ‑‑‑‑‑‑. 2016. "The Self-Compassion Scale Is a Valid and Theoretically Coherent Measure of Self-Compassion." Mindfulness 7 (1): 264‑‑74.

- Neff, K., and A. Costigan. 2014. "Self-Compassion, Well-being, and Happiness." Psychologie in Österreich 2/3: 114‑‑19.

- Neumark-Sztainer, D., M. Wall, N. Arson, M. Eisenberg, and K. Loth. 2011. "Dieting and Disordered Eating Behaviors from Adolescence to Young Adulthood: Findings from a 10-Year Longitudinal Study." Journal of the American Dietetic Association 111: 1004‑‑11.

- Ozier, A., O. Kendrick, L. Knol, J. Leeper, M. Perko, and J. Burnham. 2007. "The Eating and Appraisal Due to Emotions and Stress (EADES) Questionnaire: Development and Validation." Journal of the American Dietetic Association 107

(4): 619–28.

- Paddock, N. 2014. "Alcohol Disrupts Body's Sleep Regulator." Medical News Today. December 11.

- Parfitt G., H. Evans, and R. Eston 2012. "Perceptually Regulated Training at RPE13 Is Pleasant and Improves Physical Health." Medicine and Science in Sports and Exercise 44 (8): 1613–18. DOI: 10.1249/MSS.0b013e31824d266e.

- Péneau S., E. Ménard, C. Méjean, F. Bellisle, S. Hercberg. 2003. "Sex and Dieting Modify the Association Between Emotional Eating and Weight Status." American Journal of Clinical Nutrition 97: 1307–13.

- Petruzzello, S. 2012. "Doing What Feels Good (and Avoiding What Feels Bad)—A Growing Recognition of the Influence of Affect on Exercise Behavior: A Comment on Williams et al." Annals of Behavior Medicine 44 (1): 7–9.

- Pietilainen, K., S. Saarni, J. Kaprio, and A. Rissanen. 2012. "Does Dieting Make You Fat? A Twin Study." International Journal of Obesity 36: 456–64.

- Rezende, L., T. Sa, G. Mielke, J. Viscondi, J. Rey-Lopez, and L. Garcia. 2016. "All-Cause Mortality Attributable to Sitting Time." American Journal of Preventive Medicine 51 (2): 253–63.

- Robinson, E., P. Aveyard, A. Daley, K. Jolly, A. Lewis, D. Lycett, and S. Higgs. 2013. "Eating Attentively: A Systematic Review and Meta-Analysis of the Effect of Food Intake Memory and Awareness on Eating." American Journal of Clinical Nutrition 97: 728–42.

- Rolls, B. J. 1986. "Sensory-Specific Satiety." Nutrition Reviews 44 (3): 93–101. DOI: 10.1111/j.1753-4887.1986.tb07593.x.

- Ross, R., S. Blair, L. de Lannoy, J. Després, and C. Lavie. 2015. "Changing the Endpoints for Determining Effective Obesity Management." Progress in Cardiovascular Disease 57 (4): 330–36.

- Schoenefeld, S., and J. Webb. 2013. Self-Compassion and Intuitive Eating in College Women: Examining the Contributions of Distress Tolerance and Body Image Acceptance and Action. Eating Behaviors 14: 493–96.

- Segar, M., J. Eccles, and C. Richardson. 2011. "Rebranding Exercise: Closing the Gap Between Values and Behavior." International Journal of Behavioral Nutrition and Physical Activity 8: 94. https://ijbnpa.biomedcentral.com/articles/10.1186/1479-5868-8-94.

- Stice, E., K. Burger, and S. Yokum. 2013. "Caloric Deprivation Increases Responsivity of Attention and Reward Brain Regions to Intake, Anticipated Intake, and Images of Palatable Food." NeuroImage 67: 322–30.

- Stice, E., K. Davis, N. Miller, and C. Marti. 2008. "Fasting Increases Risk for Onset of Binge Eating and Bulimic Pathology: A 5-Year Prospective Study." Journal of Abnormal Psychology 117 (4): 941–46.

- Tomiyama, A., J. Hunger, J. Nguyen-Cuu, and C. Wells. 2016. "Misclassification of Cardiometabolic Health When Using Body Mass Index Categories in NHANES 2005–2012." International Journal of Obesity 40: 883–86. DOI: 10.1038/ijo.2016.17.

- Tomiyama, A., T. Mann, D. Vinas, J. Hunger, J. Dejager, and S. Taylor.

2010. "Low Calorie Dieting Increases Cortisol." Psychosomatic Medicine 72 (4): 357--64.

- Tribole, E., and E. Resch. 1995. Intuitive Eating. 1st ed. New York: St. Martin's Press. ------. 2012. Intuitive Eating. 3rd ed. New York: St. Martin's Press.

- Truong, G., D. Turk, and T. Handy. 2013. "An Unforgettable Apple: Memory and Attention for Forbidden Objects." Cognitive, Affective, and Behavioral Neuroscience 13 (4): 803--13.

- Tsafou, K., D. De Ridder, R. van Ee, J. Lacroix. 2015. "Mindfulness and Satisfaction in Physical Activity: A Cross-Sectional Study in the Dutch Population." Journal of Health Psychology. DOI: 10.1177/1359105314567207.

- Tylka, T. 2006. "Development and Psychometric Evaluation of a Measure of Intuitive Eating." Journal of Counseling Psychology 53: 226--40.

- Tylka, T., and A. Kroon Van Diest. 2013. "The Intuitive Eating Scale--2: Item Refinement and Psychometric Evaluation with College Women and Men." Journal of Counseling Psychology 60 (1): 137--53.

- Tylka, T., R. Annunziato, D. Burgard, S. Daníelsdóttir, E. Shuman, C. Davis, and R. Calogero. 2014. "The Weight-Inclusive Versus Weight-Normative Approach to Health: Evaluating the Evidence for Prioritizing Well-Being over Weight Loss." Journal of Obesity, article ID 983495, http://dx.doi.org/10.1155/2014/983495.

- Tylka, T. and N. L. Wood-Barcalow. 2015. "The Body Appreciation Scale--2: Item Refinement and Psychometric Evaluation." Body Image. 12: 53--67.

- Urbszat, D., C. Herman, and J. Polivy. 2002. "Eat, Drink, and Be Merry, For Tomorrow We Diet: Effects of Anticipated Deprivation on Food Intake in Restrained and Unrestrained Eaters." Journal of Abnormal Psychology 111 (2): 396--401.

- USDHHS 2008. Physical Activity Guidelines. www.health.gov/paguidelines.

- USDHHS and USDA. 2015. Dietary Guidelines for Americans 2015--2020. 8th ed. Available at http://health.gov/dietaryguidelines/2015/guidelines.

- Wegner, D., D. Schneider, S. Carter, and T. White. 1987. "Paradoxical Effects of Thought Suppression." Journal of Personality and Social Psychology 53 (1): 5--13.

- Wenzlaff, R., and D. Wegner. 2000. "Thought Suppression." Annual Review of Psychology 51: 59--91.

- World Health Organization. 2006. Constitution of the World Health Organization--Basic Documents, 45th ed., Supplement, October.

- World Health Organization. 2010. Global Recommendations on Physical Activity for Health. Geneva, Switzerland: WHO Press.

- A., J. Maltby, R. Gillett, P. Linley, and S. Joseph. 2008. "The Role of Gratitude in the Development of Social Support, Stress, and Depression: Two Longitudinal Studies."Journal of Research in Personality 42 (4): 854--71.

옮긴이 **김주리**

숙명여자대학교 경영학/중문학과를 졸업하고 중앙일보 영자신문사 및 교육기관에서 근무했다. 현재 번역 에이전시 엔터스코리아에서 번역가로 활동하고 있다. 옮긴 책으로는 『스몰 자이언츠가 온다』, 『개미지옥에 빠진 크리에이터를 위한 회사생활 안내서』, 『상처주지 않고 상처받지 않는 단호한 말하기』, 『스트레스 받지 않는 사람은 무엇이 다른가』 등 다수가 있다.

직관적 식사 실천 워크북

초판 1쇄 인쇄일 2021년 3월 26일
초판 1쇄 발행일 2021년 4월 27일

지은이	에블린 트리볼리 · 엘리스 레시
옮긴이	김주리
번역 감수·교열	이영구
기획	(주)퓨처스비즈
책임편집	김민석
교정교열	대한아
디자인	박마리아
펴낸곳	골든어페어(Golden Affair Books)
출판등록	2013년 8월 16일 제2013-000178호
주소	진주시 금산면 월아산로 1440번길 55
대표전화	070-7533-2021
팩스	0303-3441-2020
전자우편	contact@gabooks.kr
홈페이지	www.gabooks.kr
ISBN	979-11-88225-68-2 (03330)

* 이 책 내용의 전부 또는 일부를 이용하려면 반드시 저작권자와 골든어페어의 서면동의를 받아야 합니다.

일상(everyday affairs)을 대하는 관점이 바뀌면 천재일우의 기회(golden affair)가 찾아올 수도 있습니다. 관점의 변화를 출판합니다. - 골든어페어(Golden Affair Books)